临床常见疾病
中西医诊断与治疗

LINCHUANG CHANGJIAN JIBING
ZHONGXIYI ZHENDUAN YU ZHILIAO

主编 李宗芳 陈峰 邢金凤 郭伟

U0339765

上海交通大学出版社
SHANGHAI JIAO TONG UNIVERSITY PRESS

内容提要

本书立足于临床常见疾病的诊治，从中西医两个角度进行阐述。西医部分重点介绍疾病的诊断、鉴别诊断、病因分析、检查要点和治疗原则；中医部分则在突出中医特色的基础上，较为详尽地介绍疾病的病因、病机、症状或证候的辨证论治。本书内容全面，结构完整，可满足中西医结合专业本科生和研究生的需要，也可供相关专业研究人员参考使用。

图书在版编目（CIP）数据

临床常见疾病中西医诊断与治疗 / 李宗芳等主编
. ——上海 ：上海交通大学出版社，2023.10
ISBN 978-7-313-27833-3

Ⅰ．①临… Ⅱ．①李… Ⅲ．①常见病－中西医结合－
诊疗 Ⅳ．①R4

中国版本图书馆CIP数据核字（2022）第254904号

临床常见疾病中西医诊断与治疗
LINCHUANG CHANGJIAN JIBING ZHONGXIYI ZHENDUAN YU ZHILIAO

主　　编：李宗芳　陈　峰　邢金凤　郭　伟
出版发行：上海交通大学出版社　　　　　地　　址：上海市番禺路951号
邮政编码：200030　　　　　　　　　　　电　　话：021-64071208
印　　制：广东虎彩云印刷有限公司
开　　本：710mm×1000mm 1/16　　　　经　　销：全国新华书店
字　　数：239千字　　　　　　　　　　印　　张：13.75
版　　次：2023年10月第1版　　　　　　插　　页：2
书　　号：ISBN 978-7-313-27833 3　　　印　　次：2023年10月第1次印刷
定　　价：198.00元

编委会

李宗芳

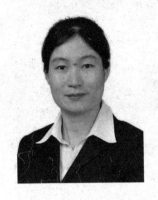

　　山东日照人，毕业于山东中医药大学中医临床专业，师从国医名师武维屏教授、国家级名老中医药专家陶凯教授。现就职于山东省日照市中医医院肺病科，兼任山东省中西医结合呼吸专业委员会委员、山东省防痨协会呼吸病专业委员会青年委员、山东省日照市中西医结合学会呼吸专业委员会秘书长、济宁医学院兼职讲师。擅长中西医结合诊治肺部小结节、肺间质纤维化、急慢性支气管炎、支气管哮喘、慢性阻塞性肺疾病、肺部肿瘤、肺炎、支气管扩张及中医药对慢性疾病的体质调理。曾多次于北京中医药大学东直门医院进修学习。现主持省中医药管理局课题1项，"肺部小结节中医体质分布相关性研究"。发表论文11篇，其中T2级期刊3篇：《武维屏教授辨治变态反应性疾病的思路与方法》《武维屏教授应用补中益气汤加减治疗肺科疑难病3例》《加味补肺汤治疗慢性阻塞性肺疾病稳定期肺气亏虚型的临床研究》。参编医学专著2部：《呼吸系统疾病诊断与治疗精粹》《陶凯中医肺科临证述要》。连续多年荣获医院"先进工作者""优秀员工"称号；2016年度、2019年度被日照市卫生健康委员会、日照市人社局授予三等功；2017年被日照市市委宣传部、市卫生计生委等5部门评为日照市"十佳年轻医生"；2021年被评选为"日照市骨干医师"，2021年度获日照市中医医院首届"青年名中医"称号。

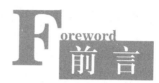

前言

　　中医学的发展和现代医学的进步打破了以往中、西医互斥的格局。结合中、西医两种医学体系之所长，充分利用现代医学和中西医结合研究的新成果，开创我国临床医学的新局面，是新世纪医务工作者的愿望，也是人类医学发展的必然趋势，更是人们对医学寄予的最高期望。中西医结合是一门新兴的学科。她的崛起和发展经历了许多困难，历尽了时间的考验，经受了学术界的争论。但经过医务工作者长期的努力、不懈的追求，目前已日臻完善。

　　本书以现代医学病名为主线，应用中西医结合的方法，系统阐述临床常见疾病的诊治。全书共6章，分别介绍神经系统、循环系统、呼吸系统、消化系统、泌尿系统及内分泌系统常见疾病，并从中、西医两个角度进行阐述。西医部分重点介绍疾病的诊断、鉴别诊断、病因分析、检查要点和治疗原则，以及近年来引进开发的新诊疗技术，以便中、西医互参；中医部分则在突出中医特色的基础上，较为详尽地介绍疾病的病因、病机、症状或证候的辨证论治，既有方药、中成药和单方验方，又有针灸和推拿等特色治疗。

　　本书在内容上力求简明、实用和规范，既有理论性的描述，也有心得体会的记载；既照顾到基层医疗单位使用，又努力反映医学新进展。在中西医结合方面，努力做到中医的"辨证"和西医常见病及其不同类型的诊断思路相结合，以达到最好的临床指导作用。本书可供中医、西医、中西医结合临床工作者参考,对各医学院校的广大师生也是一部实用的参考教材。

无论现代医学、中医学及中西医结合医学,都在随着历史不断发展。尽管我们对本书的编写工作付出了很大努力,但因水平有限,书中难免出现各种错误,希望各位同仁提出宝贵意见。

《临床常见疾病中西医诊断与治疗》编委会

2022 年 11 月

Contents 目 录

第一章

神经系统疾病

第一节　脑　出　血

脑出血是指脑实质内的血管破裂引起大块性出血所言，约 80％发生于大脑半球，以底节区为主，其余 20％发生于脑干和小脑。最常见的病因是高血压和脑动脉硬化，80％以上的脑出血患者有高血压病史，以往常称为高血压性脑出血。常因用力、情绪激动等因素诱发，故大多在活动中突然发病。发病后，患者很快进入昏迷状态，并有脉搏洪大而缓慢、呼吸深而慢、面部潮红、视盘水肿等颅内高压表现，多数伴有中枢性高热，是病死率和致残率很高的常见疾病。

脑出血类似中医文献记载中的"仆击""偏枯""薄厥""大厥""音痱""卒中""类中"等病证。

一、病因与发病机制

(一)西医学认识

高血压和动脉硬化是脑出血的主要因素，还可由先天性脑动脉瘤、脑血管畸形、脑瘤、血液病(如再生障碍性贫血、白血病、血小板减少性紫癜及血友病等)、感染、药物(如抗凝及溶栓剂等)、外伤及中毒等所致。

其发病机制可能与下列因素有关。①脑内小动脉的病变：表现脑内小动脉分叉处或其附近中层退变、平滑肌细胞不规则性萎缩以至消失，或分节段、呈虫蚀样，这些中层变性与长期高血压有直接关系。由于高血压的机械作用产生血管内膜水肿，以及血管痉挛使动脉壁发生营养障碍，导致血管通透性增高，血浆渗过内膜，可有大量纤溶酶进入血管壁中致组织被溶解，即类纤维性坏死(内膜玻璃样变)。脑出血患者,脑内小动脉及微动脉如豆纹动脉的中段及远段的病变比其他脏器(如肾脏等)的相应的血管更为严重和弥散,且易于被脂肪浸润,形成脂肪玻璃变性。②微小动脉瘤:绝大多数微小动脉瘤位于大动脉的第一分支上,呈囊状或菱形,好发于大脑半球深部(如壳核、丘脑、尾状核)其次为脑皮质及皮质下白质,中脑、脑桥及小脑皮质下白质中亦可见到。

(二)中医学认识

《重订严氏济生方·诸风门·中风论治》记载:"夫中风者,风气中于人也,卒然中风,神昏如醉,四肢不收,涎潮于上,声如牵锯,牙关紧急,汤药不能下咽,命在须臾,但眼闭口干,声如鼾睡,遗尿者,皆所不治。"说明中风是一种起病急骤,主要表现为不省人事和半身不遂,是病死率很高的疾病。本病病因、病机复杂,证候演变迅速。本病的内因为脏腑功能失调,气血亏虚,形成风、火、痰、瘀等病理产物;发病诱因多因五志过极,饮食不节,劳伤过度,气候骤变等。内外相合,导致机体气血逆乱,血液不循常道,溢于脑络之外而发病。临床上本病有不同分期(急性期、恢复期和后遗症期),其病机亦各有重点。急性期的病机主要为气血痰火随风上涌,络破血溢,闭塞脑窍,元神失用。

1.肝阳暴亢

素体肝阳亢盛,因情志相激,劳倦内伤,气候骤变等诱因,阳亢风动,气血逆乱,血随气逆,致脑络破损,血溢闭阻脑窍。

2.痰浊内盛

素体肥胖多痰,浊阴内盛之体,因饮食不节,烟酒无度,脾失健运,痰浊内生,气机失调,浊阴不降,随气升逆,蒙蔽清窍而发病。

3.痰热生风

痰郁日久化热,或肝火炼液成痰,痰热互结,内盛生风。若遇情志、劳倦诸诱因,致痰热上冲,或热极化火,形成痰热风火之势,蒙闭清窍而发病。

二、临床表现

本病多见于高血压病史和50岁以上的中老年人。多在情绪激动、劳动或活动,以及暴冷时发病,少数可在休息或睡眠中发生。寒冷季节多发。

(一)全脑症状

1.意识障碍

轻者躁动不安、意识模糊不清,严重者多在半小时内进入昏迷状态,眼球固定于正中位,面色潮红或苍白,鼾声大作,尿失禁或尿潴留等。

2.头痛与呕吐

神志清或轻度意识障碍者可诉头痛,以病灶侧为重;朦胧或浅昏迷者可见患者用健侧手触摸病灶侧头部,病灶侧颞部有明显叩击痛,亦可见向病灶侧强迫性头位。呕吐多见,多为喷射性,呕吐物为胃内容物,多数为咖啡色,呃逆也相当多见。

3.去大脑强直与抽搐

如出血量大,破入脑室和影响脑干上部功能时,可出现阵发性去皮质性强直发作(双上肢屈曲,双下肢伸直,持续几秒钟或几分钟不等)或去脑强直性发作(四肢伸直性强直)。少数患者可出现全身性或部分性痉挛性癫痫发作。

4.呼吸与血压

患者一般呼吸较快,病情重者呼吸深而慢,病情恶化时转为快而不规则,或呈潮式呼吸、叹息样呼吸、双吸气等。出血早期血压多突然升高。血压高低不稳和逐渐下降是循环中枢功能衰竭征象。

5.体温

出血后即刻出现高热,是丘脑下部体温调节中枢受到出血损害的征象。若早期体温正常,而后体温逐渐升高并呈现弛张型者,多是合并感染之故(以肺部为主)。始终低热者为出血后的吸收热。脑桥出血和脑室出血均可引起高热。

6.瞳孔与眼底

早期双侧瞳孔可时大时小。若病灶侧瞳孔散大,对光反应迟钝或消失,是小脑幕切迹疝形成的征象;若双侧瞳孔均逐渐散大,对光反应消失,是双侧小脑幕切迹全疝或深昏迷的征象;若两侧瞳孔缩小或呈针尖样,提示脑桥出血。

眼底多数可见动脉硬化征象和视网膜斑片出血,静脉血管扩张。若早期无视盘水肿,而后才逐渐出现者,应考虑脑内局灶性血肿形成或瘤卒中的可能。

7.脑膜刺激征

见于脑出血已破入脑室或脑蛛网膜下腔时。倘有颈项僵直或强迫头位而Kernig征不明显时,应考虑颅内高压引起枕骨大孔疝可能。

(二)局限性神经症状

局限性神经症状与出血的部位、出血量和出血灶的多少有关。

1.脑基底区出血

病灶对侧出现不同程度的偏瘫、偏身感觉障碍和偏盲("三偏征"),病理反射阳性。双眼球常偏向病灶侧。主侧大脑半球出血者尚可有失语、失用等症状。

2.脑叶出血

大脑半球皮质下白质内出血,多为病灶对侧单瘫或轻偏瘫,或为局部肢体抽搐和感觉障碍。

3.脑室出血

多数昏迷较深,常伴强直性抽搐,可分为继发性和原发性两类。前者多见于脑出血破入脑室系统所致;后者少见,为脑室壁内血管自身破裂出血引起。脑室出血本身无局限性神经症状,仅第三脑室出血影响丘脑时,可见双眼球向下方凝视,临床诊断较为困难,多依靠头颅 CT 检查确诊。

4.脑桥出血

视出血部位和波及范围而出现相应症状。常见出血侧周围性面瘫和对侧肢体瘫痪。若出血波及两侧时出现双侧周围性面瘫和四肢瘫,少数可呈去大脑性强直。两侧瞳孔可呈针尖样,两眼球向病灶对侧偏视。体温升高。

5.小脑出血

一侧或两侧头后部疼痛,眩晕,视物不清,恶心呕吐,步态不稳,如无昏迷者可检出眼球震颤、共济失调、讷吃、周围性面瘫、锥体束征,以及颈项强直等。如脑干受压可伴有去大脑强直发作。

三、西医治疗

(一)急性期

急性期主要治疗原则是防止进一步出血,降低颅内压、控制脑水肿,维持生命功能和防治并发症。

1.一般治疗

(1)安静卧床,床头抬高,吸氧、吸痰保持呼吸道通畅,定时翻身,拍背,防止肺炎、压疮。

(2)对烦躁不安者或癫痫者,应用镇静、止痉和止痛药。

(3)头部降温,用冰帽或冰水以降低脑部温度,降低颅内新陈代谢,有利于减轻脑水肿及颅内高压。

2.调整血压

血压升高者,可肌内注射利血平 1 mg,必要时可重复应用,如清醒或鼻饲者可口服复方降压片 1~2 片,每天 2~3 次,血压维持在 20.0~21.3 kPa(150~160/90~100 mmHg)为宜。如血压过低,应及时找出原因,如酸中毒、失水、消化道出血、心源性或感染性休克等,及时加以纠正,并选用多巴胺、间羟胺等升压

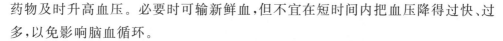

药物及时升高血压。必要时可输新鲜血,但不宜在短时间内把血压降得过快、过多,以免影响脑血循环。

3.降低颅内压

脑出血后且有脑水肿,其中约有 2/3 发生颅内压增高,使脑静脉回流受阻,脑动脉阻力增加,脑血流量减少,使脑组织缺血、缺氧继续恶化而导致脑疝形成或脑干功能严重受损。因此,积极降低颅内压,阻断上述病理过程极为重要。可选用下列药物。①脱水剂:20%甘露醇或 25%山梨醇 250 mL 于 30 分钟内静脉滴注完毕,依照病情每 6～8 小时 1 次,7～15 天为 1 个疗程。②利尿剂:呋塞米 40～60 mg 溶于 50%葡萄糖注射液 20～40 mL 静脉滴注,也可用依他尼酸钠 25 mg 静脉滴注,每 6～8 小时 1 次,最好与脱水剂在同一天内定时交错使用,以防止脱水剂停用后的“反跳”现象,使颅内压又有增高。③也可用 10%甘油溶液 250～500 mL 静脉滴注,每天 1～2 次,5～10 天为 1 个疗程。④糖皮质激素应权衡利弊,酌情应用,且以急性期内短期应用为宜。地塞米松为首选药,其特点是钠、水潴留作用甚微,脱水作用温和而持久,一般没有“反跳”现象。每天可用 20～60 mg,分 2～4 次静脉滴注。

4.注意热量补充和水、电解质及酸碱平衡

昏迷患者,消化道出血或严重呕吐患者可先禁食 1～3 天,并从静脉内补充营养和水分,每天总输液量以 1 500～2 500 mL 为宜,每天补充钾盐 3～4 g,应经常检查电解质及血气分析,以便采取针对性治疗。如无消化道出血或呕吐者可酌情早期开始鼻饲疗法,同时减少输液。必要时可输全血或血浆及清蛋白等胶体液。

5.防治并发症

保持呼吸道通畅,防止吸入性肺炎或窒息,必要时给氧并吸痰,注意定时翻身拍背,如呼吸道分泌物过多影响呼吸时应行气管切开。如有呼吸道感染时,及时使用抗生素。防止压疮和尿路感染。尿潴留者可导尿或留置导尿管,并用 1∶5 000呋喃西林液 500 mL 冲洗膀胱,每天 2 次。呃逆者可一次肌内注射甲氧氯普胺 2 mg,或用筷子或压舌板直接压迫咽后壁 30～50 秒也可以见效。如有消化道出血时,可早期下胃管引流胃内容物,灌入止血药物;亦可用冰盐水 500 mL加入去甲肾上腺素 8～16 mg,注入胃内;也可使用西咪替丁 0.4～0.6 g 静脉滴注,每天 1 次;鼻饲云南白药,每次 0.4～0.5 g,每天 3～4 次。严重胃出血可用奥美拉唑,每次 20 mg,每天 3 次,或选用抗纤溶止血剂等应用。

(二)恢复期

治疗的主要目的为促进瘫痪肢体和语言障碍的功能恢复,改善脑功能,减少后遗症,以及预防复发。

(1)防止血压过高和情绪激动,避免再次出血。生活要规律,饮食要适度,大便不宜干结。

(2)功能锻炼:轻度脑出血或重症者病情好转后,应及时进行瘫痪肢体的被动活动和按摩,每天2～3次,每次15分钟左右,活动量应由小到大,由卧床活动,到逐步坐起、站立及扶持行走。对语言障碍,要练习发音及讲话。当肌力恢复到一定程度时,可进行生活功能及职业功能的练习,以逐步恢复生活能力及劳动能力。①床上医疗体操:共分6节,均是仰卧位。屈膝蹬腿运动;上肢伸展运动;下肢外展内旋运动;腕部运动;足伸屈运动;手指伸屈运动。②床边医疗体操:分为8节,坐在靠背椅上进行呼吸运动;拍打运动;划臂运动;抬腿运动;屈体运动;扶桌弓步运动;轮替握拳运动;扶桌踏步运动。

(3)药物治疗:脑出血病恢复期的治疗要适当地进行营养神经、活化神经细胞、降低血脂、控制血压等治疗,以期营养神经,改善微循环,降低血小板的黏聚性,降血脂,促进神经细胞代谢。给药途径以口服为主。①肠溶阿司匹林片:每次0.1 g,每天1次。②双嘧达莫:每次25 mg,每天3次。③地巴唑片:每次20 mg,每天3次。④脉通胶囊:每次2粒,每天3次。⑤烟酸肌醇片:每次0.2 g,每天3次。⑥维生素E胶囊:每次0.1 g,每天3次。配合促进神经代谢药物,如吡拉西坦、胞磷胆碱、脑活素、γ-氨酪酸、辅酶Q_{10}等。

(4)预后。影响预后因素:①血肿较大,严重脑组织破坏,且引起持续颅内增高者,预后不良,血肿破入脑室者预后更严重;②意识障碍明显者;③并发上消化道出血者;④瞳孔一侧散大者(脑疝形成者);⑤高热⑥70岁以上高龄者;⑦并发呼吸道感染者;⑧复发出血;⑨血压过高或过低;⑩心功能不全。

出血量较少且部位较浅者,一般1周后血肿开始自然溶解,血块逐渐被吸收,脑水肿和颅内压增高现象逐渐减轻,患者意识也逐渐清醒,最终少数患者康复较好,多数患者则遗留不同程度偏瘫和失语等。

四、中医治疗

(一)辨证论治

急性期以祛邪为先,恢复期及后遗症期宜扶正祛邪兼顾。脱证以兼顾阴阳为要。

1.急性期

(1)风火上扰证。

证候特点:神志恍惚,迷蒙或嗜睡,可见半身不遂,或肢体强直拘挛,口舌喝

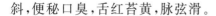

斜,便秘口臭,舌红苔黄,脉弦滑。

治法:清肝熄风,通络开窍。

方药:羚羊角汤加减。羚羊角 3 g(磨粉冲服),野菊花 15 g,石菖蒲 12 g,钩藤 15 g,黄芩 12 g,夏枯草 15 g,大黄 10 g,天竺黄 10 g,石决明 30 g(先煎)。痰涎壅盛加南星、郁金;肢体强痉拘急加白芍、甘草;呕吐加竹沥(茹)、半夏;大便秘结不通加芒硝冲服。

(2)痰浊闭窍证。

证候特点:素体肥硕,突发神志不清,半身不遂,肢体瘫软,痰涎壅盛,或见四肢逆冷,面白唇黯,口舌喝斜,舌淡或胖,舌苔厚腻,脉滑或沉。

治法:涤痰开窍,温通降浊。

方药:涤痰汤加减。半夏 10 g,陈皮 10 g,枳实 10 g,南星 10 g,竹茹 12 g,菖蒲 12 g,远志 10 g,郁金 15 g,海蛤壳 30 g。气虚面白加黄芪;阳虚肢冷加附子、桂枝;风痰相兼加天麻、钩藤、僵蚕。可灌服苏合香丸以促醒。

(3)痰热瘀结证。

证候特点:突然昏仆,昏不知人,口呼目张,项强身热,或两手握固,或躁扰不宁,口眼喝斜,半身不遂,颜面潮红,大便干燥,甚或抽搐,唇舌红,苔黄腻,脉弦滑数。

治法:清热豁痰,祛瘀开窍。

方药:羚角钩藤汤加减。羚羊角粉 2 g(另冲),钩藤 15 g,菖蒲 15 g,菊花 15 g,大黄 10 g,石决明 30 g,生地 15 g,丹皮 10 g,白芍 15 g,柴胡 12 g,丹参 15 g。高热加石膏;痰涎壅盛,亦可加入蛇胆陈皮末、皂角炭以增化痰之力;神昏者可灌服(或鼻饲)至宝丹以辛凉开窍。

(4)腑实热闭证。

证候特点:昏仆不知人,或嗜睡,半身不遂,舌强语謇或不语,腹胀便秘,口臭身热,舌质红,苔黄腻,脉弦滑或弦数。

治法:清热通腑,化痰开窍。

方药:星蒌承气汤加减。胆南星 10 g,全瓜蒌 12 g,大黄 10 g,芒硝 5 g(冲服),天竺黄 10 g,黄芩 10 g,菖蒲 12 g。神昏不知人加郁金、竹沥(兑服);语言不利或不语者加远志。可灌服安宫牛黄丸。

(5)元神败脱证。

证候特点:昏仆不知人,肢体软瘫,手撒肢冷,口舌喝斜,汗出如洗,二便自遗,舌黯红或黯淡,舌体萎缩,脉沉缓或沉细。

治法:益气回阳,开窍救逆。

方药:参附汤加减。人参 30 g(另炖兑服),制附子 15 g,干姜 6 g,炙甘草 6 g。如汗多不止,可重用山萸肉、煅龙牡、五味子,以敛汗固脱;兼血瘀者加丹参、川芎。

2.恢复期

(1)肝阳上亢证。

证候特点:神志不清,舌强语謇,半身不遂,颜面潮红,呼吸气粗,口臭身热,舌质红或苔黄,脉弦细而数或弦滑。

治法:滋阴潜阳,镇肝熄风。

方药:镇肝熄风汤加减。怀牛膝 10 g,龙骨 30 g,龟甲 15 g,生白芍 24 g,天冬 24 g,麦芽 12 g,代赭石 30 g(先煎),牡蛎 24 g,玄参 15 g,川楝子 12 g,茵陈 12 g,甘草 3 g。面红口干,舌红少苔者,加生地、熟地、首乌、枸杞子,头目眩晕者加珍珠母、夏枯草。

(2)阴虚血瘀证。

证候特点:半身不遂,口舌㖞斜,语言不利,眩晕耳鸣,虚烦少寐,舌黯红,或见瘀斑,苔少或干,脉弦细。

治法:养阴活血,通络开窍。

方药:大定风珠加减。白芍 18 g,阿胶 9 g,生龟甲 12 g,干地黄 18 g,五味子 6 g,生牡蛎 12 g,麦冬 18 g,生鳖甲 12 g,鸡子黄 2 枚(冲服),炙甘草 6 g。兼风者加天麻、钩藤;血瘀者加川芎、丹参、鸡血藤;内热甚加知母、红紫草。

(3)气虚血瘀证。

证候特点:肢体偏废,软弱无力,面色萎黄,或见肢体麻木,舌淡紫或有瘀斑,苔白,脉细涩或弱。

治法:益气活血,化瘀通络。

方药:补阳还五汤加减。黄芪 50 g,当归 12 g,赤芍 10 g,地龙、桃仁、红花、全蝎各 10 g,甘草 6 g。

(4)风痰阻络证。

证候特点:半身不遂,语言不利或不语,肢体麻木,舌淡而黯,苔白腻,脉弦滑。

治法:化痰通络。

方药:半夏白术天麻汤加减。半夏 10 g,白术 12 g,天麻 12 g,地龙 12 g,全蝎 6 g,蜈蚣 2 条,菖蒲 12 g。有热者加黄芩、山栀子;眩晕加菊花、夏枯草;血瘀者加桃仁、红花。

3.后遗症期

可参考短暂脑缺血发作的辨证论治。

(二)针灸

(1)急性期对症处理。①头痛:选太阳、头维、风池、列缺、合谷、百会等穴。②头晕、眩晕:选列缺、合谷、三阴交、风池、内关等穴。③呕吐:选中脘、足三里、合谷等穴。

(2)恢复期及后遗症期:参考脑梗死的针灸治疗。

(三)单方验方及中成药

(1)安宫牛黄丸:有清热豁痰开窍功效,用于痰热闭证,神昏发热烦躁。每服1丸(3 g),每天1～2次。

(2)苏合香丸:有芳香化痰开窍功效,用于湿痰内闭证,神昏肢冷静卧。每服1丸,每天1～2次。

(3)至宝丹:有化痰熄风开窍功效,用于风痰内闭证,神昏烦躁抽搐。每服1丸,每天1～2次。

(4)醒脑静脉滴注射液:化痰开窍,主要用于中风闭证,有一定促醒作用。每次40 mL加入5％葡萄糖注射液250～500 mL中,静脉滴注,每天1～2次。

(5)清开灵注射液:清热开窍,主要用于中风闭证或并发热者。每次40～60 mL加入5％葡萄糖生理盐水注射液500 mL中,静脉滴注,每天1～2次。

(6)参附注射液:有回阳救逆、益气固脱作用,用于中风脱证。急救处理时可用20 mL加10％葡萄糖注射液40 mL静脉推注;一般可用40 mL加入10％葡萄糖注射液250 mL中,缓慢静脉滴注。每天1～2次。

第二节　脑　梗　死

脑梗死又称脑血栓形成,约占脑血管病总数的62％,常见于55岁以上的中老年人。本病大多起病缓慢,部分病前有反复发作短暂神经功能障碍的表现,如眩晕、单眼失明、偏身麻木无力、失语等。于夜间睡眠和休息时发病较多,故多在清晨发现偏瘫等症状。

脑梗死相当于中医文献记载的"偏枯""偏风""风痱""半身不遂"和"但臂不遂"等。

一、病因与发病机制

(一)西医学认识

最常见的病因为动脉粥样硬化。由于动脉粥样硬化斑破裂或形成溃疡,血小板、血液中其他有形成分及纤维黏附于受损的粗糙的内膜上,形成附壁血栓,在血压下降、血流缓慢、血流量减少、血液黏度增加和血管痉挛等情况影响下,血栓逐渐增大,最后导致动脉完全闭塞。糖尿病、高脂血症和高血压等可加速脑动脉粥样硬化的发展。脑血栓形成的好发部位为颈总动脉,颈内动脉、基底动脉下段、椎动脉上段,椎-基底动脉交界处,大脑中动脉主干,大脑后动脉和大脑前动脉等。其他病因有非特异性动脉炎、钩端螺旋体病、动脉瘤、胶原性病、真性红细胞增多症和头颈部外伤等。

(二)中医学认识

本病多因于积损正衰,脏腑功能失调,或气血素虚,加之劳倦内伤,忧思恼怒,饮食不节等而致瘀血阻滞,痰浊内蕴,导致脑脉痹阻,引起昏仆不遂,发为中风。其病位在脑,与心、肾、肝、脾密切相关。其病机概而论之有虚、火、风、痰、瘀,诸种因素在一定条件下相互影响,相互作用。病变多为本虚标实,上盛下虚。在本为肝肾阴虚,气血衰少;在标为风火互动,痰瘀互结。基本病机为气虚血瘀,阻滞脑窍。

二、临床表现

常见于 50 岁以上和具有动脉粥样硬化的中老年人,多在睡眠中或休息时或血压偏低时发病,病情进展较缓慢,常有头昏、眩晕、一侧肢体麻木或力弱等前驱症状。神志大多清楚,局灶症状较全脑症状明显。

(一)不同动脉闭塞时的临床症状

1.颈内动脉系统

(1)颈内动脉系统:以偏瘫、偏身感觉障碍、偏盲三偏征和精神症状为多见,主侧半球病变尚有不同程度的失语、失用和失认,还出现病灶侧的原发性视神经萎缩,出现特征性的病侧眼失明伴对侧偏瘫称黑蒙交叉性麻痹、Horner 征、动眼神经麻痹和视网膜动脉压下降。如颅外段动脉闭塞时,颈动脉可有触痛,呈条索状,搏动减退或消失,颈部可听到异常血管杂音。如侧支循环良好,临床上可不出现症状。多普勒超声扫描除可发现颈动脉狭窄或闭塞外,还可见到颞浅动脉血流量呈逆向运动。

(2)大脑中动脉:最为常见。主干闭塞时有三偏征,主侧半球病变时尚有失语。中动脉表浅分支前中央动脉闭塞时可有对侧面、舌肌无力,主侧受累时可有运动性失语;中央动脉闭塞时可出现对侧上肢单瘫或不完全性偏瘫和轻度感觉障碍,顶后、角回或颞后感觉性失语和失用。豆纹动脉外侧支闭塞时可有对侧偏瘫。

(3)大脑前动脉:由于前交通动脉提供侧支循环,近端阻塞时可无症状;周围支受累时,常侵犯额叶内侧面,瘫痪以下肢为重,可伴有下肢的皮质性感觉障碍及排尿障碍;深穿支阻塞,影响内囊前支,常出现对侧中枢性面舌瘫及上肢轻瘫。双侧大脑前动脉闭塞时可出现精神症状伴有双侧瘫痪。

2.椎-基底动脉系统

(1)小脑后下动脉综合征:引起延髓背外侧部梗死,出现眩晕、眼球震颤,病灶侧舌咽、迷走神经麻痹,小脑性共济失调及 Horner 征,病灶侧面部对侧躯体、肢体感觉减退或消失。

(2)旁正中央动脉:甚罕见,病灶侧舌肌麻痹对侧偏瘫。

(3)小脑前下动脉:眩晕、眼球震颤,两眼球向病灶对侧凝视,病灶侧耳鸣、耳聋,Horner 征及小脑性共济失调,病灶侧面部和对侧肢体感觉减退或消失。

(4)基底动脉:高热、昏迷、针尖样瞳孔、四肢软瘫及延髓麻痹。急性完全性闭塞时可迅速危及患者生命,个别患者表现为闭锁综合征。

(5)大脑后动脉:表现为枕顶叶综合征,以偏盲和一过性视力障碍如黑蒙等多见,此外还可有体象障碍、失认、失用等。如侵及深穿支可伴有丘脑综合征,有偏身感觉障碍及感觉异常,以及锥体外系等症状。

(6)基底动脉供应脑桥分支:可出现下列综合征。①脑桥旁正中综合征:病灶侧外展不能,两眼球向病灶对侧凝视,对侧偏瘫。②脑桥腹外综合征:病灶侧周围性面瘫及外直肌麻痹,伴病灶对侧偏瘫,可有两眼向病灶侧凝视不能。③脑桥被盖综合征:病灶侧有不自主运动及小脑体征,对侧肢体轻瘫及感觉障碍,眼球向病灶侧凝视不能。

(二)临床类型

1.可逆型

患者脑缺血症状超过24小时,常伴有脑梗死存在,但尚未导致不可逆的神经功能损害,或因侧支循环代偿及时而完善,或栓子溶解,患者的症状和体征一般在24~72小时内恢复,最长可持续3周而完全缓解,不留后遗症。实际上是一种较轻的脑梗死,又称可逆性缺血性神经功能缺损。

2.进展型

局灶性脑缺血症状和体征由轻变重,迅速进展,持续 6 小时至数天直到患者完全偏瘫和意识障碍。如起病 2 周后症状和体征仍缓慢进展,类似颅内占位性病变,又称肿瘤型。常与全身或局部因素所致的脑灌注血流量减少,侧支循环代偿不良,血栓向近心端逐渐扩展等有关。

3.完全型

起病突然,病情在 6 小时内即达到高峰,如颈内动脉或中动脉主干等较大动脉的急性血栓。常为完全性偏瘫,伴癫痫发作,有意识障碍或很快进入昏迷,或出现病灶侧颞叶钩回疝,又称暴发型(约占 30%)。

4.普通型

占大多数,局灶性症状多在数小时或 3～5 天内达高峰,以后不再发展。如侧支循环建立较好,梗死区周围水肿消退,症状可渐减轻。

三、实验室检查

(一)脑脊液

如梗死小,位置深,未波及脑(室)膜时,脑脊液大多正常;如梗死面积大,脑水肿明显者,压力可增高。少数出血性梗死可出现血性脑脊液或黄变症,白细胞和蛋白可轻度增高。脑脊液细胞学检查可见红细胞和红细胞吞噬细胞,早期可见以中性粒细胞为主的细胞计数增高,1 周后代之以单核样吞噬细胞反应,2～3 周恢复正常。

(二)脑影像学检查

发病当天,特别是 6 小时以内脑 CT 检查多正常;24～48 小时后,可逐渐显示出梗死区低密度病灶,边界不清;在 72 小时后绝大多数能显示出大脑半球的梗死灶,其表现为低密度影;梗死面积大者可伴明显占位效应,如同侧脑室受压和中线向对侧移位。此种改变一般持续 1～2 周。在第 2～3 周时,由于梗死的脑组织出现渗血现象,而出现病灶为等密度;在第 7 周后,较大的梗死灶显示永久性的低密度影,边界清楚,无占位效应及增强现象。CT 扫描对脑梗死的检出率为 70%,30% 的阴性是因为病灶过小,病灶位于小脑或脑干,或发病后 24 小时内病灶未显示出来之故。

在发病 12 小时左右,MRI 即可显示出病灶区的中长 T_1 和 T_2 高信号;24 小时后可清楚地显示病灶及周围水肿区的长 T_1 和 T_2 信号。大面积梗死者表现为

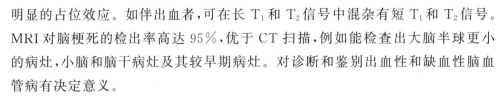

明显的占位效应。如伴出血者,可在长 T_1 和 T_2 信号中混杂有短 T_1 和 T_2 信号。MRI 对脑梗死的检出率高达 95%,优于 CT 扫描,例如能检查出大脑半球更小的病灶,小脑和脑干病灶及其较早期病灶。对诊断和鉴别出血性和缺血性脑血管病有决定意义。

脑血管造影可显示血栓形成的部位、程度及侧支循环情况。

(三)颈部超声

三维 B 超可协助发现颈动脉粥样硬化斑块的大小、厚度、有否管腔狭窄及其严重程度,特别对颈动脉血栓形成有较大帮助。

(四)正电子发射计算机断层扫描

正电子发射计算机断层扫描(PET)不仅能测定脑血流量,还能测定脑梗死部位的葡萄糖代谢及氧代谢的减低或消失。

四、诊断与鉴别诊断

(一)诊断

根据下述要点,常可作出诊断:①中老年人。②多在安静状态下发病,常在睡眠后出现症状。③症状多在几小时或几天内逐渐加重。④意识多清楚,而偏瘫、失语等局灶性神经体征明显。⑤脑脊液一般不含血。⑥CT 扫描早期多正常,24~48 小时后出现低密度灶;MRI 早期即可发现梗死灶。⑦眼底及颅外颈动脉硬化明显。⑧明显的动脉粥样硬化、糖尿病、高脂血症、短暂脑缺血发作及脑卒中等既往史。

(二)鉴别诊断

1.脑出血

发病更急,常有头痛、呕吐等颅压增高症状及不同程度的意识障碍,血压增高明显。困难者可借助 CT 检查协助鉴别。

2.脑栓塞

发病更急骤,一般缺血范围较广泛,症状较重,常有心房纤颤、细菌性心内膜炎等心脏病或其他容易产生栓子来源的病史。

3.颅内占位性病变

少数脑瘤、脑脓肿、硬膜下血肿等可突然起病,出现与脑血栓相似的偏瘫等局灶性神经功能缺失症状,但其颅压增高明显,病程呈进展性。脑脓肿患者可发现原发感染灶和初期感染史;硬膜下血肿有颅脑外伤史,偏瘫轻,意识障碍重。必要时可做腰穿、CT 等检查以资鉴别。

五、治疗

（一）西医治疗

1.急性期

以尽早改善脑缺血区的血液循环,促进神经功能恢复为原则。

（1）缓解脑水肿:梗死区较大严重患者,可使用脱水剂或利尿剂,但量不宜过大,时间不宜过长,以防脱水过度导致血容量不足和电解质紊乱等。

（2）改善微循环:右旋糖酐-40能降低血黏度和改善微循环,可用500 mL静脉滴注,每天1次,8～10天为1个疗程。也可以用706羧甲淀粉用法相同。

（3）稀释血液。①等容量血液稀释疗法:通过静脉放血,同时予置换等量液体。②高容量血液稀释疗法:静脉注射不含血液的液体以达到扩容目的。

（4）溶栓。①链激酶:初次剂量为50万～100万U加入生理盐水100 mL内,静脉半小时滴完。维持量为60万U溶于葡萄糖注射液250～500 mL内,静脉6小时滴完,一天4次,24小时内维持用药,直到病情不再发展为止,但一般不超过7天。②尿激酶10万～30万U溶入5%葡萄糖注射液500 mL中静脉滴注,每天1次,连续5～10天;东菱克栓酶10 U溶于250 mL生理盐水中缓慢静脉滴注(1小时以上),以后5 U隔天1次,共2次。用药期注意出血倾向,有出血素质、低纤维蛋白原血症、败血症、空洞型肺结核、严重肝病、心内膜炎及近期内有出血者忌用。应用链激酶时应做过敏试验。

（5）抗凝:用以防止血栓扩延和新的血栓发生。用药期间也须严密注意出血倾向,出血性疾病、活动性溃疡、严重肝肾疾病、感染性血栓及高龄者忌用。①肝素:12 500～25 000 U,溶于10%葡萄糖注射液500～1 000 mL内,静脉滴注1～2天,以后口服噻氯匹定250 mg/d以维持疗效。②低分子肝素3 750 U腹或臂深部皮下注射,每天1次,亦可起到抗凝作用,不影响凝血机制,且无须进行凝血方面的监测而较安全。③醋硝香豆素:口服,第1天20 mg,第2天16 mg,以后用4～8 mg/d维持量。此外,临床上还有用蛇毒制剂、藻酸双酯钠等。

（6）扩张血管:一般认为血管扩张剂效果不肯定,对有颅内压增高的严重患者,有时可加重病情,故早期多不主张使用。常用的药物有盐酸罂粟碱(30～90 mg加入右旋糖酐-40 250～500 mL中静脉滴注,每天1次,共2周)、盐酸倍他啶、脑络通、复方丹参等。也可使用钙离子通道阻滞剂,以防止继发性血管痉挛,如尼莫地平40 mg,3次/天;氟桂利嗪5～10 mg,每晚1次。

（7）脑保护剂:旨在阻断缺氧后的细胞坏死,延长细胞生存能力,缩小梗死体积,延长治疗时间窗,促进后期神经元功能的恢复,已广泛适用于脑梗死患者。常用制剂如下:①氟桂利嗪 5～10 mg,每天 1 次;②脑活素 20～30 mL 加入 200 mL 生理盐水中静脉滴注,每天 1 次,15 天为 1 个疗程;③胞磷胆碱 500 mg 加入 200 mL 生理盐水中静脉滴注,每天 1 次,连续 4～6 周;④自由基清除剂(如维生素 E、维生素 C 和银杏叶制剂等)具有降低自由基、提高超氧化物歧化酶的作用,亦可选用;⑤三磷酸腺苷、细胞色素 C、辅酶 A、吡拉西坦、培能、都可喜、活血素等亦可据情选用。

除上述治疗外,本病还可使用高压氧疗法、体外反搏疗法和光量子血液疗法等。后者将自体血液 100～200 mL 经过紫外线照射和充氧后回输给自身,每 5～7 天 1 次,5～7 次为 1 个疗程。

在治疗过程中,将血压维持适当水平,不宜偏低。对瘫痪肢体,应早期进行被动活动及按摩,以促进功能恢复,并防止肢体挛缩畸形。

2.恢复期

一旦病情稳定,即应尽早进行运动康复治疗。对瘫痪肢体早期进行按摩及被动运动,开始有主动运动时即按康复要求按阶段进行训练,以促进功能恢复和防止肢体误用或废用所致的挛缩畸形、肌肉萎缩和骨质疏松。对失语者应同时进行语言功能训练。同时配合相应的药物、针灸、理疗和体疗等治疗。卒中后可发生抑郁而影响康复,此时可予心理治疗,并适当应用抗抑郁药。

此外,可长期服用抗血小板聚集剂,如双嘧达莫或阿司匹林等,有助于防止复发。

(二)中医治疗

1.辨证论治

(1)风痰阻络证。

证候特点:半身不遂,口眼㖞斜,舌强语謇,肢体麻木或手足拘急,头晕目眩,舌苔腻,脉弦滑。

治法:化痰熄风。

方药:导痰汤合牵正散加减。半夏 10 g,南星 10 g,枳实 10 g,茯苓 12 g,橘红 6 g,甘草 3 g,白附子 10 g,僵蚕 10 g,全蝎 6 g,钩藤 15 g,天麻 10 g。风痰上扰加海蛤壳;语言不利加菖蒲、远志。

(2)气虚血瘀证。

证候特点:半身不遂,肢体麻木或痿软,神疲乏力,气短懒言,语言謇涩,头晕头痛,舌淡嫩,脉弱而涩。

治法:补气行瘀。

方药:补阳还五汤加减。黄芪 30 g,当归尾 12 g,赤芍 12 g,川芎 12 g,桃仁 10 g,红花 10 g,地龙 10 g,全蝎 6 g,牛膝 12 g,鸡血藤 30 g。言语謇涩加菖蒲、郁金;便溏去桃仁,加炒白术;便秘加火麻仁;手足肿胀加茯苓、桂枝。

(3)血虚动风证。

证候特点:肌肤不仁,手足麻木,突然口眼㖞斜,语言不利,口角流涎,半身不遂,舌淡,苔薄白,脉弦。

治法:养血熄风。

方药:大秦艽汤加减。秦艽 10 g,当归 10 g,甘草 3 g,羌活 10 g,防风 10 g,白芷 6 g,熟地黄 15 g,茯苓 12 g,川芎 10 g,白芍药 15 g,独活 10 g,生地黄 15 g,白术 10 g。手足麻木甚加鸡血藤、蜈蚣;语言不利加菖蒲、郁金;手足颤动加珍珠母。

(4)阴虚动风证。

证候特点:半身不遂,肢体麻木,舌强语謇,眩晕耳鸣,心烦失眠,手足拘急或蠕动,舌红苔少或光剥,脉细弦。

治法:滋阴熄风。

方药:天麻钩藤饮加减。天麻 10 g,钩藤 15 g,石决明 30 g(先煎),山栀 12 g,黄芩 12 g,川牛膝 15 g,炒杜仲 12 g,益母草 12 g,丹参 30 g,川芎 12 g,桑寄生 30 g,夜交藤 30 g,桑枝 30 g。便结加玄参、生地、麻仁以养阴生津,润肠通便;肩关节痛加独活、青木香以通经活络止痛。

(5)大肠热结证。

证候特点:突然半身不遂,口眼㖞斜,语言謇涩,形体壮实,便秘腹胀,口干口苦,小便黄,舌红,苔黄干,脉沉弦。

治法:清热攻下,平肝熄风。

方药:三化汤加减。大黄 10 g,枳实 10 g,厚朴 10 g,羌活 10 g,天麻 15 g,全蝎 10 g。面潮红目赤加夏枯草、石决明;舌嫩红而干加生地、玄参;痰涎壅盛加天麻、竹茹、南星。

(6)瘀阻脑络证。

证候特点:舌强语謇,口眼㖞斜,半身不遂,并见头部刺痛,头晕目眩,舌紫黯或有瘀点,脉弦或涩。

治法:活血通络。

方药:通窍活血汤加减。赤芍药 15 g,川芎 10 g,桃仁 10 g,红花 10 g,大枣

6 g,白芷 10 g,全蝎 6 g,菖蒲 12 g。头痛甚加天麻、葛根;烦躁不安加生龙骨、生牡蛎。

2.针灸

(1)体针:取内关、神门、三阴交、天柱、尺泽、委中等穴。语謇加金津、玉液放血;口角流涎,配颊车透地仓,下关透迎香;上肢取肩髃、曲池、外关、合谷;下肢取环跳、阳陵泉、足三里、昆仑;血压高加内庭、太冲。

(2)耳针:取皮质下、脑点、心、肝、肾、神门及瘫痪相应部位,3~5 穴/次,中等刺激,15~30 分/次。

(3)头针疗法:取对侧运动区为主。

3.单方验方及中成药

(1)臭牡丹 15 g,全蝎 3 g,每天 1 剂,水煎服。用于急性期辅助治疗,合并高血压者较佳。

(2)天保宁:是从银杏树的叶中提取的天然活性物质,国内外大量药理试验和临床观察都证实天保宁对缺血性脑血管病有良好的治疗效果。天保宁对缺血性脑血管病是一种安全有效的药物,对心、脑血管均有病变者更为合适。每次口服 80 mg,每天 3 次,可连用 3~6 个月。

(3)华佗再造丸:适用于气虚血滞、脉络瘀阻,每次 8 g,每天 3 次。

(4)复方丹参注射液:适用于气虚血滞、脉络瘀阻,每次 8~16 mL 加 5% 葡萄糖注射液 500 mL,静脉滴注,每天 1 次。

(5)川芎嗪注射液:适用于气虚血滞、脉络瘀阻,每次 40~80 mg 加 5% 葡萄糖注射液 500 mL,静脉滴注,每天 1 次。

(6)刺五加注射液:适用于各型脑梗死患者,每次 40~80 mL 加 5% 葡萄糖注射液 500 mL,静脉滴注,每天 1 次。

(7)灯盏花素:适用于气虚血滞、脉络瘀阻,每次 20~40 mg,每天 3 次,口服。或每次 10~15 mg 加 5% 葡萄糖生理盐水注射液 500 mL,静脉滴注,每天 1 次。

(8)葛根素:主要成分为葛根素,纯度高达 98%,是改善心脑循环,治疗心脑血管疾病、视网膜动脉和静脉阻塞、突发性耳聋等病安全有效的药物。葛根素能够扩张冠状动脉和脑血管,对抗脑血管痉挛,增加血流量,显著改善缺血组织的血液供应,对心、脑微循环有良好的改善作用。每次 400~600 mg 加 5% 葡萄糖注射液 500 mL 静脉滴注,10~20 天为 1 个疗程。

4.其他治疗

（1）推拿疗法：常用的推拿手法有推、拿、摩、揉、掐、搓、擦和捶拍等，同时可结合穴位推拿。应循序渐进，逐渐增加强度，尤其对于肢体强痉拘急者，动作要缓和，以免造成损伤。

（2）药浴疗法：中风后期出现手足肿胀、肢体疼痛等症，可用药浴治疗。选用川草乌、当归、川芎、红花、桑枝、鸡血藤、天仙藤、络石藤等活血化瘀、温经通络之品，局部熏洗，每天2～3次。

（三）中西医结合治疗及进展

近些年来，中药研制发展很快，从汤剂到中成药，现在有不少治疗脑血管病的静脉制剂，如刺五加注射液、葛根素注射液、复方丹参注射液等。中医药治疗急性期脑血管病取得了可喜的疗效，但还需要进一步验证。在脑血管病恢复期的患者，留下偏瘫、失语等后遗症状，中医除药物外，还有针灸、电针、推拿、按摩等非药物疗法。无论西医疗法或单纯中医疗法，都有一定的局限性，中西医结合各取所长，将会取得更好的效果。

有研究指出，人们认为缺血性中风，采用综合治疗比单项治疗效果好，但事实并非如此，实验证明综合治疗未能显著提高有效率。因此，繁多的联合治疗对本病似乎无必要。因此，在中西医结合治疗的方案，应该是以互补性作为首先考虑的重要因素，而不是疗法药物的重叠或相加。如中药活血化瘀药如何配合西药应用能加强疗效，中药的现代药理研究为我们更加科学地应用中药有一定的指导作用，大多活血化瘀中药均具有降低全血黏度、血浆黏度、纤维蛋白原和红细胞与血小板的聚集性，扩张脑血管、冠状动脉和周围血管，降低毛细血管通透性，改善微循环等作用，但缺乏针对性的靶向作用。有学者认为选用血管扩张药，特别是对椎-基底动脉系统及颈内动脉系统有明显的扩张作用的西药，与中药活血化瘀药物结合治疗，则疗效更加显著，起到药效的相加作用。又如，中医辨证气虚血瘀证患者，在益气活血治疗前提下，配用有特殊保护脑细胞的西药，加强能量合剂的应用，也有较好的相互促进、增强疗效的作用。

因此，中、西药合用治疗脑血栓形成的效果优劣，取决于如何进行中、西药物的配伍，关键是要发挥中西药相互协同作用。

第三节　急性脊髓炎

急性脊髓炎是指非特异性局限于数个节段的急性横贯性脊髓炎,原因不明,绝大多数在感染后,或疫苗接种后发病。一年四季均可发病,但以冬末春初,或秋末冬初较为常见。如病变迅速上升波及延髓,称为上升性脊髓炎;如脊髓内有两个以上散在病灶。称为播散性脊髓炎。

本病中医诊断为软脚瘟,是暑湿疫疠之邪由口鼻侵入,蕴于肌肉,阻滞经络,或热伤阴液,筋失濡养,导致筋脉弛缓不用。以双峰热,肌肉软瘫,日久肌肉萎缩,步履不便为主要表现的疫病类疾病。

一、诊断

(一)临床表现

(1)发病以青壮年为多,无性别差异。

(2)起病较急,病前数天或 1～2 周有上呼吸道感染症状,或有疫苗接种历史。

(3)主要临床表现有病变水平以下肢体瘫痪,感觉缺乏和大小便障碍。

(4)体格检查视脊髓损害节段,表现为四肢瘫或截瘫、传导束型感觉障碍、自主神经功能损害。

(二)基本检查

腰穿脑脊液检查可见脑脊液压力不高,白细胞数正常或轻度增高,蛋白含量可轻度增高,糖与氯化物含量正常。

(三)进一步检查

磁共振检查可见病变部位脊髓增粗,是确诊急性脊髓炎最可靠的措施。

(四)诊断要点

(1)急性起病,迅速出现四肢瘫或截瘫、传导束型感觉障碍和大小便功能障碍。

(2)脑脊液检查或脊髓 MRI 检查。

(3)本病需与周期性瘫痪、急性感染性多发性神经炎、急性硬脊膜外脓肿、脊柱结核、脊柱转移性肿瘤、视神经脊髓炎、脊髓出血等鉴别。

(4)本病的主要并发症有肺炎、尿路感染、压疮等。

二、治疗

(一)一般治疗

(1)急性期应注意护理,定期翻身,2~3小时1次,并保持皮肤干燥清洁。

(2)排尿障碍应行无菌导尿,持续引流或留置导尿管定期放尿,预防尿路感染。

(3)早期进行瘫痪肢体被动运动,注意纠正足下垂,防止肢体痉挛及关节挛缩。

(二)基本治疗

1.西医治疗

(1)皮质类固醇激素:地塞米松10~20 mg,静脉滴注,每天1次,7~10天后可改为泼尼松40~60 mg,口服,每天1次,每周减量1次,5~6周内逐步停用。

(2)维生素:维生素B$_1$ 100 mg,肌内注射,每天1次。维生素B$_{12}$ 100 μg,肌内注射,每天1次。

(3)其他:烟酸50 mg,口服,每天3次。尼莫地平20 mg,口服,每天3次。

2.中医治疗

(1)辨证论治。

湿热毒蕴证:发热汗多,汗出而热不退,咽痛,咳嗽,恶心呕吐,或大便溏薄,舌红,苔黄腻,脉濡数,或滑数。①治法:清热化湿解毒。②代表方:甘露消毒丹加减。

湿热阻络证:热退后又复发热,肢体疼痛不能转侧,不愿抚抱,烦躁不宁,汗出蒸蒸,或嗜睡肢软,舌红,苔黄腻,脉濡数。①治法:清热化湿通络。②代表方:四妙丸加减。

气虚血瘀证:发热已退,肢体麻痹,痿软无力,面色萎黄,疲乏自汗,舌淡红,苔薄白,脉濡。①治法:补气活血通络。②代表方:补阳还五汤加减。

肝肾亏虚证:瘫痪日久,患侧肢体痿废不用,肌肉明显萎缩,甚或肢体畸形,舌淡红,苔薄白,脉沉细。①治法:滋补肝肾。②代表方:虎潜丸加减。

(2)简便治疗。①针灸疗法:瘫痪或肌肉萎缩者,可针刺大椎、夹脊、手三里、足三里、环跳、阳陵泉、肾俞、解溪、绝骨等穴,每次3~4穴,每天1次;可用当归注射液或丹参注射液做穴位注射。②推拿按摩疗法:可每天推拿或按摩瘫痪肢体10~15分钟。③熏洗疗法:可用四妙丸加忍冬藤、秦艽、石菖蒲等,水煎熏洗,每天2次。④单方验方。a.启痿丹:番木鳖、白花蛇舌草、川牛膝、炒乳香、炒没药、淫羊藿、天麻、威灵仙、当归、五味子、制川乌、制草乌、地龙,共为细末,蜜丸服用。适用于肢体瘫痪。b.加味金刚丸:肉苁蓉、菟丝子、杜仲、萆薢、巴戟天、牛膝、木瓜、马钱子、乌贼骨、天麻、全蝎、僵蚕、蜈蚣,蜜丸服用,每次3～6 g,每天2次,适用于肢体瘫痪。

(三)进一步治疗

针灸、理疗、康复治疗等。

三、疗效评定

(1)有效:临床症状和体征改善。

(2)恶化:临床症状和体征加重。

第四节　三叉神经痛

三叉神经痛是指面部三叉神经分布区内短暂的、反复发作的阵发性剧痛。分为原发性和继发性两种。原发性三叉神经痛目前病因不明,继发性三叉神经痛则是继发于脑内多种疾病所致。一般指原发性三叉神经痛。

本病中医诊断为面风痛,乃因风寒、风热等外邪侵袭面部经络,或素体阴虚内热,痰瘀阻滞,经脉受压或经络挛急所致。以反复短暂发作的一侧面部剧痛或痉挛,伴面肌抽搐为主要表现的痛病类疾病。

一、诊断

(一)临床表现

(1)原发性三叉神经痛多发生于成年人,女略多于男,大多为单侧。

(2)主要的临床表现:以面部三叉神经一支或几支分布区内突发的短暂剧痛为特点。可长期固定在某一分支。疼痛发作前常无预兆,性质如电击样、烧灼样、刀割样或针刺样疼痛。洗脸、刷牙、说话、咀嚼及吞咽时可诱发。发作时间仅数秒钟至2分钟。间歇期完全正常。

(3)神经系统检查无阳性体征。

(二)基本检查

根据临床表现即可诊断。

(三)进一步检查

头部 CT 扫描或头部 MRI 检查。

(四)诊断要点

(1)面部三叉神经一支或几支分布区内突发的短暂剧痛。

(2)发作间歇期正常。神经系统检查无阳性体征。

(3)本病需与继发性三叉神经痛、牙痛、鼻窦炎、颞颌关节病等鉴别。

二、治疗

(一)基本治疗

1.西医治疗

西医治疗以止痛为主,可选用其中之一。

(1)卡马西平:0.1～0.2 g,口服,每天 2～3 次。不良反应有皮疹、眩晕、共济失调及骨髓功能损害等。

(2)苯妥英钠:0.1 g,口服,每天 3 次。不良反应有消化道症状、皮疹、牙龈增生、共济失调、粒细胞减少和肝肾功能损害等。

(3)氯硝西泮:2 mg,口服,每天 3 次。不良反应有嗜睡、头晕、共济失调、行为障碍、肌张力下降、言语不清等。

2.中医治疗

(1)辨证论治。

风寒袭络证:颜面短暂刀割样剧痛,喜温熨,恶风寒,每因遇风受寒而诱发,口不渴,苔薄白,脉浮紧。①治法:祛风通络,散寒止痛。②代表方:川芎茶调散加减。

风热中络证:颜面短暂发作刀劈样疼痛,口干咽痛,发热重,微恶风寒,舌边尖红,苔薄黄,脉浮数。①治法:疏风清热止痛。②代表方:芎芷石膏汤加减。

肝火犯头证:患侧面部呈阵发性电击样疼痛,痛时面红目赤,眩晕,口苦咽干,烦躁易怒,胁肋满闷,尿黄赤,大便燥结,舌质红,苔黄燥,脉弦数。①治法:清肝泻火。②代表方:龙胆泻肝汤加减。

阴虚阳亢证:患侧面部呈抽搐样剧痛,颧红,失眠,心烦易怒,咽干口苦,腰膝酸软,舌红少津,脉细弦数。①治法:滋阴潜阳。②代表方:天麻钩藤饮合止痉散加减。

瘀血阻络证:颜面疼痛如针刺刀割,痛久不愈,面色晦暗,舌有瘀点,脉弦涩。①治法:活血(通络)止痛。②代表方:通窍活血汤加减。

风痰上攻证:颜面抽搐疼痛,眩晕,胸脘痞闷,咳吐痰涎,形体肥胖,苔腻,脉弦滑。①治法:祛风化痰。②代表方:牵正散加减。

(2)简便治疗。①体针疗法:取攒竹、阳白、太冲、合谷、四白、迎香、内庭、阿是穴等,平补平泻法。②单方验方:白芍30～60 g,丹参30 g,生牡蛎30 g,甘草10 g,水煎服,每天1剂;川芎10 g,葛根10 g,蝉衣5 g,全蝎3 g,天麻10 g,水煎服,每天1剂;五苓散加木防己,常规剂量,水煎服,每天1剂。

(二)进一步治疗

(1)封闭治疗:用无水乙醇等做三叉神经周围支、半月神经节的阻滞术。

(2)射频热凝术:经皮三叉神经节射频热凝疗法。

(3)手术治疗:可行微血管减压术、三叉神经感觉根切断术或伽玛刀治疗。

三、疗效评定

(1)有效:临床症状改善。

(2)无效:临床症状无改善。

第五节　重症肌无力

重症肌无力是一种神经-肌肉传递障碍的获得性自身免疫性疾病,是骨骼肌的自身免疫性突触后膜乙酰胆碱受体病,血中的抗乙酰胆碱受体抗体对受体结合封闭使它不能与乙酰胆碱有机结合,不能完成神经-肌肉传递。本病发生率为0.5/10万～5/10万人口。部分患者合并胸腺瘤或胸腺肥大。

本病中医诊断为肌痿又称肉痿。多因脾虚失运,不能输精以濡养肌肉,或湿浊伤及经络、肌肉所致,以肌肉萎缩,痿弱无力不用为主要表现的肢体痿病类疾病。

一、诊断

(一)临床表现

(1)起病隐袭,任何年龄组均可发病,女性多于男性。

(2)部分或全身骨骼肌易于疲劳,症状晨轻暮重,活动后加重,休息后减轻。

(3)体格检查可见上睑下垂、复视、说话无力、四肢肌肉无力等。

(4)疲劳试验阳性,即令受累肌肉重复活动后症状明显加重。

(二)基本检查

新斯的明试验阳性,即肌内注射新斯的明0.5～1.0 mg,20分钟后症状明显减轻,即可诊断。

(三)进一步检查

(1)肌电图检查:神经重复频率刺激检查,可见肌动作电位波幅递减。

(2)乙酰胆碱受体抗体滴度测定:血清中乙酰胆碱受体抗体滴度明显增高,对重症肌无力的诊断具有特征性意义。

(3)X线体层摄影、CT扫描或MRI检查,诊断胸腺肥大或胸腺瘤。

(四)诊断要点

(1)部分或全身骨骼肌异常易于疲劳,症状晨轻暮重,活动后加剧,休息后减轻。

(2)疲劳试验阳性,新斯的明试验阳性可以确诊。

(3)本病需与多发性肌炎、肌营养不良症、肉毒杆菌中毒等鉴别。

(4)本病的主要并发症有肺部感染、肺不张等。

二、治疗

(一)一般治疗

忌用对神经-肌肉传递阻滞的药物,如各种氨基糖苷类抗生素、奎宁、奎尼丁、普鲁卡因胺、普萘洛尔、地西泮(安定)、氯丙嗪,以及各种肌肉松弛剂等。

(二)基本治疗

1.西医治疗

(1)胆碱酯酶抑制剂:可选用一种。①溴化新斯的明15～30 mg,口服,每天3～4次。不良反应有腹痛、腹泻、出汗、肌肉跳动、瞳孔缩小等,可加用阿托品对抗。②溴吡斯的明60～120 mg,口服,每天3～4次。不良反应同上。③安贝氯铵5～10 mg,口服,每天3～4次。不良反应同上。

(2)糖皮质激素:泼尼松40～60 mg,口服,每天1次。根据病情减量维持。不良反应有骨质疏松、糖尿病、溃疡病、精神障碍等。

(3)免疫抑制剂:可选用一种。①硫唑嘌呤50～100 mg,口服,每天2次。不良反应有白细胞下降、肝肾功能损害等。②环磷酰胺100 mg,口服,每天2～3次。不良反应同上。

2.中医治疗

(1)辨证论治。

湿热阻络证:四肢痿软、酸胀,或麻木,身体困重,眼睑下垂,或有发热,胸痞脘闷,小便短赤,舌红,苔黄腻,脉细数。①治法:清热化湿通络。②代表方:加味二妙散加减。

脾气下陷证:肢体痿软无力,逐渐加重,食少,便溏,腹胀,久泄,肛门重坠或脱肛,面浮无华,气短,神疲乏力,舌淡,苔薄白,脉细。①治法:补脾升阳。②代表方:补中益气汤加减。

脾虚营亏证:肢体痿软无力,食少,腹胀,便溏,眩晕,消瘦,面色萎黄,舌淡,苔薄白,脉缓弱。①治法:补脾养血。②代表方:归脾汤加减。

气阴亏虚证:肢体痿软,神疲乏力,气短懒言,咽干口燥,面色淡白或颧红,尿少便结,舌瘦薄,苔少或有裂纹,脉弱而数。①治法:益气滋阴。②代表方:五阴煎加减。

脾肾阳虚证:肢体痿软,神疲乏力,腰酸,畏寒肢冷,舌胖边有齿痕,舌苔薄白,脉弱。①温补脾肾。②代表方:右归丸加减。

气虚血瘀证:肢体痿废不用,麻木不仁,或见局部固定性刺痛,或肢体见紫色斑块,神疲乏力,气短懒言,舌质紫暗或有斑块,脉虚而涩。①治法:补气活血。②代表方:补阳还五汤加减。

(2)简便治疗。①体针疗法:选脾俞、肾俞、肝俞、足三里、攒竹、悬钟、关元等穴,用补法。②中成药:补中益气丸、昆明山海棠片、胎盘片等。

(三)进一步治疗

(1)血浆置换法:按体重的 5% 计算血容量,每次交换患者血浆 1 000～2 000 mL,连续 5～6 次为 1 个疗程。

(2)大剂量丙种球蛋白:按每天每公斤体重 400 mg,静脉滴注,5 天为 1 个疗程。

(3)胸腺摘除:胸腺增生或合并胸腺瘤者可行之。

三、疗效评定

(1)有效:临床症状和体征改善。

(2)恶化:生命体征不平稳,临床症状和体征加重。

第二章

循环系统疾病

第一节　急性感染性心内膜炎

急性感染性心内膜炎是指病原微生物,如细菌、真菌、立克次体等,经血流直接侵犯心内膜、心瓣膜或大动脉内膜所引起的感染性炎症。

根据急性感染性心内膜炎临床表现及病程发展规律,与温病学说的卫气营血体系极为相似,故本病应属于中医学温热病范畴。

一、病因与发病机制

(一)西医学认识

1.发病因素

(1)基础心脏病:感染性心内膜炎可在原无心脏病基础上发生,但多数发生在原有心脏病的患者,具体如下:风湿性心瓣膜病、先天性心脏血管病、退行性瓣膜病、二尖瓣脱垂。

(2)心脏手术:是感染性心内膜炎患病的高危险因素。从 1950 年进行二尖瓣分离术出现感染性心内膜炎后,心脏手术后心内膜炎的重要性已被人们所重视。Stein 等指出心脏手术的种类、方式和方法决定了感染性心内膜炎的发生率。他们分析的结果:约 0.6% 的闭式心脏手术、0.9% 的开放手术和 3.3% 的人工瓣置换术并发感染性心内膜炎。心脏手术缝线的感染为重要的因素;体外循环减弱了吞噬细胞从血循环中清除细菌的能力,为瓣膜易感染的另一重要因素。心导管术用于血流动力学监测、起搏器的安装、某些心脏病的诊断包括心内膜心肌活检,以及静脉高营养的插管均可直接损伤内膜,成为细菌侵入的病灶。

（3）其他手术操作：有风湿性或先天性心脏病的患者，拔牙或摘除扁桃体后易发生感染性心内膜炎。有时仅刷牙出血也能使草绿色链球菌进入血流。手术操作中，泌尿道的手术如肾盂造影术、膀胱切除术，甚至膀胱镜检查、导尿等也会引起菌血症，诱发感染性心内膜炎。

（4）静脉注射麻醉药品。

几乎所有种类的细菌均可引起本病。抗生素应用前 $80\% \sim 90\%$ 的感染性心内膜炎是由非溶血性链球菌所引起，以草绿色链球菌占绝大多数。

近年来由酵母等真菌引起的心内膜炎例数明显增加，其原因：①人工瓣置换的病例增加；②吸毒者静脉注射药品的人数增加；③长期抗生素的应用引起体内菌群失调；④抗癌药物或皮质激素的应用抑制机体的免疫功能。常见致病真菌有念珠菌、曲霉和组织胞浆菌，血培养常阴性。

2.发病机制

感染性心内膜炎的发病机制是一个复杂的过程，必须具备可黏附细菌的瓣膜、血流中存在可黏附瓣膜的细菌和黏附于瓣膜间的细菌能生长繁殖这 3 个条件。另外，免疫机制常在其中起着一定的作用。

（1）可黏附细菌的瓣膜：非细菌性血栓性心内膜炎是发生细菌性心内膜炎的必备条件。风湿性心瓣膜病内皮的损伤，是血流动力学改变如瓣口狭窄、反流或增高的压差等原因引起。主动脉瓣狭窄、室间隔缺损均可产生湍流而致内皮损伤，这些病变具有较高的细菌性心内膜炎的发生率。

（2）血流中存在可黏附于瓣膜的细菌：必须是那些具有在瓣膜表面集落化特征的细菌，同时必须耐受血清补体、免疫抗体杀菌力的细菌才能黏附于瓣膜上。另一影响细菌在瓣膜上集落化的因素是细菌与血小板的相互作用，血小板能阻止细菌在瓣膜面上集落化。

（3）血流中的细菌对瓣膜具有黏附力：血流中的细菌必需黏附瓣膜才能引起瓣膜的感染。黏附性的程度随细菌类别而变化，最高的为金黄色葡萄球菌。

（4）赘生物的形成：瓣膜表面细菌集落化后，感染性赘生物即开始形成。一些感染性心内膜炎发生在正常瓣膜上，多呈急性过程，其主要是由于致病菌毒性强，能直接侵袭和破坏瓣膜。

（5）免疫机制的作用：感染性心内膜炎的赘生物内的细菌可刺激体内免疫系统产生非特异性抗体引起多克隆 IgA、IgG、IgM 球蛋白的增加。免疫球蛋白对肾小球基底膜、血管壁内膜、心肌内膜有着特殊亲和力。一半以上的感染性心内膜炎患者可查出循环免疫复合物，高浓度的循环免疫复合物与心血管以外的临床表现如关节炎、Janeways 结节、肾小球肾炎等有着密切的联系。

(二)中医学认识

中医认为本病的发生有内因与外因两方面。内因主要是先天心脏禀赋不全,或后天获得心痹、胸痹等。导致心气不足、气血瘀滞、痰浊内阻,从而构成外邪入侵的条件;外因主要是感受温热毒邪。温热毒邪乘正气不足、气血瘀滞、痰浊内阻入侵脏腑血脉,内舍于心脉之中,从而发生本病。归纳起来,其病因、病机有如下几方面。

1.先天禀赋不全

先天禀赋不全,导致心气不足,气血运行不畅,温热毒邪乘虚而入,内舍心脉而形成本病。

2.心痹内虚

感受风寒湿热之邪,内舍于心,形成心痹。心痹日久,耗伤心气,气血瘀滞,温热毒邪乘虚伤人,内舍心脉而形成本病。感受风寒湿热之邪,内舍于心,形成心痹温热毒邪乘虚伤人,内舍心脉而形成本病。

3.胸痹内虚

过食膏粱厚味,或劳倦伤脾,或七情所伤致使痰浊内生,气血瘀滞,形成胸痹。胸痹日久,心气不足,气血不畅,温热毒邪乘虚而入,内舍心脉而形成本病。

4.心损内虚

由于心脏手术,或心血管创伤性检查等致使心脏受损,正气内虚,温热毒邪乘虚而入,内舍心脉而形成本病。

总之,本病的发生多在先天心脏禀赋不全或后天获得心痹、胸痹,心脏受损的基础上,感受温热毒邪,温热毒邪从表入里,内舍心脉,形成温热毒邪从卫入气,从气入营,从营入血,或从卫直接入心包、营血等一系列病理变化。

二、诊断

(一)临床表现

1.急性感染性心内膜炎的常见症状和体征

起病症状多种多样,大部分患者先感觉乏力、疲倦、食欲缺乏及低热;有一些患者因体重减轻或贫血就医,才发现有心内膜炎,部分可能在拔牙、产后或手术后而发生本病。本病虽然大部分发生在已有心瓣膜病变的基础上,但少数患者在发病前根本不知道自己有心脏病,直到出现此种并发症时才被发现。有时起病较急,高热、寒战,或伴有脑部、内脏、四肢等处动脉的栓塞,疾病一开始可能有偏瘫、四肢局部缺血性疼痛、视网膜动脉栓塞所致失明、腹部绞痛、心肌梗死、血尿或脾梗死等表现,这些错综复杂的临床表现常导致误诊。临床表现归纳以下三方面。

(1)全身感染。①发热:为本病常见的症状,热型中以不规则者为最多,各类热型均可出现。但约 20% 为不发热者,仅偶有低热者。②其他全身症状:主要是进行性贫血、乏力、食欲缺乏、体重减轻、盗汗、全身疼痛等。③杵状指:一般杵状指多出现在晚期,见于 20%~40% 的病例,无发绀。在疾病过程中如观察到无发绀的杵状指,对诊断有很大意义。④脾大:脾大而软,占52%~69%,对本病有相当大的诊断价值。

(2)栓塞及血管病损:栓塞现象广泛而常见,成为诊断或鉴别诊断要点之一,占 36%~66%,近年来下降至 15%~35%,栓塞为单一部位或多部位。早期发生的栓塞大多起病急,病情凶险。①脑栓塞:栓塞部位以脑部多见。脑栓塞常发生于大脑中动脉,呈偏瘫失语;弥漫性栓塞性脑膜脑炎因小动脉或毛细血管的散在性细菌性栓塞所致,可酷似化脓性脑膜炎、脑炎或结核性脑膜炎,应该谨慎鉴别;脑出血由脑部菌性动脉瘤破裂出血,弥漫性脑出血,特别是蛛网膜下腔出血,可引起颈部强直及血性脑脊液,预后恶劣。②反复肺栓塞:为很重要的临床表现,典型肺梗死症状为突发性胸痛、气急、发绀、咯血或虚脱等,多发性小栓子引起的肺栓塞可无典型的肺梗死症状。胸部 X 线检查除呈大块楔形阴影外,也可为不规则小块阴影。如发生在两肺上叶,可误诊为肺结核。风湿性心瓣膜病的赘生物多位于左心,而室间隔缺损等先天性心脏病的赘生物多在右心或肺动脉,因此,临床上大循环栓塞多见于风湿性心脏病,而肺栓塞多见于先天性心脏病和吸毒者的三尖瓣心内膜炎。③冠状动脉栓塞:出现心肌梗死的突发胸痛、休克、心力衰竭、严重心律失常等表现,并可迅速死亡。④肾脏栓塞:时有腰痛、血尿,但小栓塞常无症状而易漏诊。⑤脾脏梗死时可发生左上腹或左胁部突然的疼痛和脾脏增大压痛和发热。许多小型肺梗死,可不发生明显的症状,常因为伴发脾破裂出血、休克,感染的脾破裂引起腹膜炎或膈下脓肿,而误认为其他急腹症。⑥四肢动脉(如股动脉、腘动脉、髂动脉、桡动脉和肱动脉)的栓塞会引起肢体的软弱或缺血性疼痛。栓塞可波及任何血管,故临床症状可多样化。⑦眼部变化:除结膜可见瘀点外,眼底检查可见扇形或圆形出血,有白色中心。有时眼底可见圆形白色点(Roth 点)。⑧中枢神经系统病灶有时引起偏盲、复视。视网膜中心动脉栓塞则引起突然失明。⑨皮肤及黏膜上的瘀点亦可由栓塞引起,或由于感染毒素作用于毛细血管使其脆性增加而破裂出血,瘀点中心可呈白色或灰色,近年报道瘀点出现占患者数约 40%。大的皮内或皮下栓塞性损害约青豆大小(直径 5～15 mm),微微隆起,多呈紫红色,有明显压痛,发生在手指足趾末端的掌面,称为欧氏结节,大多持续数天后消失。这是感染性心内膜炎的重要体征之一(占 10%～22%)。

(3)心脏变化:大多数原有瓣膜的体征在疾病的过程中变化不多。心脏听诊以原有心脏病的杂音(如二尖瓣关闭不全的收缩期杂音和主动脉瓣关闭不全的舒张期杂音)为常见,也可闻及因各种先天性心血管畸形所致的杂音。有时在细心听诊下,可发现赘生物生长或破坏产生杂音性质的改变,亦可因瓣膜溃疡、瓣叶膨胀瘤穿孔、腱索断裂或室间隔破裂产生。原有杂音变得粗糙、响亮或呈音乐样。本病极少发生于结疤很厉害或完全纤维化的瓣膜,因此,在高度二尖瓣狭窄、慢性心房纤颤或充血性心力衰竭的病例很少并发感染性心内膜炎。感染性心内膜炎所引起的心律失常除心房颤动外,多数为期前收缩。

2.特殊类型的急性感染性心内膜炎症状和体征

(1)金黄色葡萄球菌性心内膜炎:近年来由于心脏手术的开展,心导管的插入、人工瓣膜的置换增加了金黄色葡萄球菌心内膜炎的患病率,本病大多呈急性过程。特点:①较易侵袭正常心瓣膜,占 18%～48%,常累及主动脉瓣和二尖瓣;②亚急性感染性心内膜炎的典型体征(如瘀点、欧氏结节、脾大)在本病中不常见,心脏杂音可以听不到;③年迈者患此病有增加趋热,可以不发热;④较易出现心肌、心包、脑、脑膜、肾脏及肺等处的脓肿或化脓性栓塞;⑤弥散性血管内凝血偶可发生;⑥其病死率达 20%～40%。

(2)产碱杆菌性心内膜炎:①起病急,高热、寒战或畏寒为主要症状;②感染不仅限于原有病变的瓣膜,且可侵及正常的心瓣膜,并能严重损害心肌;③短期内出现明显的进行性贫血;④早期发生较大的动脉栓塞,病情进展迅速,病死率达 30%～70%。

(3)真菌性心内膜炎:①患者免疫功能低下,体力极度衰弱,且长期使用抗生素或激素者;②全身性真菌感染伴显著的心脏杂音及栓塞现象者;③真菌性心内膜炎赘生物大而易碎,故大动脉,尤其是下肢动脉的栓塞常见;④多次血培养阴性,真菌培养阳性;⑤眼底检查除 Roth 点、白色渗出物、出血外,眼色素炎或内眼炎是其特点。

(4)人工瓣心内膜炎:①是瓣膜置换术的严重并发症,可发生在换瓣后的各个时期。大多数主张分早期及晚期。②早期是指感染发生在手术后 2 个月内,细菌可来自切口感染、手术器械等,病死率在 60%～80%。晚期是指感染发生在手术后 2 个月以后,细菌来自口腔、上呼吸道、胃肠道等的操作,病死率达 35％～50％。③并发症有瓣膜瘤破裂、主动脉窦破裂、瓣环周围脓肿、瓣环裂脱、心肌脓肿、心包纵隔瘘管、人工瓣口血栓形成等。

(5)三尖瓣感染性心内膜炎:①发生于吸毒者、人流术后、广泛应用静脉导管等;②吸毒者和人流后的三尖瓣感染性心内膜炎多为年轻患者,致病菌为葡萄球菌为主,急性病程,常伴多发性肺梗死,预后较好,病死率在 10％左右;③静脉导管术引起感染,常累及年迈者,致病菌以耐药葡萄球菌为主,病死率高达 60％;④诊断主要依靠具有细菌可侵入的途径,败血症,多发性肺梗死,血培养阳性,超声心动图见三尖瓣上的赘生物。

(二)辅助检查

1.血培养

70％～80％血培养阳性,阳性血培养是诊断感染性心内膜炎最直接的证据,同时为选用抗生素提供了依据。为了提高血培养的阳性率,在进行抗生素治疗前 24～48 小时内至少做血培养 3 次,每次宜取血 10～15 mL,观察是否有细菌生长 3 周。取血时间以寒战或体温骤升时为佳。必须强调 1 次血培养阳性是不可靠的,至少有 2 次培养出同样的细菌,才可确定诊断。真菌性心内膜炎,尤其是曲霉菌,血培养常阴性,但若有栓子脱落大血管,则可在栓子中分离出真菌。

2.血液变化

继发性贫血为本病特点,血红蛋白含量大多为 60～80 g/L。白细胞计数多轻度增多或正常。在有较严重或广泛的栓塞并发症或急性病例中,白细胞计数可达 $25×10^9/L$ 以上,甚至高达 $66×10^9/L$。有时血液中有大吞噬细胞出现,占白细胞 3％～5％,属于网状内皮系统过度刺激的表现。血小板常正常;在疾病的活动期,红细胞沉降率大多增快,血中丙种球蛋白增加;50％以上类风湿因子阳性;90％以上血中循环免疫复合物阳性。

3.尿常规及肾功能检查

50％以上病例出现蛋白尿和显微镜下血尿,晚期病例肾功能不全。

4.心电图

无并发症时心电图无特异性或无改变,但当出现室间隔脓肿或心肌炎时,则可出现各种传导阻滞或室性期前收缩。

5.超声心动图

为感染性心内膜炎提供了另一新的诊断方法,对心内并发症的发现有所帮助,但较多经验的积累说明有其局限性和特异性。其特征:①瓣膜上的细菌性赘生物检出率为 13%～78%。赘生物检出受其大小影响,直径 5 mm 以上者易被检出,而 3 mm 以下者常不能被检出。②特异性瓣膜破坏如连枷样改变、二尖瓣腱索断裂、瓣周脓肿、人工瓣环裂漏、感染性主动脉窦瘤或破裂均可由超声心动图显示出。

三、鉴别诊断

根据临床表现、血培养阳性、超声心动图等检查,多数感染性心内膜炎可做出及时诊断。但近 20 年来感染性心内膜炎的临床特点有了很大的变化,欧氏结节、Janeway 结节等已属偶见;且无杂音的病例数越来越多;杂音性质改变并不多见。老年人无发热,血培养常阴性者易漏诊延误治疗。一般认为凡遇下列情况,应高度怀疑心内膜炎可能:①器质性心脏病患者不明原因发热1周以上;②原无心杂音者突然出现心杂音,特别是主动脉瓣和/或二尖瓣关闭不全的杂音;③心脏手术后持续发热 1 周以上;④不明原因动脉栓塞;⑤原有心杂音短期内变化或出现新杂音;⑥不明原因心力衰竭或进行性心功能减退等。凡遇上述情况,均应及时进行血培养和超声心动图以确立诊断。

(1)以发热为主要表现,心脏体征轻微者常易与伤寒、疟疾、结核、上呼吸道感染、胶原病、某些恶性肿瘤相混淆。有时由于栓塞现象,使身体某一局部症状特别明显,则可能误诊为该器官的独立疾病,如脑血管意外、脑膜炎、肾结石、肾炎和血液系统疾病等。

(2)风湿性心脏病并感染性心内膜炎与风湿活动的鉴别诊断很重要。但若鉴别很困难时,治疗上可以双管齐下,在大量抗生素治疗的同时予抗风湿治疗。

四、危重指标

(1)出现严重心力衰竭。

(2)发生重要脏器(如脑、肾、脾、肺等)栓塞。

(3)出现严重并发症,如瓣膜瘤破裂、主动脉窦破裂、瓣环周围脓肿、瓣环裂脱、心肌或心包脓肿、人工瓣口血栓形成等。

五、治疗

(一)西医治疗

感染性心内膜炎本身是可以治疗的疾病。治疗越早治愈率越高,因此早期积极治疗极为重要。

1.治疗原则

(1)一般首选青霉素、链霉素或庆大霉素、头孢菌素等杀菌剂,很少用抑菌剂。

（2）必须维持较高的抗生素血清浓度，至少为体外试验最低杀菌浓度的8倍。抗生素用法一般主张静脉或肌内间歇注射法。

（3）抗生素应能穿透纤维蛋白到达藏于赘生物中的细菌，青霉素治疗之所以能取得良好疗效，部分原因系由于青霉素的这种穿透能力。

（4）治疗时间必须足够，一般疗程应在4周以上，以达到治愈目的，提高治愈率，减少复发率。

2.抗生素治疗

（1）青霉素为首选药物。对临床上拟诊为感染性心内膜炎病例，连续3次血培养（包括厌氧菌培养）后，即应开始青霉素治疗。每天1 000万～2 000万U，每4小时1次静脉滴注或静脉持续滴注，可在晚间临睡前1次改用肌内注射。开始治疗前2周合用链霉素，每天1 g，分2次肌内注射。如疗效欠佳，5～7天后可加大青霉素剂量至每天3 000万～5 000万U。大多数学者认为分次静脉注射或静脉滴注更符合临床需要，其分次给药的药物高峰浓度较高，可更完善地杀灭赘生物中的致病菌，血液循环中的少量致病菌也可同时被清除，而对患者生活或活动无多大影响。

（2）青霉素过敏者可选用头孢菌素类，成人每天6～12 g，每4小时静脉注射1次，也可用万古霉素，成人每天2 g，分2～4次静脉滴注。

（3）若血培养获得阳性结果，可再根据细菌的药敏，调整抗生素的种类和剂量。

（4）特殊类型感染性心内膜炎的抗生素治疗。①金黄色葡萄球菌心内膜炎：除少数属对青霉素敏感的葡萄球菌心内膜炎者，可用青霉素G，但剂量宜偏大，成人每天2 000万U，疗程4～6周。多数应用耐酶青霉素，如苯甲异噁唑青霉素、萘夫西林，每天6～10 g，分次静脉给药，疗程4～6周，治疗前3～5天可加用庆大霉素。②表皮葡萄球菌心内膜炎：近来成为突出的医源性致病菌，是人工瓣心内膜炎的常见致病菌，治疗可采用杀菌剂联合治疗，如万古霉素联合利福平联合庆大霉素或头孢菌素等。③革兰氏阳性菌心内膜炎：治疗上多选用新一代头孢菌素加氨基糖苷类，疗程一般为4～6周。④真菌性心内膜炎：药物治疗常无效，可考虑手术切除感染灶。常手术前先用两性霉素B 1周，术后继续抗真菌治疗至少8周。用法：静脉输注两性霉素B第一天1 mg，后每天增加3～5 mg，直至25～30 mg/d，疗程6～8周或更长，因其毒性大，故需在密切观察下使用。可与口服氟胞嘧啶联用，每天100～150 mg/kg，每6小时1次，常在两性霉素B疗程结束后需继续口服数月或更长时间。

3.手术治疗

感染性心内膜炎在内科治疗无效时,应进行外科手术,将大大降低病死率。且活动的感染并非手术的禁忌证。手术指征:①主动脉瓣叶二尖瓣叶或附近结构的破坏所致瓣膜反流,常造成进行性顽固性心力衰竭,内科治疗无效,外科手术切除和置换人工瓣是唯一的治疗方法;②真菌性心内膜炎、金黄色葡萄球菌心内膜炎内科治疗无效时考虑手术;③反复发生的栓塞,尤其累及主要脏器(如脑、眼、肾、冠状动脉)者;④感染在心内扩散导致腱索、乳头肌断裂,主动脉窦或室间隔破裂,心肌脓肿伴或不伴心脏传导阻滞;⑤超声心动图检出较大赘生物或赘生物堵塞瓣膜口。

(二)中医治疗

1.证候特征

本病以卫气营血为辨证纲领,病在卫分者以恶寒发热、汗出、苔薄白、舌尖红、脉浮数为特征;病在气分者以高热、大汗出、口渴甚、脉洪大或滑数为特征;病在营分者以午后发热,或夜热早凉、皮肤黏膜斑点隐隐、舌红绛、脉细数为特征;病在血分者以皮肤黏膜斑点为特点,出现吐血,或咯血、衄血、尿血、便血、神昏谵语、舌绛、脉细数无力为特征。起病数天后即发生栓塞现象,或经治疗仍反复发生栓塞现象者病情多重,预后不良;疾病过程中出现心力衰竭,特别是难治性心力衰竭者,病情严重,预后极差。

2.治疗要点

本病的产生是在先天心脏禀赋不全或后天获得心痹、胸痹的基础上感受温热毒邪形成,温热毒邪从表入里,内舍心脉,形成温热毒邪从卫入气,从气入营,从营入血,或从卫直入营血等一系列病理变化。由于温热邪毒为阳邪,易伤阴血,导致阳伤血涩,气血瘀滞,血行不畅,从而产生一系列淤血证候,故心痹、胸痹为本病之本,毒邪外侵为标。治疗以清热解毒、益气养阴通络为法,并采用有机的中西医结合疗法。

3.分型治疗

(1)卫分证。

主证:恶寒发热,汗出头痛,胸闷心悸,咳嗽气短,苔薄白,舌尖边红,脉浮数。

治法:辛凉解表,清热解毒。

例方:用银翘散合五味消毒饮。

常用药:银花、连翘、薄荷(后下)、荆芥、淡豆豉、桔梗、甘草、牛蒡子、淡竹叶、芦根、蒲公英、紫花地丁、青天葵。

应急措施:鱼腥草注射液30～60 mL加入5％葡萄糖注射液250 mL中静脉滴注,每天2次。

(2)气分证。

主证:见高热,大汗出,口渴甚,不恶寒反恶热,心悸气急,烦躁不安,大便秘结,小便短赤,苔黄燥,舌质红,脉洪大或滑数。

治法:清热解毒,益气扶正。

例方:用白虎加人参汤合五味消毒饮。

常用药:生石膏(先煎)、知母、甘草、西洋参(另炖)、银花、连翘、蒲公英、紫花地丁、青天葵、淡豆豉。若腹部胀满,大便秘结者,治宜泻火通便,急下存阴。可用增液承气汤或大承气汤。

应急措施:穿琥宁加入10％葡萄糖注射液250 mL中静脉滴注,每天2次。

(3)营分证。

主证:见午后发热,或发热夜甚,烦躁不安,口不甚渴,皮肤黏膜瘀斑,瘀点隐隐、肝大、脾大,少气懒言,神疲乏力,苔少或剥苔,舌红绛,脉细数。

治法:清营清热,扶正法邪。

例方:用清营汤合五味消毒饮。

常用药:水牛角(先煎)、生地、玄参、麦冬、黄连、丹参、淡竹叶、银花、连翘、蒲公英、紫花地丁、青天葵、淡豆豉、西洋参(另炖)。

应急措施:清开灵注射液20～50 mL加入10％葡萄糖注射液500 mL中静脉滴注,每天2次。

(4)血分证。

主证:见身热烦躁,皮肤黏膜斑点透露,或见吐血、咯血、尿血、便血、肝大、脾大,或见中风偏瘫,神昏谵语,少苔或剥苔,舌红绛,脉沉细数。

治法:清热解毒、凉血散血。

例方:用清热地黄汤合五味消毒饮。

常用药:水牛角(先煎)、生地、赤芍、丹皮、丹参、紫花地丁、银花、连翘、蒲公英、青天葵、西洋参(另炖)。若神昏谵语则加服安宫牛黄丸。

应急措施:香参注射液20～30 mL加入10％葡萄糖注射液250 mL中静脉滴注,每天2次,适用于伴栓塞现象者。醒脑静注射液20～30 mL加入10％葡萄糖注射液250 mL中静脉滴注,每天2次。

（5）阴虚内热。

主证：长期低热，手足心热，盗汗颧红，心悸气短，口干咽燥，形体消瘦，少苔或剥苔，舌质红，脉细数。

治法：滋阴清热，凉血活血。

例方：用青蒿鳖甲汤合五味消毒饮。

常用药：青蒿、鳖甲、生地、知母、丹皮、秦皮、地骨皮、胡黄连、麦冬、玄参、丹参、银花、连翘、紫花地丁、蒲公英、青天葵。

应急措施：参麦或丽参注射液 30 mL 加 5％葡萄糖注射液 500 mL 中静脉滴注，每天 2 次。

六、临症提要

（1）传染性心内膜炎属于心血管疾病中的重症，因此，治疗常常需要采取中西医结合的方法，特别强调合理正确地使用抗生素。

（2）本病的辨证论治以卫气营血为纲领，辨证论治首先要分清病位所在；其次治疗中要重点使用清热解毒的方法。

（3）本病热毒灼盛，容易损伤阴血，导致血脉瘀阻，治疗可以加用凉血散血方法。

（4）本病后期，往往出现气阴两伤的临床表现，故须注意予以益气养阴。

（5）在治疗感染性心内膜炎过程中要注意其基础心脏病存在情况，有针对性地予以治疗处理。

第二节 稳定型心绞痛

一、概述

稳定型心绞痛是在冠状动脉狭窄的基础上，由于心肌负荷的增加引起心肌急剧的、暂时的缺血与缺氧的临床综合征。其特点为阵发性的前胸压榨性疼痛感觉，主要位于胸骨后部，可放射至心前区和左上肢尺侧，常发生于劳力负荷增加时，持续数分钟，休息或用硝酸酯制剂后消失。本症患者男性多于女性，多数患者在 40 岁以上，劳累、情绪激动、饱食、受寒、急性循环衰竭等为常见的诱因。多属于中医胸痹、心痛范畴。

二、病因、病机

(一)中医学认识

本病证的发生多与寒邪内侵,饮食失调,情志失节,劳倦内伤,年迈体虚等因素有关,其病机有虚实两方面,实为寒凝、血瘀、气滞、痰浊,痹阻胸阳,阻滞心脉;虚为气虚、阴伤、阳衰,心脾肝肾亏虚,功能失调,心脉失养。在本病证的形成和发展过程中,大多先实而后致虚,亦有先虚而后致实者。但临床表现多虚实夹杂,或以实证为主,或以虚证为主。

1.病因

(1)寒邪内侵:寒主收引,既可抑遏阳气,所谓暴寒折阳;又可使血行瘀滞,发为本病。《素问·调经论》曰:"寒气积于胸中而不泻,不泻则温气去,寒独留则血凝泣,凝则脉不通。"《医学正传·胃脘痛》:"有真心痛者,大寒触犯心君。"素体阳衰,胸阳不足,阴寒之邪乘虚侵袭,寒凝气滞,痹阻胸阳,而成胸痹。诚如《医门法律·中寒门》所说"胸痹心痛,然总因阳虚,故阴得乘之。"《类证治裁·胸痹》也说:"胸痹胸中阳微不运,久则阴乘阳位,而为痹结也。"

(2)饮食失调:饮食不节。如过食肥甘厚味,或嗜烟酒而成癖,以致脾胃损伤,运化失健,聚湿生痰,上犯心胸清旷之区,阻遏心阳,胸阳失展,气机不畅,心脉闭阻,而成胸痹。痰浊留恋日久,痰瘀交阻,亦成本病证。

(3)情志失节:忧思伤脾,脾运失健,津液不布,遂聚为痰。郁怒伤肝,肝失疏泄,肝郁气滞,甚则气郁化火,灼津成痰。无论气滞或痰阻,均可使血行失畅,脉络不利,而致气血瘀滞,或痰瘀交阻,胸阳不运,心脉痹阻,不通则痛,而发胸痹。

(4)劳倦内伤:劳倦伤脾,脾虚转输失能,气血生化乏源,无以濡养心脉,拘急而痛。积劳伤阳,心肾阳微,鼓动无力,胸阳失展,阴寒内侵,血气行滞,而发胸痹。

(5)年迈体虚:本病多见于中老年人,年过半百,肾气自半,精血渐衰,如肾阳虚衰,则不能鼓舞五脏之阳,可致心气不足或心阳不振,血脉失于温运,痹阻不畅,发为胸痹;肾阴亏虚,则不能濡养五脏之阴,水不涵木,又不能上济于心,因而心木火旺,致心阴耗伤,心脉失于濡养,而致胸痹;心阴不足,心火燔炽下汲肾水,又可进一步耗伤肾阴;心肾阳虚,阴寒痰饮乘于阳位,阻滞心脉。凡此均可在本虚的基础上形成标实,导致寒凝、血瘀、气滞、痰浊,而使胸阳失运,心脉阻滞,发生胸痹。

2.病机

胸痹的主要病机为心脉痹阻,病位在心,涉及肝、脾、肾三脏。心主血脉,气血畅流其中，以保证机体的滋养，脏腑功能的协调。心病则不能推动血脉，血行瘀滞；肝病疏泄失职，肝气郁结，气血凝滞；脾虚失其健运，聚生痰湿，气血乏源。肾虚藏精失常，肾阴亏损，肾阳虚衰。均可引致心脉痹阻而发胸痹。其临床主要表现为本虚标实，虚实夹杂。其本虚有气虚、阴伤、阳衰，及阴损及阳、阳损及阴，而表现气阴两虚，阴阳两虚，甚至阳衰阴竭，心阳外越；标实为瘀血、寒凝、痰浊、气滞，且又可相互为病，如气滞血瘀，寒凝气滞，痰瘀交阻等。胸痹发展趋势，由标及本，由轻转剧，轻者多为胸阳不振，阴寒之邪上乘，阻滞气机，临床表现胸中气塞、短气。重者则为痰瘀交阻，壅塞胸中，气机痹阻，临床表现不得卧，心痛彻背。同时亦有缓作与急发之异，缓作者，渐进而为，日积月累，始则偶感心胸不舒，继而心痞痛作，发作日频，甚则心胸后背牵引作痛。急作者，素无不舒之感，或许久不发，因感寒、劳倦、七情所伤等诱因而猝然心痛欲窒，甚则可"旦发夕死，夕发旦死"。

胸痹病机转化可因实致虚，亦可因虚致实。痰踞心胸，胸阳痹阻，病延日久，每可耗气伤阳，向心气不足或阴阳并损证转化；阴寒凝结，气失温煦，非唯暴寒折阳，日久寒邪伤人阳气，病向心阳虚衰转化；瘀阻脉络，血行滞涩，瘀血不去，新血不生，留瘀日久，心气痹阻，遏抑心阳。此三者皆因实致虚。心气不足，鼓动不力，易为风寒邪气所伤；心肾阴虚，津不化气，水亏火炎，炼液为痰；心阳虚衰，阴阳并损，阳虚生外寒，寒痰凝络，此三者皆由虚而致实。

(二)西医学认识

当冠状动脉的供血与心肌的需血之间发生矛盾，冠状动脉血流量不能满足心肌代谢的需要，引起心肌急剧的、暂时的缺血缺氧，即可发生心绞痛。心肌氧耗的多少主要由心肌张力、心肌收缩强度和心率所决定，故常用"心率×收缩压"(二重乘积)作为估计心肌氧耗的指标。心肌能量的产生要求大量的氧供。心肌细胞摄取血液氧含量的 $65\%\sim75\%$，而身体其他组织则仅摄取 $10\%\sim25\%$。因此心肌平时对血液中氧的吸取已接近于最大量，氧供再需增加时已难从血液中更多地摄取氧，只能依靠增加冠状动脉的血流量来提供。在正常情况下，冠状循环有很大的储备力量，其血流量可随身体的生理情况而有显著的变化；在剧烈体力活动时，冠状动脉适当地扩张，血流量可增加到休息时的 $6\sim7$ 倍。缺氧时，冠状动脉也扩张，能使血流量增加 $4\sim5$ 倍。动脉粥样硬化而致冠状动脉狭窄或部分分支闭塞时，其扩张性减弱，血流量减少，且对心肌的供血量相对比较固定。心肌的血液供应如减低到尚能应付心脏平时的需要，则休息时可无症状。一旦心脏负荷突然增加，如劳累、激动、左心衰竭等，使心肌张力增加、心肌收缩力增加和心率增快等致心肌氧耗量增加时,心肌对血液的需求增加,而冠状动脉的供血已不能相应增加,即可引起心绞痛。在多数情况下,劳力诱发的心绞痛常在同一"心率×收缩压"的水平上发生。产生疼痛感觉的直接因素,可能是在缺血缺氧的情况下,心肌内积聚过多的代谢产物,如乳酸、丙酮酸、磷酸等酸性物质,或类似激肽的多肽类物质,刺激心脏内自主神经的传入纤维末梢,经 $T_{1\sim5}$ 交感神经节和相应的脊髓段,传至大脑,产生疼痛感觉。这种痛觉反映在与自主神经进入水平相同脊髓段的脊神经所分布的区域,即胸骨后及两臂的前内侧与小指,尤其是在左侧,而多不在心脏部位。有人认为,在缺血区内富有神经供应的冠状血管的异常牵拉或收缩,可以直接产生疼痛冲动。冠状动脉造影显示稳定型心绞痛的患者,有 1、2 或 3 支动脉直径狭窄>70%者分别各有 25%左右,5%～10%有左冠状动脉主干狭窄,其余约 15%患者无显著狭窄。后者提示患者的心肌血供和氧供不足,可能是冠状动脉痉挛、冠状循环的小动脉病变、血红蛋白和氧的离解异常、交感神经过度活动、儿茶酚胺分泌过多或心肌代谢异常等所致。患者在心绞痛发作之前,常有血压增高、心率增快、肺动脉压和肺毛细血管压增高的变化,反映心脏和肺的顺应性减低。发作时可有左心室收缩力和收缩速度降低、射血速度减慢、左心室收缩压下降、心搏量和心排血量降低,左心室舒张末期血压和血容量增加等左心室收缩和舒张功能障碍的病理生理变化。左心室壁可呈收缩不协调或部分心室壁有收缩减弱的现象。

三、临床表现

(一)症状

心绞痛以发作性胸痛为主要临床表现,疼痛的特点如下。

1.部位

部位主要在胸骨体中段或上段之后,可波及心前区,有手掌大小范围,甚至横贯前胸,界限不很清楚。常放射至左肩、左臂内侧达无名指和小指,或至颈、咽或下颌部。

2.性质

胸痛常为压迫、发闷或紧缩性,也可有烧灼感,但不尖锐,不像针刺或刀扎样痛,偶伴濒死的恐惧感觉。发作时,患者往往不自觉地停止原来的活动,直至症状缓解。

3.诱因

发作常由体力劳动或情绪激动(如愤怒、焦急、过度兴奋等)所激发,寒冷、吸

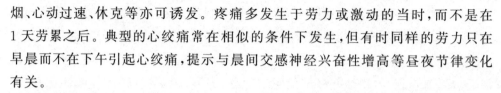
烟、心动过速、休克等亦可诱发。疼痛多发生于劳力或激动的当时,而不是在1天劳累之后。典型的心绞痛常在相似的条件下发生,但有时同样的劳力只在早晨而不在下午引起心绞痛,提示与晨间交感神经兴奋性增高等昼夜节律变化有关。

4.持续时间

疼痛出现后常逐步加重,然后在 3~5 分钟内渐消失,可数天或数星期发作1次,亦可1天内多次发作。

5.缓解方式

一般在停止原来诱发症状的活动后即可缓解;舌下含用硝酸甘油也能在几分钟内缓解。

(二)体征

平时一般无异常体征。心绞痛发作时常见心率增快、血压升高、表情焦虑、皮肤冷或出汗,有时出现第四或第三心音奔马律。可有暂时性心尖部收缩期杂音,是乳头肌缺血以致功能失调引起二尖瓣关闭不全所致,第二心音可有逆分裂或出现交替脉。

(三)心绞痛程度分级

加拿大心血管学会(CCS)建议对心绞痛程度进行如下分级。

Ⅰ级:一般体力活动不引起心绞痛,如行走和上楼。费力、快速或长时间用力才引起的心绞痛。

Ⅱ级:日常体力活动稍受限制,行走或快步上楼、登高、饭后行走或上楼、寒冷或风中行走、情绪激动发作心绞痛或仅在睡醒后数小时内发作。以一般速度在一般条件下平地步行 200~400 m 的距离或上一层以上的楼梯时受限。

Ⅲ级:日常体力活动明显受限,以一般速度在一般条件下平地行走 200~400 m 或上一层楼即感受限。

Ⅳ级:不能无症状地进行任何体力活动,休息时亦可出现心绞痛综合征。

加拿大的分级已得到广泛的应用,但是作为一种可供选择的方法(在判断预后方面有优点),还有特殊活动评分和 Duck 活动状态指数。

四、实验室和器械检查

因心绞痛发作时间短暂,以下大多数检查均应在发作间期进行,可直接或间接反映心肌缺血。

(一)心脏 X 线检查

可无异常发现,如已伴发缺血性心肌病可见心影增大、肺充血等。

(二)心电图检查

心电图检查是发现心肌缺血、诊断心绞痛最常用的检查方法。

1.静息时心电图

约半数患者在正常范围,也可能有陈旧性心肌梗死的改变或非特异性ST段和T波异常,有时出现房室传导阻滞、束支传导阻滞、室性期前收缩、房性期前收缩等心律失常。

2.心绞痛发作时心电图

绝大多数患者可出现暂时性心肌缺血引起的ST段移位。因心内膜下心肌更容易缺血,故常见反映心内膜下心肌缺血的ST段压低(≥0.1 mV)发作缓解后恢复。有时出现T波倒置。在平时有T波持续倒置的患者,发作时可变为直立(所谓T正常化)。T波改变虽然对反映心肌缺血的特异性不如ST段,但如与平时心电图比较有明显差别,也有助于诊断。

3.心电图负荷试验

最常用的是运动负荷试验,运动可增加心脏负荷以激发心肌缺血。运动方式主要为分级活动平板或踏车,其运动强度可逐步分期升级,以前者较为常用,让受检查者迎着转动的平板就地踏步。目前国内外常用的是以达到按年龄预计可达到的最大心率(HR_{max})或亚极量心率(85%～90%的最大心率)为负荷目标,前者称为极量运动试验,后者称为亚极量运动试验。运动中应持续监测心电改变,运动前、运动中每当运动负荷量增加1次均应记录心电图,运动终止后即刻及此后每2分钟均应重复心电图记录直至心率恢复至运动前水平。进行心电图记录时应同步测定血压。运动中出现典型心绞痛,心电图改变主要以ST段水平型或下斜型压低≥0.1 mV(J点后60～80毫秒)持续2分钟为运动试验阳性标准。运动中出现心绞痛,步态不稳,出现室性心动过速(接连3个以上室性期前收缩)或血压下降时,应立即停止运动。心肌梗死急性期,有不稳定型心绞痛,明显心力衰竭,严重心律失常或急性疾病者禁做运动试验。

对稳定型心绞痛患者,在进行临床判断和静息心电图后的第一项检查,可能就是运动心电图,应在临床仔细评价症状和包括静息心电图在内的物理检查后才做运动心电图检查。运动时,心电图变化诊断冠状动脉疾病的敏感性约为70%,特异性约为90%。应当由经过训练的医师来解释负荷心电图的检查结果。在缺血性心脏病发生率低的人群研究中,负荷试验假阳性的比率高,而且,在缺血性心脏病发生率低的女性,负荷试验假阳性常见。运动时非冠状动脉疾病的心肌缺血心电图变化,也见于X综合征、洋地黄治疗和电解质失衡的患者。

为了提高运动心电图发现冠状动脉疾病的特异性和敏感性,运动试验的操作应当标准化,使用根据年龄、性别和体重制定的预测运动反应量表。接受抗缺血药物治疗的患者也可以做该项试验,这类患者的运动试验结果正常并不能除外严重的冠状动脉疾病,临床如有疑问,可减药或停药后再做 1 次运动试验。

对于受检患者评价运动试验,需要确定试验前与试验后冠状动脉疾病的可能性。应连续记录心电图,以一定间距打印一段。任何导联 ST 段水平或斜行下移 0.1 mV,即视为运动试验结果"阳性"。但是,这种将结果分为"阳性"或"阴性"的方法有欠缺,它可以产生误导,因为在确定运动试验的意义时,不但要考虑心电图的变化,还要考虑负荷量、心率增加,以及临床方面的情况。与心率变化有关的 ST 段变化更为可靠,称为"ST 段/时间"变化斜率。可以使用活动平板/踏车 Bruce 方案或其改良方案中的一种。踏车的做功负荷以瓦特(W)表示。从20~50 W 开始,然后每一级增加 20 W,但是,在有心力衰竭或严重心绞痛的患者,减为每级增加 10 W。应当使用标准的方案,因为这在同一个患者可能作为进一步参考。运动心电图除了具有诊断价值外,它对于证实无症状性缺血,对于预测慢性稳定型心绞痛患者的预后和随访疾病的进展或治疗效果,均具有重要价值。

应常规记录停止运动试验的理由和相应症状及其严重程度。应确定到出现心电图变化和/或症状的时间、整个运动时间、血压和心率的反应,以及运动后心电图恢复时间。因下列原因可终止运动负荷试验:①症状限制,如疼痛、疲劳、呼吸困难不能做重复性运动试验,建议用 Brog 评分进行比较;②出现症状如疼痛伴有明显的 ST 段改变;③安全方面的原因,如明显的 ST 段改变(尤其是 ST 段抬高)、心律异常或持续的收缩压下降。

4.心电图连续监测

常用方法是让患者佩戴慢速转动的记录装置,以两个双极胸导联连续记录并自动分析24 小时心电图(动态心电图),然后在荧光屏上快速播放并可进行人机对话选段记录,最后打印出综合报告。可从中发现心电图 ST-T 改变和各种心律失常,出现时间可与患者的活动和症状相对照。胸痛发作相应时间记录的心电图显示缺血性 ST-T 改变有助于心绞痛的诊断。

(三)放射性核素检查

1.铊-心肌显像或兼做负荷试验

铊随冠状血流很快被正常心肌细胞所摄取,休息时铊显像所示灌注缺损主要见于心肌梗死后瘢痕部位。在冠状动脉供血不足部位的心肌,则明显的灌注缺损仅见于运动后缺血区。不能运动的患者可做双嘧达莫试验,静脉滴注双嘧达莫使正常或较正常的冠状动脉扩张,引起"冠状动脉窃血",产生局部心肌缺血,可取得与运动试验相似的效果。近年还用腺苷或多巴酚丁胺做负荷试验。变异型心绞痛发作时心肌急性缺血区常显示特别明显的灌注缺损。

2.放射性核素心血管造影

静脉内注射焦磷酸亚锡被细胞吸附后,再注射 ^{99m} Tc,即可使红细胞被标记上放射性核素,得到心腔内血池显影。可测定左心室射血分数及显示室壁局部运动障碍。

3.正电子发射断层显像(PET)

利用发射正电子的核素示踪剂进行心肌显像。除可判断心肌的血流灌注情况外,尚可了解心肌的代谢情况。通过对心肌血流灌注和代谢显像匹配分析可准确评估心肌的活力。

4.冠状动脉造影

冠状动脉造影是冠心病诊断的"金标准"。

5.其他检查

二维超声心动图检查可探测到缺血性心室壁的运动异常,心肌超声造影可了解心肌血流灌注。此外,多排螺旋CT(MDCT)冠状动脉三维重建、磁共振冠状动脉造影等也已用于冠状动脉病变的诊断。血管镜检查、冠状动脉内超声显像及多普勒检查有助于指导冠心病介入治疗时采取更恰当的治疗措施。

五、诊断依据

根据典型的发作特点和体征,含用硝酸甘油后缓解,结合年龄和存在冠心病危险因素,除外其他原因所致的心绞痛,一般即可建立诊断。发作时心电图检查可见以 R 波为主的导联中,ST 段压低,T 波平坦或倒置,发作过后数分钟内逐渐恢复。心电图无改变的患者可考虑做心电图负荷试验。发作不典型者,诊断要依靠观察硝酸甘油的疗效和发作时心电图的改变;如仍不能确诊,可多次复查心电图或心电图负荷试验,或做 24 小时的动态心电图连续监测,如心电图出现阳性变化或负荷试验诱致心绞痛发作时亦可确诊。诊断有困难者可考虑行选择性冠状动脉造影。

六、鉴别诊断

(一)中医学病证鉴别

1.胸痹与悬饮的鉴别

悬饮、胸痹均有胸痛,但胸痹当为胸闷痛,并可向左肩或左臂内侧等部位放射,常因受寒、饱餐、情绪激动,劳累而突然发作,历时短暂,休息或用药后得以缓解。悬饮为胸肋胀痛,持续不解,多伴有咳唾,转侧、呼吸时疼痛加重,肋间饱满,并有咳嗽、咳痰等肺系证候。

2.胸痹与胃脘痛的鉴别

心在脘上,脘在心下,故有胃脘当心而痛之称,以其部位相近;胸痹不典型者,其疼痛可在胃脘部,极易混淆。但胸痹以闷痛为主,为时极短,虽与饮食有关,但休息、服药常可缓解。胃脘痛与饮食相关,以胀痛为主,局部有压痛,持续时间较长,常伴有泛酸、嘈杂、嗳气、呃逆等胃部证候。

3.胸痹与真心痛的鉴别

真心痛乃胸痹的进一步发展;症见心痛剧烈,甚则持续不解,伴有汗出、肢冷、面白、唇紫、手足青至节,脉微或结代等危重证候。

(二)西医学鉴别诊断

1.急性心肌梗死

急性心肌梗死疼痛部位与心绞痛相仿,但性质更剧烈,持续时间多超过30分钟,可长达数小时,常伴有心律失常、心力衰竭和/或休克,含用硝酸甘油多不能使之缓解。心电图中面向梗死部位的导联 ST 段抬高,并有异常 Q 波。实验室检查示白细胞计数、红细胞沉降率增快,心肌坏死标志物(肌红蛋白、肌钙蛋白 I 或 T、肌酸激酶同工酶等)增高。

2.其他疾病引起心绞痛

其他疾病引起心绞痛包括严重的主动脉瓣狭窄或关闭不全、风湿性冠状动脉炎、梅毒性主动脉炎引起冠状动脉口狭窄或闭塞、肥厚型心肌病、X 综合征等病均可引起心绞痛,要根据其他临床表现来进行鉴别。其中 X 综合征多见于女性,心电图负荷试验常阳性,但冠状动脉造影则阴性且无冠状动脉痉挛,预后良好,被认为是冠状动脉系统毛细血管功能不良所致。

3.肋间神经痛及肋软骨炎

本病疼痛常累及 1～2 个肋间,但并不一定局限在胸前,为刺痛或灼痛,多为持续性而非发作性,咳嗽、用力呼吸和身体转动可使疼痛加剧,肋软骨处或沿神经行经处有压痛,手臂上举活动时局部有牵拉疼痛,故与心绞痛不同。

4.心脏神经症

本病患者常诉胸痛,但为短暂(几秒钟)的刺痛或持久(几小时)的隐痛,患者常喜欢不时地吸一大口气或做叹息性呼吸。胸痛部位多在左胸乳房下心尖部附近,或经常变动。症状多在疲劳之后出现,而不在疲劳的当时,做轻度体力活动反觉舒适,有时可耐受较重的体力活动而不发生胸痛或胸闷。含用硝酸甘油无效或在10多分钟后才见效,常伴有心悸、疲乏及其他神经衰弱的症状。

此外,不典型疼痛还需与反流性食管炎等食管疾病、膈疝、消化性溃疡、肠道疾病、颈椎病等相鉴别。

七、治疗

(一)中医辨治

1.辨证要点

胸痹总属本虚标实之证,辨证首先掌握虚实,分清标本,标实应区别气滞、痰浊、血瘀、寒凝的不同;本虚又应区别阴阳气血亏虚的不同。

(1)标实者:闷痛是胸痹的临床常见表现,闷重而痛轻,兼见胸胁胀满,善太息,憋气,苔薄白,脉弦者,多属气滞;伴唾吐痰涎,苔腻,脉弦滑或弦数者,属痰浊为患;胸痛如绞,遇寒则发,或得冷加剧,伴畏寒肢冷,舌淡苔白,脉细,为寒凝心脉所致;刺痛固定不移,痛有定处,夜间多发,舌紫暗或有瘀斑,脉结代或涩,由心脉瘀滞所致。

(2)本虚者:心胸隐痛而闷,因劳累而发,伴心慌、气短、乏力,舌淡胖嫩,边有齿痕,脉沉细或结代者,多属心气不足。若绞痛兼见胸闷气短,四肢厥冷,神倦自汗,脉沉细,则为心阳不振之象。隐痛时作时止,缠绵不休,动则多发,伴口干,舌淡红而少苔,脉沉细而数,常为气阴两虚表现。

2.治疗原则

基于本病病机为本虚标实,虚实夹杂,发作期以标实为主,缓解期以本虚为主的特点,其治疗原则应先治其标,后治其本;先从祛邪入手,然后再予扶正;必要时可根据虚实标本的主次,兼顾同治。标实当泻,针对气滞、血瘀、寒凝、痰浊而疏理气机、活血化瘀、辛温通阳、泄浊豁痰,尤重活血通脉治法;本虚宜补,权衡心脏阴阳气血之不足,有无兼见肝、脾、肾等脏之亏虚,补气温阳、滋阴益肾,纠正脏腑之偏衰,尤其重视补益心气之不足。在胸痹的治疗中,尤其对真心痛的治疗时,必须辨清证候之重危顺逆,一旦发现脱证之先兆,必须尽早投用益气固脱之品,或采用中西医结合治疗。

3.证治分类

(1)寒凝心脉。

症状:卒然心痛如绞,或心痛彻背,背痛彻心,或感寒痛甚,心悸气短,形寒肢冷,冷汗自出,苔薄白,脉沉紧或促。多因气候骤冷或感寒而发病或加重。

治法:温经散寒,活血通痹。

代表方:当归四逆汤。

方以桂枝、细辛温散寒邪,通阳止痛;当归、芍药养血活血;芍药、甘草缓急止痛;通草通利血脉;大枣健脾益气。全方共奏温经散寒,活血通痹之效。可加瓜蒌、薤白、通阳开痹。疼痛较著者,可加延胡索、郁金活血理气止痛。

若疼痛剧烈,心痛彻背,背痛彻心,痛无休止,伴有身寒肢冷,气短喘息,脉沉紧或沉微者,为阴寒极盛,胸痹心痛重证,治以温阳逐寒止痛,方用乌头赤石脂丸、苏合香丸或冠心苏合香丸,芳香化浊,理气温通开窍,发作时含化可即速止痛。阳虚之人,虚寒内生,同气相召而易感寒邪,而寒邪又可进一步耗伤阳气,故寒凝心脉时临床常伴阳虚之象,宜配合温补阳气之剂,以温阳散寒,不可一味用辛散寒邪之法,以免耗伤阳气。

(2)气滞心胸。

症状:心胸满闷不适,隐痛阵发,痛无定处,时欲太息,遇情志不遂时容易诱发或加重,或兼有脘腹胀闷,得嗳气或矢气则舒,苔薄或薄腻,脉细弦。

治法:疏调气机,和血舒脉。

代表方:柴胡疏肝散。

本方由四逆散(枳实改枳壳)加香附、川芎、陈皮组成,四逆散能疏肝理气,其中柴胡与枳壳相配可升降气机,白芍与甘草同用可缓急舒脉止痛,加香附、陈皮以增强理气解郁之功,香附又为气中血药,川芎为血中气约,故可活血且能调畅气机。全方共奏疏调气机,活血舒脉功效。

若兼有脘胀、嗳气、纳少等脾虚气滞的表现,可用逍遥散疏肝行气,理脾和血。若气郁日久化热,心烦易怒,口干,便秘,舌红苔黄,脉数者,用丹栀逍遥散疏肝清热。如胸闷心痛明显,为气滞血瘀之象,可合用失笑散,以增强活血行瘀、散结止痛之作用。气滞心胸之胸痹心痛,可根据病情需要,选用木香、沉香、降香、檀香、延胡索、厚朴、枳实等芳香理气及破气之品,但不宜久用,以免耗散正气。如气滞兼见阴虚者可选用佛手、香橼等理气而不伤阴之品。

(3)痰浊闭阻。

症状:胸闷重而心痛轻,形体肥胖,痰多气短,遇阴雨天而易发作或加重,伴有倦怠乏力,纳呆便溏,口黏,恶心,咳吐痰涎,苔白腻或白滑,脉滑。

治法:通阳泄浊,豁痰开结。

代表方:瓜蒌薤白半夏汤加味。

方以瓜蒌、薤白化痰通阳,行气止痛;半夏理气化痰。常加枳实、陈皮行气滞,破痰结;加石菖蒲化浊开窍;加桂枝温阳化气通脉;加干姜、细辛温阳化饮,散寒止痛。全方加味后共奏通阳化饮,泄浊化痰,散结止痛功效。

若患者痰黏稠,色黄,大便干,苔黄腻,脉滑数,为痰浊郁而化热之象,用黄连温胆汤清热化痰,因痰阻气机,可引起气滞血瘀,另外,痰热与瘀血往往互结为患,故要考虑到血脉滞涩的可能,常配伍郁金、川芎理气活血,化瘀通脉。

若痰浊闭塞心脉,卒然剧痛,可用苏合香丸芳香温通止痛;因于痰热闭塞心脉者用猴枣散,清热化痰,开窍镇惊止痛。胸痹心痛,痰浊闭阻可酌情选用天竺黄、天南星、半夏、瓜蒌、竹茹、苍术、桔梗、莱菔子、浙贝母等化痰散结,但由于脾为生痰之源,临床应适当配合健脾化湿之品。

(4)瘀血痹阻。

症状:心胸疼痛剧烈,如刺如绞,痛有定处,甚则心痛彻背,背痛彻心,或痛引肩背,伴有胸闷,日久不愈,可因暴怒而加重,舌质暗红,或紫暗,有瘀斑,舌下瘀筋,苔薄,脉涩或结、代、促。

治法:活血化瘀,通脉止痛。

代表方:血府逐瘀汤。

本方由桃红四物汤合四逆散加牛膝、桔梗组成。以桃仁、红花、川芎、赤芍、牛膝活血祛瘀而通血脉;柴胡、桔梗、枳壳、甘草调气疏肝;当归、生地补血调肝,活血而不耗血,理气而不伤阴。

寒(外感寒邪或阳虚生内寒)则收引、气滞血瘀、气虚血行滞涩等都可引起血瘀,故本型在临床最常见,并在以血瘀为主症的同时出现相应的兼症。兼寒者,可加细辛、桂枝等温通散寒之品;兼气滞者,可加沉香、檀香辛香理气止痛之品;兼气虚者,加黄芪、党参、白术等补中益气之品。若瘀血痹阻重症,表现胸痛剧烈,可加乳香、没药、郁金、延胡索、降香、丹参等加强活血理气止痛的作用。

活血化瘀法是胸痹心痛常用的治法,可选用三七、川芎、丹参、当归、红花、苏木、赤芍、泽兰、牛膝、桃仁、鸡血藤、益母草、水蛭、王不留行、丹皮、山楂等活血化瘀药物,但必须在辨证的基础上配伍使用,才能获得良效。另外,使用活血化瘀法时要注意种类、剂量,并注意有无出血倾向或征象,一旦发现,立即停用,并予相应处理。

(5)心气不足。

症状:心胸阵阵隐痛,胸闷气短,动则益甚,心中动悸,倦怠乏力,神疲懒言,面色㿠白,或易出汗,舌质淡红,舌体胖且边有齿痕,苔薄白,脉细缓或结代。

治法:补养心气,鼓动心脉。

代表方:保元汤。

方以人参、黄芪大补元气,扶助心气;甘草炙用,甘温益气,通经利脉,行血气;肉桂辛热补阳,温通血脉;或以桂枝易肉桂,有通阳、行瘀之功;生姜温中。可加丹参或当归,养血活血。

若兼见心悸气短,头昏乏力,胸闷隐痛,口燥咽干,心烦失眠,舌红或有齿痕者,为气阴两虚,可用养心汤,养心宁神,方中当归、生地、熟地、麦冬滋阴补血;人参、五味子、炙甘草补益心气;酸枣仁、柏子仁、茯神养心安神。补心气药常用人参、党参、黄芪、大枣、太子参等,如气虚显著可少佐肉桂,补少火而生气。亦可加用麦冬、玉竹、黄精等益气养阴之品。

(6)心阴亏损。

症状:心胸疼痛时作,或灼痛,或隐痛,心悸怔忡,五心烦热,口燥咽干,潮热盗汗,舌红少泽,苔薄或剥,脉细数或结代。

治法:滋阴清热,养心安神。

代表方:天王补心丹。

本方以生地、玄参、天冬、麦冬、丹参、当归滋阴养血而泻虚火;人参、茯苓、柏子仁、酸枣仁、五味子、远志补心气,养心神;朱砂重镇安神;桔梗载药上行,直达病所,为引。

若阴不敛阳,虚火内扰心神,心烦不寐,舌尖红少津者,可用酸枣仁汤清热除烦安神;如不效者,再予黄连阿胶汤,滋阴清火,宁心女神。若阴虚导致阴阳气血失和,心悸怔忡症状明显,脉结代者,用炙甘草汤,方中重用生地,配以阿胶、麦冬、麻仁滋阴补血,以养心阴;人参、大枣补气益胃,资脉之本源;桂枝、生姜以行心阳。诸药同用,使阴血得充,阴阳调和,心脉通畅。若心肾阴虚,兼见头晕,耳鸣,口干,烦热,心悸不宁,腰膝酸软,用左归饮补益肾阴,或河车大造丸滋肾养阴清热。若阴虚阳亢,风阳上扰,加珍珠母、磁石、石决明等重镇潜阳之品,或用羚羊钩藤汤加减。如心肾真阴欲竭,当用大剂西洋参、鲜生地、石斛、麦冬、山萸肉等急救真阴,并佐用生牡蛎、乌梅肉、五味子、甘草等酸甘化阴且敛其阴。

(7)心阳不振。

症状:胸闷或心痛较著,气短,心悸怔忡,自汗,动则更甚,神倦怯寒,面色㿠白,四肢欠温或肿胀,舌质淡胖,苔白腻,脉沉细迟。

治法:补益阳气,温振心阳。

代表方:参附汤合桂枝甘草汤。

方中人参、附子大补元气,温补真阳;桂枝、甘草温阳化气,振奋心阳,两方共奏补益阳气、温振心阳之功。若阳虚寒凝心脉,心痛较剧者,可酌加鹿角片、川椒、吴茱萸、荜茇、高良姜、细辛、川乌、赤石脂。若阳虚寒凝而兼气滞血瘀者,可选用薤白、沉香、降香、檀香、延胡索、乳香、没药等偏于温性的理气活血药物。

若心肾阳虚,可合肾气丸治疗,方以附子、桂枝(或肉桂)补水中之火,用六味地黄丸壮水之主,从阴引阳,合为温补心肾而消阴翳。心肾阳虚兼见水饮凌心射肺,而出现水肿、喘促、心悸,用真武汤温阳化气行水,以附子补肾阳而祛寒邪,与芍药合用,能入阴破结,敛阴和阳,茯苓、白术健脾利水,生姜温散水气。若心肾阳虚,虚阳欲脱厥逆者,用四逆加人参汤,温阳益气,回阳救逆。若见大汗淋漓、脉微欲绝等亡阳证,应用参附龙牡汤,并加用大剂山萸肉,以温阳益气,回阳固脱。

胸痹心痛属内科急症,其发病急、变化快、易恶化为真心痛,在急性发作期应以消除疼痛为首要任务,可选用或合并运用以下措施。病情严重者,应积极配合西医救治。

4.常用中成药

(1)速效救心丸(川芎、冰片等)每天 3 次,每次 4~6 粒含服,急性发作时每次 10~15 粒。功效:活血理气,增加冠状动脉流量,缓解心绞痛。治疗冠心病胸闷憋气,心前区疼痛。

(2)苏合香丸(《太平惠民和剂局方》)每服 1~4 丸,疼痛时用。功效:芳香温通,理气止痛。治疗胸痹心痛,寒凝气滞证。

(3)苏冰滴丸(苏合香、冰片)含服,每次 2~4 粒,每天 3 次。功效:芳香开窍,理气止痛。治疗胸痹心痛、真心痛属寒凝气滞证。

(4)冠心苏合丸(苏合香、冰片、朱砂、木香、檀香)每服 1 丸(3 g)。功效:芳香止痛。用于胸痹心痛气滞寒凝者,亦可用于真心痛。

(5)寒证心痛气雾剂(肉桂、香附等)温经散寒,理气止痛。用于心痛苔白者,每次舌下喷雾1~2 次。

(6)热证心痛气雾剂(丹皮、川芎等)凉血清热,活血止痛。用于心痛苔黄者,每次舌下喷雾1~2 次。

(7)麝香保心丸(麝香、蟾酥、人参等)芳香温通,益气强心。每次含服或吞服1~2 粒。

(8)活心丸(人参、灵芝、麝香、熊胆等)养心活血。每次含服或吞服1~2 丸。

(9)心绞痛宁膏(丹参、红花等)活血化瘀,芳香开窍。敷贴心前区。

另可配合选用川芎嗪注射液、丹参注射液、生脉注射液静脉滴注。

(二)西医治疗

主要目的是预防动脉粥样硬化的发生和治疗已存在的动脉粥样硬化。针对心绞痛的治疗原则是改善冠状动脉的血供和减轻心肌的耗氧,同时治疗动脉粥样硬化。长期服用阿司匹林 75～300 mg/d 和给予有效的降血脂治疗可促使粥样斑块稳定,减少血栓形成,减少不稳定型心绞痛和心肌梗死的发生。

1.发作时的治疗

发作时立刻休息。一般患者在停止活动后症状即可消除。较重的发作可使用作用较快的硝酸酯制剂。这类药物除扩张冠状动脉,降低阻力,增加冠状循环的血流量外,还通过对周围血管的扩张作用,减少静脉回流心脏的血量,降低心室容量、心腔内压、心排血量和血压,减低心脏前后负荷和心肌的需氧,从而缓解心绞痛。

(1)硝酸甘油:可用 0.3～0.6 mg,置于舌下含化,迅速为唾液所溶解而吸收,1～2 分钟即开始起作用,约半小时后作用消失。对约 92% 的患者有效,其中 76% 在 3 分钟内见效。延迟见效或完全无效时提示患者并非患冠心病或为严重的冠心病,也可能所含的药物已失效或未溶解,如属后者可嘱患者轻轻嚼碎后继续含化。长时间反复应用可由于产生耐受性而效力减低,停用 10 小时以上,即可恢复有效。与各种硝酸酯一样,不良反应有头晕、头胀痛、头部跳动感、面红、心悸等,偶有血压下降。因此第 1 次用药时,患者宜平卧片刻,必要时吸氧。

(2)硝酸异山梨酯:可用 5～10 mg,舌下含化,2～5 分钟见效,作用维持2～3 小时。新近还有供喷雾吸入用的制剂。

在应用上述药物的同时,可考虑用镇静药。

2.缓解期的治疗

宜尽量避免各种确知的足以诱致发作的因素。调节饮食,特别是一次进食不应过饱;禁绝烟酒。调整日常生活与工作量;减轻精神负担;保持适当的体力活动,但以不致发生疼痛症状为度;一般不需卧床休息。

缓解期应使用作用持久的抗心绞痛药物,以防心绞痛发作,可单独选用、交替应用或联合应用下列被认为作用持久的药物。

(1)硝酸酯制剂。①硝酸异山梨酯:硝酸异山梨酯片剂或胶囊口服 3 次/天,每次 5～20 mg,服后半小时起作用,持续 3～5 小时;缓释制剂药效可维持 12 小时,可用 20 mg,2 次/天。②5-单硝酸异山梨酯:是新型长效硝酸酯类药物,无肝脏首关效应,生物利用度几乎 100%。2 次/天,每次 20～40 mg。③戊四硝酯制剂:服用长效片剂,硝酸甘油持续而缓缓释放,口服后半小时起作用,持续可达8～12小时,可每 8 小时服 1 次,每次 2.5 mg。用 2％硝酸甘油油膏或橡皮膏贴片(含 5～10 mg)涂或贴在胸前或上臂皮肤而缓慢吸收,适于预防夜间心绞痛发作。

(2)β受体阻滞剂:阻断拟交感胺类对心率和心收缩力受体的刺激作用,减慢心率、降低血压,减低心肌收缩力和氧耗量,从而缓解心绞痛的发作。此外,还减低运动时血流动力的反应,使在同一运动量水平上心肌氧耗量减少;使不缺血的心肌区小动脉(阻力血管)缩小,从而使更多的血液通过极度扩张的侧支循环(输送血管)流入缺血区。用量要大。不良反应有心室射血时间延长和心脏容积增加,这虽可能使心肌缺血加重或引起心肌收缩力降低,但其使心肌氧耗量减少的作用远超过其不良反应。

使用本药要注意:①本药与硝酸酯类合用有协同作用,因而用量应偏小,开始剂量尤其要注意减小,以免引起直立性低血压等不良反应;②停用本药时应逐步减量,如突然停用有诱发心肌梗死的可能;③低血压、支气管哮喘,以及心动过缓、Ⅱ度或以上房室传导阻滞者不宜应用。

(3)钙离子通道阻滞剂:本类药物抑制钙离子进入细胞内,也抑制心肌细胞兴奋-收缩耦联中钙离子的利用。因而抑制心肌收缩,减少心肌氧耗;扩张冠状动脉,解除冠状动脉痉挛,改善心内膜下心肌的供血;扩张外周血管,降低动脉压,减轻心脏负荷;还降低血黏度,抗血小板聚集,改善心肌的微循环。适用于同时有高血压的患者。常用制剂:①维拉帕米 40～80 mg,3 次/天,或缓释剂 240 mg/d,不良反应有头晕、恶心、呕吐、便秘、心动过缓、P-R 间期延长、血压下降等。②硝苯地平,其缓释制剂 20～40 mg,2 次/天,不良反应有头痛、头晕、乏力、血压下降、心率增快等,控释剂 30 mg,每天 1 次,不良反应较少;同类制剂有尼索地平10～40 mg,1 次/天;氨氯地平5～10 mg,1 次/天等。

(4)调脂治疗:主要是他汀类药物的应用。

3.慢性稳定型心绞痛的血管重建治疗

慢性稳定型心绞痛患者施行经皮冠脉介入术(PCI)(或其他导管治疗技术)或冠状动脉旁路移植术(CABG)的建议如下。

(1)严重左主干病变患者做 CABG。

(2)3 支病变做 CABG,左心室功能异常(EF＜50％)者存活受益更大。

(3)2 支血管病变合并左前降支近段严重病变同时左心室功能异常(EF＜50％)或无创性检查发现缺血的患者,做 CABG。

(4)2 支或 3 支血管病变并左前降支近段严重病变,解剖上适于做导管治疗同时左心室功能正常并且无糖尿病的患者,做 PCI。

(5)单支或 2 支血管病变、左前降支近段无受累但是有大面积存活心肌和无创性检查结果高危的患者,做 PCI 或 CABG。

(6)单支或 2 支血管病变、左前降支近段无受累并且从心脏猝死或持续性室性心动过速中幸存的患者,做 CABG。

(7)过去做过 PCI 的患者,再狭窄与大面积存活心肌和无创性检查结果高危有关,做 CABG 或 PCI。

(8)内科治疗没有成功且做血管重建治疗风险可以接受的患者,做 PCI 或 CABG。

(9)多发性大隐静脉桥狭窄、特别是供血于前降支的静脉桥严重狭窄的患者,做 CABG。对于局限性大隐静脉桥病变或多发性狭窄但是不适合再次外科手术的患者,做 PCI。

(10)单支或 2 支血管病变、无严重左前降支近段病变但是仍然有中等量存活心肌并且无创性检查显示有缺血的患者,做 PCI 或 CABG。

(11)单支血管病变并且有严重左前降支近段病变的患者,做 PCI 或 CABG。

(12)有左前降支近段严重狭窄的 2 支或 3 支血管病变、同时其解剖适合做导管介入治疗和有糖尿病或左心室功能异常的患者,做 PCI。

(13)严重左主干病变但不适合 CABG 治疗的患者,做 PCI。在左主干严重病变并且适合 CABG 的患者,尤其是左主干严重病变加 3 支血管病患者,做 CABG。

(14)单支或 2 支血管病变同时没有左前降支近段严重狭窄并且从心性猝死或持续性室性心动过速中幸存的患者,做 PCI。

(15)没有左前降支近段严重狭窄的单支或 2 支血管病变,其临床症状轻微而且不像是心肌缺血所致,或者没有接受充分的药物治疗试验的患者,而且仅有小面积存活心肌或无创检查没有心肌缺血的患者不是血管重建治疗适应证。

(16)临界性狭窄(在左主干以外的冠脉动脉有直径 50%～60% 的狭窄)并且无创性检查没有心肌缺血的患者、冠状动脉无明显狭窄(直径 <50%)的患者不是血管重建治疗适应证。

4.慢性稳定型心绞痛高危因素的综合管理和治疗

吸烟、高血压、糖尿病、肥胖及高脂血症都是冠心病的危险因素,改变这些危险因素有利于改善预后。危险因素的全面综合管理是稳定型心绞痛基本治疗的一个重要部分。

5.运动锻炼疗法

谨慎安排进度适宜的运动锻炼有助于促进侧支循环的发展,提高体力活动的耐受量而改善症状。

八、预防调护

(1)注意调摄精神,避免情绪波动,防治本病必须高度重视精神调摄,避免过于激动或喜怒忧思无度,保持心情平静愉快。

(2)注意生活起居,寒温适宜,本病不宜感受寒冷,居处除保持安静、通风,还要注意寒温适宜。

(3)注意饮食调节,饮食宜清淡低盐,食勿过饱。多吃水果及富含纤维素食物。保持大便通畅。另外烟酒等刺激之品,有碍脏腑功能,应禁烟限酒。

(4)注意劳逸结合,坚持适当活动,发作期患者应立即卧床休息,缓解期要注意适当休息,保证充足的睡眠,坚持力所能及的活动,做到动中有静,正如朱丹溪所强调的"动而中节"。

(5)加强护理及监护,发病时应加强巡视,密切观察舌脉、体温、呼吸、血压及精神神志变化,必要时给予吸氧,心电监护及保持静脉通道。并做好各种抢救设备及药物准备。

九、预后

稳定型心绞痛患者大多数能生存很多年,但有发生急性心肌梗死或猝死的危险。有室性心律失常或传导阻滞者预后较差,但决定预后的主要因素为冠状动脉病变范围和心功能。左冠状动脉主干病变最为严重,据国外统计,年病死率可高达30%,此后依次为3支、2支与1支病变。左前降支病变一般较其他两大支严重。

第三节　不稳定型心绞痛

一、概述

不稳定型心绞痛(UA)是指介于稳定型心绞痛和急性心肌梗死(AMI)之间的一组临床心绞痛综合征。

二、病因、病机

(一)中医学认识

不稳定型心绞痛主要见于中、老年人,尤以肥胖者多见。肥人多气虚,肥人多痰湿,且年长体衰,人年四十而阴气自半,肾气虚衰,无以温脾助运,脾气虚衰;或加之患者年轻之时饮食厚味,导致脾胃损伤,脾运失健,聚湿生痰,痰滞脉道,导致脉道狭窄,从而形成了不稳定型心绞痛发病的前提和基础。气虚血行不畅,血流缓慢,甚至血流停止,滞于经脉,形成血瘀,不通则痛。不稳定型心绞痛在脾肾气虚的基础上,聚湿生痰,痰浊积滞于心脉,渐致心脉管腔狭窄,血流不畅,加之情志激动、劳累、天气变化或过饱等因素诱发心脉挛急,脉道不利,瘀血内生,血行受阻,心脏失养,不荣则痛。因此,不稳定型心绞痛的发病特点是因虚致实,由实转虚,虚实并见。患者若见胸痛彻背,感寒痛甚,胸闷气短,心悸,重则喘息,不能平卧,面色苍白,四肢厥冷,舌苔白,脉沉细,辨为阴寒凝滞;若见胸闷气短,甚则胸痛彻背,心悸汗出,畏寒肢冷,腰痛乏力,面色苍白,唇甲淡白或青紫,舌淡白或紫暗,脉沉细或沉微欲绝,则辨为阳气虚衰。分析其表现实当属不稳定型心绞痛伴发心功能不全、心律失常甚至休克等。这些临床表现只是不稳定型心绞痛的继发临床表现,主要是由于不同程度的短暂心肌供血不足或自主神经功能紊乱所致。阴阳互生,血为气之母,心不得血则阳气无以化生,阳气亏虚而生此变证。而中医往往把这种情况归属于阴寒凝滞或阳气虚衰。

结合有关临床研究,大多数人认为气虚痰滞是发病的前提和基础,痰滞瘀阻,心脉挛急是本病的病机关键,阳虚阴寒仅是本病的临床表现形式之一。基于对这一病机认识,设立了祛瘀和脉、健脾化痰的基本治疗大法。

(二)西医学认识

西医学研究发现脂代谢紊乱,尤其是总胆固醇、三酰甘油、低密度脂蛋白胆固醇(LDL-C)、极低密度脂蛋白胆固醇(VLDL-C)升高,高密度脂蛋白胆固醇(HDL-C)降低,与冠心病和其他动脉粥样硬化的患病率和病死率密切相关,脂代谢紊乱导致了动脉粥样硬化的形成。同时不稳定型心绞痛与炎症反应密切相关。炎症能激活冠状动脉内皮细胞,内皮功能不良诱发血栓形成;同时炎症局部产生的蛋白水解酶可降解斑块纤维帽,使斑块更不稳定,易于破裂,使稳定型心绞痛演变为不稳定型心绞痛。粥样斑块可因内膜表面破溃而形成所谓粥样溃疡,破溃后粥样物质进入血流成为栓子。破溃处可引起出血,溃疡表面粗糙易产生血栓,附壁血栓形成又加重管腔的狭窄甚至使之闭塞;粥样硬化斑块突然破裂,并在此基础上形成血栓,冠状动脉固定狭窄加重是不稳定型心绞痛发病的重要环节。不稳定型心绞痛核心的病理是冠状动脉粥样硬化斑块的不稳定,在此基础上伴有冠状动脉的痉挛,导致冠状动脉管腔的狭窄,引起心肌缺血,进一步发展导致冠状动脉管腔的完全闭塞,导致心肌梗死;如经过稳定斑块等治疗,即为稳定型心绞痛。

三、临床分型及表现

(一)亚型

1.初发劳力型心绞痛

初发劳力型心绞痛病程在 2 个月内新发生的心绞痛(从无心绞痛或有心绞痛病史但在近半年内未发作过心绞痛)。

2.恶化劳力型心绞痛

病情突然加重,表现为胸痛发作次数增加,持续时间延长,诱发心绞痛的活动阈值明显减低,按加拿大心脏病学会劳力型心绞痛分级(CCSC Ⅰ~Ⅳ)加重 1 级以上并至少达到Ⅲ级(表 2-1),硝酸甘油缓解症状的作用减弱,病程在 2 个月之内。

表 2-1 不稳定型心绞痛临床危险度分层

组别	心绞痛类型	发作时 ST 压低幅度	持续时间	肌钙蛋白 T 或 I
低危险组	初发、恶化劳力型,无静息时发作	≤1 mm	<20 分钟	正常
中危险组	A.1 个月内出现的静息心绞痛,但 48 小时内无发作者(多数由劳力型心绞痛进展而来)			
	B.梗死后心绞痛	>1 mm	<20 分钟	正常或轻度升高
高危险组	A.48 小时内反复发作静息心绞痛 B.梗死后心绞痛	>1 mm	>20 分钟	升高

注:①陈旧性心肌梗死患者其危险度分层上调一级,若心绞痛是由非梗死区缺血所致时,应视为高危险组。②左心室射血分数(LVEF)<40%,应视为高危险组。③若心绞痛发作时并发左心功能不全、二尖瓣反流、严重心律失常或低血压[SBP≤12.0 kPa(90 mmHg)],应视为高危险组。④当横向指标不一致时,按危险度高的指标归类。例如,心绞痛类型为低危险组,但心绞痛发作时 ST 段压低>1 mm,应归入中危险组。

3.静息心绞痛

心绞痛发生在休息或安静状态,发作持续时间相对较长,含硝酸甘油效果欠佳,病程在 1 个月内。

4.梗死后心绞痛

梗死后心绞痛指 AMI 发病 24 小时后至 1 个月内发生的心绞痛。

5.变异型心绞痛

休息或一般活动时发生的心绞痛,发作时心电图显示 ST 段暂时性抬高。

(二)加拿大心脏病学会的劳力型心绞痛分级标准(CCSC)

Ⅰ级:一般日常活动,如走路、登楼不引起心绞痛,心绞痛发生在剧烈、速度快或长时间的体力活动或运动时。

Ⅱ级:日常活动轻度受限。心绞痛发生在快步行走、登楼、餐后行走、冷空气中行走、逆风行走或情绪波动后。

Ⅲ级:日常活动明显受限,心绞痛发生在平路一般速度行走时。

Ⅳ级:轻微活动即可诱发心绞痛,患者不能做任何体力活动,但休息时无心绞痛发作。

四、诊断

(一)注意事项

在作出 UA 诊断前需注意以下几点。

(1)UA 的诊断应根据心绞痛发作的性质、特点、发作时体征和发作时心电图改变,以及冠心病危险因素等,结合临床综合判断,以提高诊断的准确性。

(2)心绞痛发作时心电图 ST 段抬高和压低的动态变化最具诊断价值,应及时记录发作时和症状缓解后的心电图,动态 ST 段水平型或下斜型压低≥1 mm 或 ST 段抬高(肢体导联≥1 mm,胸导联≥2 mm)有诊断意义。若发作时倒置的 T 波呈伪性改变(假正常化),发作后 T 波恢复原倒置状态;或以前心电图正常者近期内出现心前区多导联 T 波深倒,在排除非 Q 波性 AMI 后结合临床也应考虑 UA 的诊断。当发作时心电图显示 ST 段压低≥0.5 mm 但<1 mm 时,仍需高度怀疑患本病。

(3)UA 急性期应避免做任何形式的负荷试验,这些检查宜放在病情稳定后进行。

(二)器械和实验室检查

目的是判断患者病情的严重性及近、远期预后。项目包括踏车、活动平板、运动同位素心肌灌注扫描和药物负荷试验等。

1.低危险组

病情稳定 1 周以上可考虑行运动试验检查,若诱发心肌缺血的运动量超过

Bruce Ⅲ级或6METs,可采用内科保守治疗,若低于上述的活动量即诱发心绞痛,则需做冠状动脉造影检查以决定是否行介入性治疗或外科手术治疗。

2.中危和高危险组

在急性期的1周内应避免做负荷试验,病情稳定后可考虑行症状限制性运动试验。如果已有心电图的缺血证据,病情稳定,也可直接行冠状动脉造影检查。

3.非创伤性检查的价值

(1)决定冠状动脉单支临界性病变是否需要做介入性治疗。

(2)明确缺血相关血管,为血运重建治疗提供依据。

(3)提供有否存活心肌的证据。

(4)作为经皮腔内冠状动脉成形术(PTCA)后判断有否再狭窄的重要对比资料。

(三)冠状动脉造影检查的适应证

UA患者具有以下情况时应视为冠状动脉造影的强适应证。

(1)近期内心绞痛反复发作,胸痛持续时间较长,药物治疗效果不满意者可考虑及时行冠状动脉造影,以决定是否急诊介入性治疗或急诊冠状动脉旁路移植术。

(2)原有劳力型心绞痛近期内突然出现休息时频繁发作者。

(3)近期活动耐量明显减低,特别是低于Bruce Ⅱ级或4 METs者。

(4)梗死后心绞痛。

(5)原有陈旧性心肌梗死,近期出现由非梗死区缺血所致的劳力型心绞痛。

(6)严重心律失常、LVEF<40%或充血性心力衰竭。

五、治疗

(一)中医辨治

1.急救处理

(1)立即收入冠心病监护病房(CCU),心电、血压监护,必要时监测血氧饱和度,真心痛者病重或病危通知家属。

(2)持续吸氧。

(3)心内科一级护理,卧床休息,保持情绪稳定,清淡饮食,保持大便通畅,防止压疮发生,注意生命指征变化。

(4)止痛:速效救心丸,10粒,舌下含化,亦可口服麝香保心丸。

(5)生脉注射液或参脉注射液 60 mL 加入 5％葡萄糖或生理盐水 250 mL 中,每天 1 次,静脉滴注。病情严重者,每天静脉滴注 2 次。

(6)血塞通注射液 400～600 mg、丹参注射液 20～40 mL、疏血通注射液 6～8 mL 或其他活血化瘀中成药制剂加入 5％葡萄糖或生理盐水 250 mL 中,每天 1 次,静脉滴注。病情严重者,每天静脉滴注 2 次。

2.证治分类

(1)心血瘀阻证。

症状:心胸疼痛,如刺如绞,痛有定处,入夜为甚,甚则心痛彻背,背痛彻心。舌质暗红,或紫暗,有瘀斑,舌下瘀筋,苔薄,脉弦涩或结、代、促。

治法:活血化瘀、通心止痛。

选方:血府逐瘀汤加减。或加心脉通散穴位贴敷(膻中、心俞)。川芎 15 g、桃仁 15 g、红花 15 g、赤芍 15 g、葛根 20 g、枳壳 10 g、当归 15 g、降香 2 g、地龙 20 g、郁金 10 g、三七粉(冲服)5 g、失笑散(冲服)5 g。

兼见胀闷、时欲太息、嗳气则舒等气滞症状典型者,降香、赤芍更为柴胡 8 g、白芍 15 g。

(2)痰滞瘀阻证。

症状:胸闷重而痛,痛有定处,痰多气短,肢体沉重,形体肥胖,倦怠乏力,纳呆便溏,咳吐痰涎。舌体胖大且边有齿痕,质暗红,有紫气,或有瘀斑,苔浊腻或白滑,脉弦涩或弦滑。

治法:健脾化痰、活血通脉。

选方:瓜蒌薤白半夏汤合血府逐瘀汤加减。或加心脉通散穴位贴敷(膻中、心俞)。瓜蒌15 g、薤白20 g、制半夏 15 g、红花 15 g、白术 25 g、葛根 20 g、石菖蒲 15 g、枳壳 10 g、当归 15 g、泽泻 25 g、山楂 25 g、水蛭 15 g。

(3)气虚血瘀证。

症状:心胸疼痛,痛有定处,时作时休,甚则心痛彻背,背痛彻心。心悸气短,动则益甚,倦怠乏力,声息低微,面色㿠白,易汗出。舌质淡紫,可见舌体胖且边有齿痕,苔薄白,脉虚细涩或结代。

治法:益气活血、养心止痛。

选方:补心活血汤加减,或生脉散合保元汤和血府逐瘀汤加减,且自制制剂养心汤方。或加心脉通散穴位贴敷(膻中、心俞)。党参 15 g、黄芪 30 g、葛根 15 g、泽泻 15 g、五味子 10 g、丹参 20 g、地龙 15 g、当归 20 g、红花 15 g、酸枣仁 20 g。

若兼见肢体沉重,形体肥胖,舌苔浊腻或白滑等痰浊之象者可加制半夏15 g,茯苓20 g以健脾化痰;兼有心悸盗汗,虚烦不寐,腰酸膝软,头晕耳鸣,口干便秘,舌红少津,苔薄或剥,脉细等阴虚证者,可加麦冬20 g、黄精20 g、枸杞子15 g。

(4)阳虚痰瘀证。

症状:胸闷痛,痛有定处,气短,肢体沉重,形体肥胖,自汗,动则更甚,面色㿠白,神倦怯寒,四肢欠温或肿胀。舌质暗红,有紫气,或有瘀斑,体胖大且边有齿痕,脉沉细迟。苔浊腻或白滑,脉弦涩或弦滑。

治法:温阳活血、化痰通脉。

选方:参附汤、瓜蒌薤白半夏汤合丹参饮加减。或加心脉通散穴位贴敷(膻中、心俞)。人参10 g、制附子10 g、肉桂8 g、淫羊藿15 g、益母草20 g、泽泻20 g、檀香6 g、砂仁8 g、瓜蒌20 g、薤白15 g、红花15 g、丹参15 g。

兼见形寒、手足不温、冷汗自出、胸闷、面色苍白、脉沉细等明显寒凝症状者加椒目10 g、细辛3 g。

3.特色疗法

(1)针灸疗法。①体针。主穴选内关、三阴交、血海、膻中、心俞、厥阴俞。痰盛者加丰隆、足三里;阳气亏虚者加关元、气海。每天针1次,每次留针20分钟,10天为1个疗程,休息2天后续针。发作时随时针刺。②灸法:阳虚寒凝者加灸心俞、厥阴俞、关元、气海。③耳针。主穴选心、交感、皮质下、神门、肾上腺、肾。取3～4穴,留针1小时或王不留行籽耳压,每天按压4～5次,两耳交替。10天为1个疗程。④穴位贴敷:选穴膻中、心俞、厥阴俞或夹脊穴C_7～T_3。运用心脉通散穴位贴敷每天1次,10天为1个疗程。⑤穴位注射或埋线:选穴心俞、厥阴俞或夹脊穴C_7～T_3。运用丹参注射液每穴每次1 mL,隔天1次,10天为1个疗程或特制羊肠线10天1次,连续3～5次。

(2)饮食治疗(药膳)。①气阴两虚者:可予山药枸杞粳米粥。山药50 g、枸杞25 g、大枣10枚、粳米50 g,煮粥常服。②痰瘀并重者:可予萝卜桃仁木耳粥。萝卜50 g、桃仁25 g、大枣10枚、木耳15 g、粳米50 g,煮粥常服。③脾虚痰盛者:可予黄芪香菇粳米粥。黄芪25 g、鲜香菇25 g、粳米50 g,煮粥常服。④阳气亏虚者:可予羊肉核桃粳米粥。羊肉25 g、核桃5 g、粳米50 g,煮粥常服。

(3)中药足疗:郁金15 g、细辛10 g、路路通30 g、艾叶15 g、桑枝30 g、肉桂10 g、丁香8 g、茜草15 g。水煎1 500 mL分早晚洗足。

(二)西医治疗

1.一般内科治疗

UA 急性期卧床休息 1～3 天、吸氧、持续心电监测。对于低危险组患者留观期间未再发生心绞痛,心电图也无缺血改变,无左心衰竭的临床证据,留观 12～24 小时期间未发现有 CK-MB 升高,心肌肌钙蛋白 T 或 I 正常,可留观 24～48 小时后出院。对于中危或高危组的患者特别是肌钙蛋白 T 或 I 升高者,住院时间相对延长,内科治疗亦应强化。

2.药物治疗

(1)抗血小板治疗:阿司匹林为首选药物。急性期剂量应在 150～300 mg/d,可达到快速抑制血小板聚集的作用,3 天后可改为小剂量即 50～150 mg/d 维持治疗,对于阿司匹林禁忌的患者,可采用噻氯匹定或氯吡格雷替代治疗,使用时应注意经常检查血常规,一旦出现明显白细胞或血小板计数降低应立即停药。

(2)抗凝血酶治疗:静脉肝素治疗一般用于中危和高危险组的患者,常采用先静脉注射 5 000 U 肝素,然后以 1 000 U/h 维持静脉滴注,调整肝素剂量使激活的部分凝血活酶时间(APTT)延长至对照的 1.5～2.0 倍(无条件时可监测全血凝固时间或激活的全血凝固时间)。静脉肝素治疗 2～5 天为宜,后可改为皮下肝素 7 500 U 12 小时 1 次,再治疗 1～2 天。目前已有证据表明,低分子量肝素与普通肝素静脉滴注比较,低分子量肝素在降低 UA 患者的心脏事件发生方面有更优或至少相同的疗效,由于后者不需血凝监测、停药无反跳、使用方便,故可采用低分子量肝素替代普通肝素。

(3)硝酸酯类药物:主要目的是控制心绞痛的发作。

(4)冠状动脉内球囊扩张、植入支架。

(5)左主干、三支病变者可选择胸外科冠状动脉搭桥术。

第三章

呼吸系统疾病

第一节　慢性支气管炎

一、概述

慢性支气管炎是气管、支气管黏膜及其周围组织的慢性非特异性炎症,临床上以咳嗽、咳痰为主要症状,每年发病持续 3 个月,连续 2 年或 2 年以上。排除具有咳嗽、咳痰、喘息症状的其他疾病(如肺结核、肺尘埃沉着症、肺脓肿、心脏病、心功能不全、支气管扩张、支气管哮喘、慢性鼻咽炎、食管反流综合征等疾病)。慢性支气管炎在老年人中发病率最高,北方高于南方,山区高于平原,农村高于城市,吸烟者高于不吸烟者,空气污染严重的地方发病率较高。如病情迁延,反复发作者可导致支气管扩张、阻塞性肺气肿及肺源性心脏病等并发症的发生。

本病的主要症状为咳嗽、咳痰,部分患者可出现气喘。在中医学中,早就对慢性支气管炎的临床表现作了不少描述,多属于"痰饮""咳喘"等范畴。

二、病因、病理

本病的病因,不外乎外邪侵袭及肺、脾、肾三脏功能低下所致。其急性发病者,多由于人体正气不足,卫外失固,感受风寒或风热之后,以致肺失宣肃而出现咳嗽、咳痰、恶寒或发热、痰白或黄稠,甚则气喘等肺系症状。倘若失治或反复发作,久则肺气日衰,促使机体抗病能力进一步下降,更易感受外邪,以致病情缠绵不已,形成恶性循环。病久由肺累及于脾,继而由脾虚而损及于肾,终至三脏俱虚,导致水液代谢失常,聚而成痰,上渍于肺,阻滞肺络,升降失司,慢性支气管炎遂由此而始;此外,也有因于年老体弱,或起居失常、贪烟嗜酒、情绪郁结、环境污染等因素,而使肺、脾、肾受损,痰饮内生,贮滞于肺,影响其宣降功能,同样可形成本病。

三、诊断

(一)临床表现

1.病史

见于临床上有咳嗽、咳痰为主要症状或伴有喘息,每年发病持续 3 个月,并持续 2 年或 2 年以上反复发作而能排除心脏疾病和呼吸道其他疾病的患者。

2.症状

可分为单纯型和喘息型两种临床类型,前者主要表现为咳嗽、咳痰;后者除咳嗽、咳痰外,尚有喘息症状。慢性支气管炎临床可分为以下 3 期。

(1)急性发作期:1 周内出现脓性或黏液脓性痰,痰量明显增多或伴有其他炎症表现;或 1 周内咳、痰、喘症状任何一项加剧至重度。

(2)慢性迁延期:有不同程度的咳、痰、喘症状,迁延不愈;或急性发作期症状一个月后仍未恢复到发作前水平。

(3)临床缓解期:经治疗或临床缓解,症状基本消失或偶有轻微咳嗽少量痰液,保持 2 个月以上者。

3.体征

慢性支气管炎患者早期可无任何阳性体征;急性发作期两肺下部常可闻及干、湿啰音;喘息型者可闻及哮鸣音;并发肺气肿时则可有肺气肿体征。

(二)实验室检查

慢性支气管炎患者缓解期阶段,血常规检查白细胞数一般无变化;急性发作期或并发肺部急性感染时,血白细胞数及中性粒细胞数增多,喘息型者则见嗜酸性粒细胞增多,但老年人由于免疫力降低,白细胞检查可正常;痰液检查于急性发作期阶段,中性粒细胞可增多,喘息型常见有较多的嗜酸性粒细胞;痰涂片或培养可找到引起炎症发作的致病菌。

(三)特殊检查

1.X 线检查

早期常无异常改变;反复发作时可见肺纹理粗乱,严重时可呈网状、条索状、斑点状阴影;如并发肺气肿者则双肺透亮度增加,横膈低位及肋间隙增宽等表现。

2.纤维支气管镜检查

慢性支气管炎患者一般可见支气管黏膜增厚、充血、水肿等炎性改变,可取分泌物送检涂片或培养检查,以确定有无细菌感染。

3.免疫学检查

慢性支气管炎患者表现为细胞免疫功能低下,尤见于老年患者。由于支气管黏膜受损,分泌型 IgA(SIgA)水平下降,故痰中 SIgA 可明显减少。

4.自主神经功能检查

慢性支气管炎患者往往表现自主神经功能紊乱,以副交感神经功能亢进为主。

5.肺功能检查

慢性支气管炎患者早期多无明显异常,但也有部分患者表现为小气道阻塞征象,如频率依赖性肺顺应性降低;75％肺活量最大呼气流速(V_{75})、50％肺活量最大呼气流速(V_{50})、25％肺活量最大呼气流速(V_{25})、最大呼气后段流速($FEF_{75\sim85}$)等均见明显降低;闭合气量(CV)可增加。

6.动脉血气分析

早期无明显变化。长期反复发作的慢性支气管炎或并发阻塞性肺气肿的患者,也可有轻度的低氧血症表现。

四、鉴别诊断

(一)肺结核

咳嗽、咯痰无季节性,常随病灶破溃程度及病灶周围炎而加重,往往有低热、盗汗、消瘦和食欲缺乏等结核中毒症状,血沉增高,结核菌素试验为强阳性,X 线胸片及查痰找结核分枝杆菌能明确诊断。

(二)支气管肺癌

支气管肺癌多发生于 40 岁以上,特别是有多年吸烟史者,咳嗽常呈刺激性,或有少量痰,且痰中多带血,血清唾液酸增高,癌胚抗原(CEA)阳性,X 线检查、痰脱落细胞检查、纤维支气管镜检查及 CT 检查等可以确诊。

(三)支气管扩张症

支气管扩张症亦有慢性反复性咳嗽,但常伴有大量脓性痰和反复咯血,胸部听诊多在肺的中下部闻及固定性湿啰音,以单侧为多,并可见杵状指,胸部 X 线检查见肺纹理粗乱或呈卷发状,支气管造影可获诊断。

(四)支气管哮喘与喘息型慢性支气管炎

临床上有时颇难鉴别,支气管哮喘常有明显的个人及家族过敏史,以发作性哮喘为特征,多有一定的季节性,以秋季发病居多,血中常有 IgE 升高,发作时两肺满布哮鸣音,应用支气管扩张剂能见效,缓解后可毫无症状和体征,这均有助于两者的鉴别。

五、并发症

本病常可并发肺炎、支气管扩张、阻塞性肺气肿及肺源性心脏病等。

六、中医证治枢要

慢性支气管炎之咳嗽,中医学上多称为内伤咳嗽。由于老年多见,病程较长,往往表现为肺、脾、肾俱虚,痰饮伏肺而成,故以健脾益肾、化痰蠲饮为基本治则。如病属急性发作期者,治当祛邪为主,宜以化痰蠲饮治疗,夹寒者,则温化寒痰;夹热者,则清热化痰;兼喘息者,可酌加降气平喘之品。病属缓解期者,一般以补益为主,肺气虚者补肺益气,脾阳虚者健脾助运,肾阳虚者补肾纳气,阴阳俱虚者滋阴助阳。若病属迁延期者,常须扶正祛邪,标本兼顾。

七、辨证施治

(一)风寒束肺

主症:咳嗽咳痰,痰白清稀,或有喘息,伴鼻塞流涕,畏寒发热,头痛,肢体酸疼。舌质淡红,苔薄白,脉紧。

治法:解表散寒,温化痰饮。

处方:三拗汤加减。麻黄 5 g,杏仁 9 g,甘草 6 g,前胡 9 g,桔梗 9 g,紫菀 9 g,款冬 9 g,荆芥 6 g,姜半夏 9 g,陈皮 6 g。

阐述:本证常见于慢性支气管炎继发感染时。风寒痰饮闭阻肺系,因此以三拗汤解表逐寒,祛痰化饮最为适宜。方中加入荆芥,可增强解表散寒之力,其他诸药均为化痰镇咳之用。如气急痰多者,可酌加苏子、白芥子、茯苓、五味子等;头痛较甚者,可加蔓荆子、川芎、制延胡索等;腹胀食欲缺乏者,则加鸡内金、山楂、麦芽以行滞消食健胃。

(二)风热犯肺

主症:咳嗽咳痰,痰黄黏稠或咳痰不畅,身热口渴,头痛咽干,微恶风寒,或呼吸气粗,便干尿黄。舌质红,苔薄黄,脉浮数或滑数。

治法:清热解表,豁痰平喘。

处方:麻杏石甘汤合银翘散加减。麻黄 5 g,杏仁 9 g,甘草 6 g,生石膏 30 g,银花 30 g,连翘 12 g,荆芥 6 g,薄荷 5 g(后下),牛蒡子 12 g,竹叶 9 g,芦根 30 g,

桔梗 9 g,黄芩 12 g,鱼腥草 30 g。

阐述:素有慢性支气管炎者,一旦感受风热之邪而引发,往往酿成痰热壅肺而出现肺部炎症,而表现为肺热征象。多数医家认为,患者发病之后,由于正虚邪盛,病情常缠绵难已,且易于发生变证,因此必须迅速而有效地清除邪热,控制感染的进一步扩展。本方组成麻杏石甘汤重在清肺平喘,银翘散则意在疏风散热、解表透邪;为防邪热内传,加用黄芩、鱼腥草以挫病势的深入。

(三)燥热伤肺

主症:干咳无痰,或痰少而黏,咯而不爽,偶有痰血,鼻燥喉痒、口干喜饮,大便干燥,小便黄短。舌质红,苔薄黄而干,脉数或细数。

治法:清热生津,润肺止咳。

处方:沙参麦冬汤加减。南沙参 15 g,北沙参 15 g,麦冬 12 g,玉竹 12 g,甘草 6 g,桑叶 9 g,扁豆 12 g,石斛 30 g,怀山药 15 g,杏仁 9 g,枇杷叶 12 g,云雾草 30 g,金荞麦 30 g。

阐述:本型多见于长期吸烟史的慢性支气管炎患者。中医学认为,肺开窍于鼻,外合皮毛,直接与外界相通,故周围环境变化极易影响肺的生理功能,因而六淫之邪不论通过口鼻或皮毛侵袭人体,必内归于肺,从而出现肺系证候,一旦秋季当令燥邪伤肺,最易耗阴灼液而致燥咳不已;至于吸烟的危害,前人早就指出"久则肺焦",也同样可出现燥热伤肺的症状。因此,在治疗时,显然需要采用育阴润肺、清热止咳之剂,古方"沙参麦冬汤""清燥救肺汤"有一定效果。但养阴生津的方药,有时对本病型的疗效尚欠满意,特别是慢性支气管炎患者,由于病情反复多变,过用养阴则有助湿碍脾之弊,这无疑是临床上用药的一个矛盾。为此往往需酌加扁豆、茯苓、薏苡仁、山药等健脾渗湿之品;同时方中加用金荞麦和云雾草二药以加强其清热止咳的效果。据文献记载,云雾草又名老君须,其味微苦,性辛、凉,民间一向用于止咳有良效,凡表现咽痒干咳者,临床常屡用屡验。对于因长期吸烟所致者,除应用本方治疗外,必须劝阻患者戒烟,则收效尤著。

(四)痰湿阻肺

主症:咳嗽痰多,痰白质稀或黏稠,胸闷气急,肢体困重,纳呆腹胀,大便常溏。舌苔白腻,脉濡滑。

治法:健脾燥湿,宣肺化痰。

处方:苓桂术甘汤合二陈汤加减。炙桂枝 6 g,炒白术 9 g,茯苓 12 g,甘草 6 g,陈皮 6 g,制半夏 9 g,川朴 6 g,杏仁 9 g,款冬 9 g,紫菀 9 g,桔梗 9 g,七叶一枝花 15 g,虎杖 30 g。

阐述:此型多因脾虚而致痰湿内盛,上渍于肺,阻塞气道所引起的咳嗽症状,往往于慢性支气管炎迁延期的患者表现最为突出。方中以苓桂术甘汤合二陈汤健脾助运、利湿化饮;加桔梗、川朴、杏仁、紫菀、款冬,意在宣肺化痰、畅通气机;为防痰湿蕴内,日久化热之虑,据多年临床实践经验,适当酌加七叶一枝花、虎杖、金荞麦等清热解毒之品,一则有助于消炎防感染,二则有助于加强化痰止咳的功效。若气喘重者,可酌加麻黄、苏子、降香;神疲乏力,久治不愈者,可加黄芪、党参以扶正祛邪;恶心欲呕、食欲缺乏者,可酌加枳壳、姜竹茹、麦芽、鸡内金等消食止呕等药。总之,本型的治疗重点,首为健脾化湿以杜绝其"生痰之源",但也必须同时注意宣肺化痰以治标,只有标本兼顾,才能提高其疗效。

(五)肺气虚损

主症:久咳痰白量少,气短,动则尤甚,常自汗出,神疲乏力,懒言声低,易于感冒,畏风,纳少,大便常溏。舌苔薄白,舌淡红,脉细弱。

治法:益气补肺,固表御邪。

处方:补肺汤合玉屏风散加减。党参15～30 g,黄芪15～30 g,绞股蓝15 g,麦冬12 g,五味子6 g,炒白术9 g,防风6 g,甘草6 g,桑白皮12 g,炙苏子12 g,降香(后下)6 g,当归12 g。

阐述:本型多见于慢性支气管炎临床缓解期或合并有肺气肿的患者。据近年研究认为,本型的临床表现,既是呼吸功能低下、肺微循环障碍,也是包括免疫等因素在内的机体多种功能的异常。因此,补肺汤合玉屏风散具有益气固表、补肺止咳的作用。据临床与实验观察表明,补肺汤能明显改善肺的通气功能;玉屏风散则具有增强肺的防御能力及抗细菌黏附作用;且能有效地预防感冒,减少慢性支气管炎的复发率。方中绞股蓝一药,为葫芦科多年生草质藤本植物,又名七叶胆,含有人参皂苷及多种人体所必需的氨基酸和微量元素,对增强机体免疫功能具有较好的效果。早年贵州省曾报道根据民间经验用于治疗慢性支气管炎,经数百例临床验证确有显著的疗效。此外,根据中医气血学说"气行则血行""气虚则血虚"的理论,一旦发生肺气虚损,则随之而来也必然存在有不同程度的血瘀现象,因此方中适当加用当归、降香等养血活血类药,对改善肺的微循环,阻止慢性支气管炎的进一步发展极为有利,值得重视。

(六)脾肾阳虚

主症:咳喘阵作,动则加剧,痰白黏或清稀,量多,腰膝酸软,食欲缺乏,乏力,头昏耳鸣,形寒肢冷,夜尿较多,或咳时遗尿,或阳痿早泄,大便多溏。舌质淡或胖嫩,苔薄白,脉细迟。

治法:健脾益肾,纳气化痰。

处方:金匮肾气丸合苓桂术甘汤加减。大熟地 15～30 g,陈萸肉 9 g,怀山药 15 g,五味子 6 g,茯苓 12 g,甘草 6 g,肉桂 5 g,制附子 9 g,淫羊藿 9 g,党参 15 g,黄芪 30 g,炒白术 9 g,姜半夏 9 g,陈皮 6 g。

阐述:本型为慢性支气管炎伴有严重肺气肿的缓解期患者,由肺气虚衰而发展至脾、至肾。三脏俱衰的结果,则水液代谢发生障碍,聚而为痰为饮。历来认为,此类患者的治疗必须"温药和之",一直都主张应用金匮肾气丸或苓桂术甘汤治之。近年,研究表明金匮肾气丸等补肾助阳方药治疗慢性支气管炎缓解期患者,能起到加强机体对各种不良刺激的抵抗力,并能增强免疫机制,促进整个机体的细胞内生化代谢及提高肾上腺皮质功能等良好作用,在合用苓桂术甘汤的基础上加用黄芪、党参、姜半夏、陈皮、五味子、淫羊藿等药,除健脾助运、化饮祛痰外,还可加强温肾纳气作用,有助于改善呼吸功能。此外,如见尿频遗尿者,可加益智仁、芡实、金樱子以固肾缩尿;如气急显著时,可酌加炙苏子、降香以降气平喘;如有血瘀征象较明显者,可加丹参、当归养血活血以改善肺的微循环。

(七)阴阳两虚

主症:咳嗽、咳痰阵作,痰黏白或清稀,时多时少,安静时亦气短,动则尤甚,伴腰腿酸软,怕寒肢冷,头昏耳鸣,夜尿频多,阳痿早泄,口干咽燥,五心烦热,盗汗自汗;舌质黯红,苔少或光剥;脉细。

治法:滋阴助阳,益肺纳肾。

处方:左归丸、右归丸加减。大熟地 15～30 g,怀山药 15 g,陈萸肉 12 g,杞子 12 g,茯苓 12 g,炙甘草 6 g,菟丝子 12 g,制附子 9 g,肉桂 5 g,炙龟甲 12 g,黄芪 30 g,太子参 15 g,麦冬 12 g,五味子 6 g。

阐述:慢性支气管炎反复发作,长期不愈,久则由肺及脾及肾,先为气虚至阳虚,终至阳损及阴,而导致阴阳两虚,此时多见于慢性支气管炎发展至严重阶段,往往有明显的肺气肿征,并可有肺动脉高压及右心室肥大表现。偏阳虚时,以右归丸为主,但不可忽视益气养阴;偏阴虚时,则用左归丸为主,但同样不可忽视健脾助阳。若症见面肢浮肿者,可去龟甲、杞子、甘草、麦冬等药,酌加防己、车前草、白术、泽泻以利尿消肿;舌下瘀筋明显者,加川芎、丹参;呼吸困难较甚者,可加苏子、降香。总之,本型的治疗,用药要注意"阴中求阳,阳中求阴",使之能起到"阴生阳长、阳生阴长"而发挥其"阴平阳秘"的作用。

八、特色经验探要

(一)关于"发时祛邪"

慢性支气管炎急性加重期的患者,是由于感受外邪而引起咳、痰、喘诸症状的发作或骤然加剧,病情较急而重。该阶段患者必须祛邪以治标为主,迅速驱除外邪,防止其由表入里。初起病时,多属风寒袭肺,咳嗽较剧,咯痰由少而转多,此时宜宣肺解表,历来推崇采用三拗汤治疗;但外邪不解,郁而化热时,则应及时随证换方,改以清肺化痰,可应用麻杏石甘汤或桑白皮汤加减均宜。根据多年来的临床摸索,为尽快驱邪外出,可不问寒热类型皆可选加金荞麦、鱼腥草、七叶一枝花、板蓝根、银花、虎杖、鸭跖草等解毒类药物。实践证明,这对控制病邪的深入发展,以及发作期的临床症状颇有效果。另外,在宣肺祛邪的同时,必须重用祛痰、止咳类药,如桔梗、桑白皮、云雾草、佛耳草、紫菀、款冬、百部、前胡、浙贝等,特别是桔梗、桑白皮,往往须加大剂量方能有较理想的祛痰作用。过去一些中医书籍曾把桔梗的剂量限定在 3 g 左右,而且认为咳喘患者用桔梗有"令人喘促致死"之弊,但在临床应用中从未发现有这种毒副作用,足见前人的经验也有一定的局限,决不可拘泥。

(二)关于"未发时扶正"

慢性支气管炎的特点是反复发作和相对缓解期相交替。在相对缓解期阶段,由于肺、脾、肾三脏功能低下,机体抗病能力较差,容易复感新邪而使慢性支气管炎病情复发或加重,因此必须重视对其缓解期的治疗。根据中医辨证,此时的临床表现多以"本虚"为主要矛盾,故治疗应注重于"扶正固本"。所谓"本虚",主要系指气虚及阳虚。气虚的重点在肺,阳虚的重点则在于脾肾,而且前者比后者尤为重要。

以往的一些研究认为,慢性支气管炎的病理基础主要为脾肾阳虚,特别是肾阳虚更是其根本所在,因而常采用补肾方药进行治疗,发现除能改善临床症状外,不仅对肾上腺皮质代谢具有一定的调节作用,而且还能提高机体的免疫功能,并有助于促进病情的好转和恢复。但近年已认识到,肺不仅是一个进行气体交换的呼吸器官,而且还是一个活跃的内分泌器官及代谢作用旺盛的器官,具有呼吸、代谢与防御等三大作用。因此,我们对慢性支气管炎缓解期的患者,往往采用益气活血、健脾补肾法,选用黄芪生脉饮为主方,适当加丹参、降香、当归、甘草、白术、茯苓、怀山药、淫羊藿、补骨脂等进行治疗。这种以益气为本、助阳为辅的治则不仅有助于改善肺功能和机体免疫功能,而且还有助于改善肺的微循环

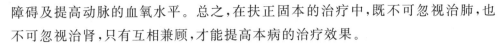

障碍及提高动脉的血氧水平。总之,在扶正固本的治疗中,既不可忽视治肺,也不可忽视治肾,只有互相兼顾,才能提高本病的治疗效果。

(三)治疗小气道病变,截断慢性支气管炎的发生与发展

业已证明,吸烟及环境因素是影响小气道功能的重要原因,也是慢性支气管炎发生与发展的主要因素之一。我们曾对吸烟和易于感冒而无明显证候可供辨证的患者进行了小气道功能检查,结果发现其流速——容量曲线(V_{25}、V_{50})及最大呼气后期流速(FEF$_{75\sim85}$)明显降低,表现为小气道通气功能存在有障碍征象。这种慢性支气管炎的早期变化,西医除劝告患者戒烟外,并无良策,但中医则可在微观辨证中以此作为诊断肺气失调或肺气虚损早期变化的一种重要的客观指标。据此,可以采用益肺调气或益气固表的方药,如补肺汤、生脉饮、玉屏风散等进行治疗。据初步的临床观察结果表明,这类方药确具有逆转小气道功能异常的良好作用,特别是对于戒烟后小气道病变时尚难康复的患者,其治疗意义更大。

九、西医治疗

慢性支气管炎急性加重期伴有感染时,中医药效果不满意者,可配合西药治疗。

(一)控制感染

抗菌药物治疗可选用喹诺酮类、大环内酯类、β-内酰胺类或磺胺类口服,病情严重时静脉给药。如左氧氟沙星 0.4 g,每天 1 次;罗红霉素 0.3 g,每天 2 次;阿莫西林 2～4 g/d,分 2～4 次口服;头孢呋辛 1.0 g/d,分 2 次口服;复方磺胺异唑,每次 2 片,每天 2 次。若能查明致病菌及进行药敏试验,选择有效抗菌药物。

(二)镇咳祛痰

可试用复方甘草合剂 10 mL,每天 3 次;或复方氯化铵合剂 10 mL,每天 3 次;也可加用祛痰药溴己新 8～16 mg,每天 3 次;盐酸氨溴索 30 mg,每天 3 次;桃金娘油 0.3 g,每天 3 次。干咳为主者可用镇咳药物,如右美沙芬、那可丁或其合剂等。

(三)解痉平喘

有气喘者可加用解痉平喘药,如氨茶碱 0.1 g,每天 3 次,或用茶碱控释剂,或长效 β_2 受体激动剂联合糖皮质激素吸入。

(四)其他

缓解期阶段,嘱患者戒烟,避免有害气体和其他有害颗粒的吸入;增强体质,预防感冒;反复呼吸道感染者,可选用转移因子、核酸及菌苗等配合中药扶正固

本,以增强机体的免疫功能,对预防感冒及减少慢性支气管炎复发有一定作用。

十、中西医优化选择

众所周知,西医的明显优势在于明确慢性支气管炎的病因、病变部位、病理变化及病情轻重程度等方面,其手段较多,通过现代的生物医学技术,从而能获得非常细致的微观知识;同时,在控制慢性支气管炎继发感染时,可供选择的抗生素种类较多,效果也较可靠;此外,对于有缺氧或酸碱紊乱等表现的患者,在应用吸氧疗法及补充水与电解质等治疗措施之后,能使之获得纠正。但应该指出的是,西药抗生素有些往往会发生变态反应及其他毒副作用;且在慢性支气管炎的预防方面,西医的方法相对地显得较为贫乏,不如中医中药丰富多彩和安全。近年已有不少资料证实,采用冬病夏治,诸如中药扶正固本、针灸、穴位贴敷、割治及兔脑垂体穴位埋藏等均有减轻和预防慢性支气管炎复发的良好效果。根据我们多年的临床实践,本病发作期截断,以西医抗菌消炎为主,适当辅以清热解毒类中药,有助于增强"菌毒并治"的作用;炎症控制之后则重用中药扶正祛邪以巩固疗效。另外,中药还具有较好的止咳、祛痰效果,因而在治疗慢性支气管炎时,如能进行中西医结合,取长补短,发挥各自优势,对缩短疗程、减少不良反应、改善临床症状及提高其治疗水平,无疑会起到较好的促进作用。

十一、饮食调护

(1)多食维生素高的食物,如动物肝脏、蛋黄、胡萝卜、南瓜、杏、青椒、西红柿、山楂等。

(2)多饮水利于痰液稀释,清洁气道,>2 000 mL/d。

(3)严禁烟、酒,不宜吃辣椒、胡椒等辛辣刺激之物,以及过冷、过热、过咸的食物。黄鱼、带鱼、海蟹等也要少吃。

第二节　慢性阻塞性肺疾病

一、概说

慢性阻塞性肺疾病(COPD)是一种具有气流受限特征的可以预防和治疗的疾病,气流受限不完全可逆、呈进行性发展,与肺部对香烟烟雾等有害气体或有害颗粒的异常炎症反应有关。COPD主要累及肺脏,但也可引起全身(或称肺外)的不良效应。

COPD是呼吸系统疾病的常见病和多发病,患病率和病死率均居高不下。目前居全球死亡原因的第4位,世界银行/世界卫生组织公布,至2020年COPD将位居世界疾病经济负担的第5位。在我国,COPD同样是严重危害人民身体健康的重要慢性呼吸系统疾病。近期对我国7个地区20 245位成年人群进行调查,COPD患病率占40岁以上人群的8.2%,其患病率之高十分惊人。

根据COPD的主要临床表现特点,应当归属于咳嗽、喘证、肺胀范畴。COPD的形成是一个反复迁延的过程,因此,COPD的咳嗽当属内伤咳嗽范畴,当疾病急性加重时,应属内伤基础上的外感咳嗽。当病情逐渐发展,肺功能进一步损伤,患者出现气促、喘息时,诊断为喘证。疾病进一步发展,病理表现有肺气肿出现,或临床有肺心病表现时,当属中医肺胀范畴。

二、病因、病理

慢性阻塞性肺疾病的形成与吸烟、环境污染、感染及机体遗传因素等有关。肺主气,司呼吸,又主皮毛,宣行卫阳之气,以清肃下降为顺,壅塞为逆。如各种原因使肺气宣降失常,即可出现咳嗽、咳痰、气急、胸闷、喘息等症。肺朝百脉,气为血帅,气行血行。若久咳肺气虚弱,则无力辅心运血,致心脉瘀阻、呼吸不畅、肺气壅塞,形成痰瘀阻肺、气道壅塞所致的肺气肿。肺气虚是慢性阻塞性肺疾病发生和发展的内在条件,吸烟、六淫外邪是导致慢性阻塞性肺疾病发生和发展的主要外因,痰瘀内阻贯穿慢性阻塞性肺疾病病程始终。痰瘀阻肺、气机不利是慢性阻塞性肺疾病的基本病机。本病虽然表现一派肺系症状,但本质与脾、肾关系颇为密切,尤其以肾阳不足为关键。先天禀赋不足或后天失养,而致脾肾亏虚,肺气根于肾,肾虚失于摄纳,动则气促;脾土为肺金之母,脾土虚弱,不能生肺金,则卫气不足,肺卫不密,易感外邪,脾虚损肺,肺虚失于宣肃,肺气上逆而久咳不愈,甚至咳而兼喘。"久病必瘀",病久经脉瘀阻,痰浊瘀血互结,导致疾病缠绵难愈,反复发作。综上所述,慢性阻塞性肺疾病的根本在于本虚标实,本虚涉及五脏六腑,而集中体现在肺、脾、肾三脏虚损;标实多为痰瘀、六淫外邪等。

三、诊断

(一)临床表现

1.病史

COPD患病过程应有以下特征:①吸烟史,多有长期较大量吸烟史。②职业性或环境有害物质接触史:如较长期粉尘、烟雾、有害颗粒或有害气体接触史。③家族史:COPD有家族聚集倾向。④发病年龄及好发季节:多于中年以后发病,症状好发于秋冬寒冷季节,常有反复呼吸道感染及急性加重史。随病情进展,急性加重愈渐频繁。⑤慢性肺源性心脏病史:COPD后期出现低氧血症和/或高碳酸血症,可并发慢性肺源性心脏病和右心衰竭。

2.症状

(1)慢性咳嗽:通常为首发症状。初起咳嗽呈间歇性,早晨较重,以后早晚或整日均有咳嗽,但夜间咳嗽并不显著。少数病例咳嗽不伴咳痰。也有部分病例虽有明显气流受限但无咳嗽症状。

(2)咳痰:咳嗽后通常咳少量黏液性痰,部分患者在清晨较多;合并感染时痰量增多,常有脓性痰。

(3)气短或呼吸困难:这是COPD的标志性症状,是使患者焦虑不安的主要原因,早期仅于劳力时出现,后逐渐加重,以致日常活动甚至休息时也感气短。

(4)喘息和胸闷:不是COPD的特异性症状。部分患者特别是重度患者有喘息;胸部紧闷感通常于劳力后发生,与呼吸费力、肋间肌等容性收缩有关。

(5)全身性症状:在疾病的临床过程中,特别在较重患者,可能会发生全身性症状,如体重下降、食欲减退、外周肌肉萎缩和功能障碍、精神抑郁和/或焦虑等。合并感染时可咳血痰或咯血。

3.体征

COPD早期体征可不明显。随疾病进展,常有以下体征。

(1)视诊及触诊:胸廓形态异常,包括胸部过度膨胀、前后径增大、剑突下胸骨下角(腹上角)增宽及腹部膨凸等;常见呼吸变浅,频率增快,辅助呼吸肌如斜角肌及胸锁乳突肌参加呼吸运动,重症可见胸腹矛盾运动;患者不时采用缩唇呼吸以增加呼出气量;呼吸困难加重时常采取前倾坐位;低氧血症者可出现黏膜及皮肤发绀,伴右心衰竭者可见下肢水肿、肝脏增大。

(2)叩诊:由于肺过度充气使心浊音界缩小,肺肝界降低,肺叩诊可呈过度清音。

(3)听诊:两肺呼吸音可减弱,呼气相延长,平静呼吸时可闻干性啰音,两肺底或其他肺野可闻湿啰音;心音遥远,剑突部心音较清晰响亮。

(二)实验室检查

低氧血症,即 $PaO_2 < 7.3$ kPa(55 mmHg)时,血红蛋白及红细胞计数可增高,血细胞比容>55%可诊断为红细胞增多症。并发感染时痰涂片可见大量中性粒细胞,C-反应蛋白(CRP)增高,痰培养可检出各种病原菌,常见者为肺炎链球菌、流感嗜血杆菌、卡他摩拉菌、肺炎克雷伯杆菌。

(三)特殊检查

1.肺功能检查

肺功能检查是判断气流受限的客观指标,其重复性好,对 COPD 的诊断、严重程度评价、疾病进展、预后及治疗反应等均有重要意义。气流受限是以 FEV_1 和 FEV_1/FVC 降低来确定的。FEV_1/FVC 是 COPD 的一项敏感指标,可检出轻度气流受限。FEV_1 占预计值的百分比是中、重度气流受限的良好指标,它变异性小,易于操作,应作为 COPD 肺功能检查的基本项目。吸入支气管舒张剂后 $FEV_1/FVC\% < 70\%$ 者,可确定为不能完全可逆的气流受限。呼气峰流速(PEF)及最大呼气流量-容积曲线(MEFV)也可作为气流受限的参考指标,但 COPD 时 PEF 与 FEV_1 的相关性不够强,PEF 有可能低估气流阻塞的程度。气流受限可导致肺过度充气,使肺总量(TLC)、功能残气量(FRC)和残气容积(RV)增高,肺活量(VC)降低。TLC 增加不及 RV 增加的程度大,故 RV/TLC 增高。肺泡隔破坏及肺毛细血管床丧失可使弥散功能受损,一氧化碳弥散量(DLCO)降低,DLCO 与肺泡通气量(VA)之比(DLCO/VA)比单纯 DLCO 更敏感。深吸气量(IC)是潮气量与补吸气量之和,IC/TLC 是反映肺过度膨胀的指标,它在反映 COPD 呼吸困难程度甚至反映 COPD 生存率上具有意义。作为辅助检查,不论是用支气管舒张剂还是口服糖皮质激素进行支气管舒张试验,都不能预测疾病的进展。用药后 FEV_1 改善较少,也不能可靠预测患者对治疗的反应。患者在不同的时间进行支气管舒张试验,其结果也可能不同。但在某些患者(如儿童时期有不典型哮喘史、夜间咳嗽、喘息表现),则有一定意义。

2.胸部 X 线检查

X 线检查对确定肺部并发症及与其他疾病(如肺间质纤维化、肺结核等)鉴别有重要意义。COPD 早期 X 线胸片可无明显变化,以后出现肺纹理增多、紊乱等非特征性改变;主要 X 线征为肺过度充气:肺容积增大,胸腔前后径增长,肋骨走向变平,肺野透亮度增高,横膈位置低平,心脏悬垂狭长,肺门血管纹理呈残根状,肺野外周血管纹理纤细稀少等,有时可见肺大疱形成。并发肺动脉高压和肺源性心脏病时,除右心增大的 X 线征外,还可有肺动脉圆锥膨隆,肺门血管影扩大及右下肺动脉增宽等。

3.胸部 CT 检查

CT 检查一般不作为常规检查。但是,在鉴别诊断时 CT 检查有益,高分辨率 CT(HRCT)对辨别小叶中心型或全小叶型肺气肿及确定肺大疱的大小和数量,有很高的敏感性和特异性,对预计肺大疱切除或外科减容手术等的效果有一定价值。

4.血气分析

当 $FEV_1 < 40\%$ 预计值时或具有呼吸衰竭或右心衰竭的 COPD 患者均应做血气检查。血气异常首先表现为轻、中度低氧血症。随疾病进展,低氧血症逐渐加重,并出现高碳酸血症。呼吸衰竭的血气诊断标准为静息状态下海平面吸空气时动脉血氧分压(PaO_2)<8.0 kPa(60 mmHg)伴或不伴动脉血二氧化碳分压($PaCO_2$)增高 >6.7 kPa(50 mmHg)。

四、鉴别诊断

(一)支气管哮喘

早年发病(通常在儿童期),以发作性喘息为特征,发作时两肺可闻及哮鸣音;每天症状变化快;夜间和清晨症状明显;也可有过敏性鼻炎和/或湿疹史;哮喘家族史;气流受限大多可逆,症状经治疗后可缓解或自行缓解。某些患者可能存在慢性支气管炎合并支气管哮喘,在这种情况下,表现为气流受限不完全可逆,从而使两种疾病难以区分。

(二)充血性心力衰竭

听诊肺基底部可闻细啰音;胸部 X 线片示心脏扩大、肺水肿;肺功能测定示限制性通气障碍(而非气流受限)。

(三)支气管扩张症

大量脓痰,常反复咯血;常伴有细菌感染;粗湿啰音、杵状指;X 线胸片示肺纹理粗乱或呈卷发状,高分辨 CT 可见支气管扩张、管壁增厚。

(四)肺结核

所有年龄均可发病;可有午后低热、乏力、盗汗等结核中毒症状;X 线胸片示肺浸润性病灶或结节状空洞样改变;细菌学检查可确诊。

(五)闭塞性细支气管炎

发病年龄较轻,且不吸烟;可能有类风湿关节炎病史或烟雾接触史、CT 片示在呼气相显示低密度影。

(六)弥漫性泛细支气管炎

大多数为男性非吸烟者;几乎所有患者均有慢性鼻窦炎;X 线胸片和高分辨率 CT 显示弥漫性小叶中央结节影和过度充气征;红霉素治疗有效。

五、并发症

(一)慢性呼吸衰竭

常在COPD急性加重时发生,其症状明显加重,发生低氧血症和/或高碳酸血症,可具有缺氧和二氧化碳潴留的临床表现。

(二)自发性气胸

如有突然加重的呼吸困难,并伴有明显的发绀,患侧肺部叩诊为鼓音,听诊呼吸音减弱或消失,应考虑并发自发性气胸,通过X线检查可以确诊。

(三)慢性肺源性心脏病

由于COPD病变引起肺血管床减少及缺氧致肺动脉痉挛、血管重塑,导致肺动脉高压、右心室肥厚扩大,最终发生右心功能不全。

六、中医证治枢要

COPD是慢性疾病,不同的阶段往往存在不同的证候类型,随着病情的不断进展,往往可以将其归入"咳嗽""喘证""肺胀"范畴。对于本病的治疗,应在辨证的前提下,抓住COPD各个不同阶段的主要矛盾。发作时以控制症状为主,根据病邪的性质,分别采取祛邪宣肺(辛温、辛凉),降气化痰(温化、清化),温阳利水(通阳、淡渗),活血祛瘀,甚或开窍、息风、止血等法;缓解时以培元固本为重,根据COPD的病理特点及中医"气血相关"理论,COPD稳定期核心病机为肺肾两虚,气虚血瘀。故当以益气活血,补肾固本为主,兼顾润肺止咳,化痰平喘。正气欲脱时则应扶正固脱,救阴回阳。虚实夹杂者,应扶正与祛邪共施,根据标本缓急,扶正与祛邪当有所侧重。

七、辨证施治

(一)痰浊壅肺证

主症:咳嗽痰多,色白黏腻或成泡沫,短气喘息,稍劳即著,怕风易汗,脘痞纳少,倦怠乏力,舌质偏淡,苔薄腻或浊腻,脉小滑。

治法:化痰止咳,降气平喘。

处方:二陈汤合三子养亲汤加减。半夏9g,陈皮6g,茯苓12g,苏子12g,白芥子6g,莱菔子6g,甘草3g,厚朴6g,杏仁9g,白术9g,桃仁6g,广地龙9g,红花6g。

阐述:COPD患者反复感受外邪,邪犯于肺,肺失肃降,而滋生痰浊。同时由于长期反复发作,脾、肾二脏亦受累,水湿运化失常,致聚湿生痰。COPD患者多素嗜烟,烟雾熏蒸清道,灼津成痰,痰浊内伏,壅阻肺气,病情迁延不愈,导致肺气胀满,不能敛降。肺气日虚,久病累及脾肾,脾失健运,痰浊内生。痰浊贯穿COPD的始终,既是病理产物,更是致病因子,若不清除,将造成恶性循环,因此宣肺化痰需贯穿于整个治疗过程。二陈汤是历代医家广泛应用于脾虚生痰、肺虚贮痰等证的久用不衰的名方。方中半夏、陈皮燥湿化痰;茯苓、甘草、白术健脾和中;由苏子、白芥子、莱菔子组成的三子养亲汤,是临床常用于化痰降气平喘的著名古方;加上厚朴燥湿行气,化痰降逆;杏仁降气平喘。由于痰浊日久夹瘀,故需酌加地龙、桃仁、红花等以活血祛瘀,宣通气道。

(二)痰热郁肺证

主症:咳逆喘息气粗,烦躁,胸满,痰黄或白,黏稠难咳。或身热微恶寒,有汗不多,溲黄,便干,口渴舌红,舌苔黄或黄腻,边尖红,脉数或滑。

治法:清肺化痰,降逆平喘。

处方:越婢加半夏汤或桑白皮汤加减。麻黄 5 g,石膏 12～30 g,半夏 9 g,生姜 3 g,甘草 3 g,大枣 6 g,黄芩 12 g,葶苈子 9 g,贝母 9 g,桑白皮 15 g,野荞麦根 30 g,三叶青 20 g,鱼腥草 30 g。

阐述:本型常见于 COPD 急性加重期,该期总是热痰多于寒痰,即使外感邪气,无论寒邪亦或热邪均易入里化热,与痰胶着,至咳嗽咳痰加重,故不必过于拘泥分型辨治,尤应加大清肺化痰止咳力度,尽快控制肺部感染,保持呼吸道通畅,以防痰与外邪胶恋不解,而致疾病加重。故治疗以清肺化痰为主,方中麻黄、石膏辛凉配伍,宣肺散邪,清泄肺热;鱼腥草、黄芩、葶苈子、贝母、桑白皮、三叶青、野荞麦根等清热解毒类药并用,更好地起到化痰平喘之功;甘草、大枣扶正祛邪。

(三)痰蒙神窍证

主症:神志恍惚,谵妄,烦躁不安,撮空理线,表情淡漠,嗜睡,昏迷,或肢体瞤动,抽搐,咳逆喘促,咳痰不爽,苔白腻或淡黄腻,舌质黯红或淡紫,脉细滑数。

治法:涤痰开窍,息风平喘。

处方:涤痰汤、安宫牛黄丸或至宝丹加减。半夏 9 g,茯苓 15 g,橘红 6 g,胆南星 9 g,竹茹 9 g,枳实 6 g,甘草 3 g,石菖蒲 9 g,党参 15 g,黄芩 12 g,桑白皮 15 g,葶苈子 9 g,天竺黄 6 g,浙贝 9 g,钩藤 9 g,全蝎 3 g,红花 6 g,桃仁 6 g。

阐述:本型多见于 COPD 发展至呼吸衰竭或肺性脑病时。处方涤痰汤中半夏、茯苓、甘草、竹茹、胆南星清热涤痰;橘红、枳实理气行痰除壅;菖蒲芳香开窍;人参扶正防脱,并能提高血氧水平,兴奋呼吸肌,降低二氧化碳潴留。加安宫牛黄丸或至宝丹清心开窍醒脑,此两者常用于各种昏迷患者,其效甚佳,是传统的经典名方,前人有"糊里糊涂牛黄丸,不声不响至宝丹"之说。若痰热内盛,身热,烦躁,谵语,神昏,舌红苔黄者,加黄芩、桑白皮、葶苈子、天竺黄以清热化痰。若痰热引动肝风而有抽搐者,加钩藤、全蝎、羚羊角粉凉肝息风。唇甲发绀,瘀血明显者,加红花、桃仁活血祛瘀。

(四)阳虚水泛证

主症:面浮,下肢肿,甚则一身悉肿,腹部胀满有水,心悸,咳喘,咯痰清稀,脘痞,食欲缺乏,尿少,怕冷,面唇青紫,苔白滑,舌胖质黯,脉沉细。

治法:温肾健脾,化饮利水。

处方:五苓散合防己黄芪汤加减。茯苓 15 g,猪苓 15 g,泽泻 12 g,白术 9 g,桂枝 6 g,防己 12 g,黄芪 20 g,车前草 15 g,桑白皮 15 g,葶苈子 9 g,炙苏子 12 g,当归 12 g,川芎 9 g,野荞麦根 30 g,三叶青 15 g,虎杖 20 g,杏仁 9 g。

阐述:COPD 发展至后期,多引起肺动脉高压,以致慢性肺源性心脏病的发生,该阶段的病机与"虚、瘀、水"有关。故治以益气活血和通阳利水并用。多年来于临床中,有学者常以五苓散合防己黄芪汤加减投治,此方对利水消肿,改善心功能、纠正肺心病、心力衰竭患者颇具效验,且无西药利尿剂的不良反应。处方中茯苓甘淡,利小便以利水气,是制水除湿之要药;猪苓甘淡,功同茯苓,通利水道,其清泄水湿之力,较茯苓更捷,两药配伍,利水之功尤佳;泽泻甘寒,利水渗湿泄热,善泄水道,化决渎之气,透达三焦蓄热,为利尿之第一佳品,猪苓、茯苓、泽泻三药淡渗利水以利小便。佐以白术甘苦而温,健脾燥湿利水,乃培土制水,少量桂枝辛温通阳,既能解太阳之表,又能温化膀胱之气,调和营卫,通阳利水。防己黄芪汤擅益气祛风,健脾利水。防己大苦辛寒,祛风利水,与黄芪相配,利水力强而不伤正,臣以白术甘苦温,健脾燥湿,既助防己以利水,又助黄芪以益气。此外,可选用车前草、桑白皮、葶苈子等配伍黄芪泻肺平喘,利水消肿,能起到"上开下达"、通调水道的作用,炙苏子降气化痰,止咳平喘,当归、川芎一动一静,补血调血,以增加利尿效果,野荞麦根、三叶青、虎杖合杏仁共奏苦降泄热、化痰止咳之功。肢肿唇绀消退后,则重用益气、健脾、补肾之药以扶正固本,巩固疗效。

(五)肺肾气虚证

主症:呼吸浅短难续,声低怯,活动后喘息,甚则张口抬肩,倚息不能平卧,神疲乏力;咳嗽,痰白如沫,咯吐不利,胸闷,心慌,形寒汗出,腰腿酸软,头晕耳鸣,舌淡或黯紫,脉沉细无力,或有结代。

治法:补肺纳肾,降气平喘。

处方:补虚汤合参蛤汤加减。人参 20 g,黄芩 20 g,茯苓 15 g,甘草 6 g,蛤蚧

3 g,五味子 6 g,干姜 3 g,半夏 9 g,厚朴 9 g,陈皮 6 g,当归 12 g,川芎 9 g,桃仁 6 g,麦冬 12 g。

阐述:本型多见于 COPD 晚期甚至并发呼吸衰竭时,年老体虚,肺肾俱不足,体虚不能卫外是六淫反复乘袭的基础,感邪后正不胜邪而病益重,反复罹病而正更虚,如是循环不已,促使肺胀形成。方中用人参、黄芪、茯苓、甘草补益肺脾之气;蛤蚧、五味子补肺纳肾;干姜、半夏温肺化饮;厚朴、陈皮行气消痰,降逆平喘。还可加桃仁、川芎、水蛭活血化瘀。若肺虚有寒,怕冷,舌质淡,加桂枝、细辛温阳散寒。兼阴伤,低热,舌红苔少,加麦冬、玉竹、知母养阴清热,如见面色苍白、冷汗淋漓,四肢厥冷,血压下降,脉微欲绝等喘脱危象者,急加参附汤送服蛤蚧粉或黑锡丹补气纳肾,回阳固脱。

(六)肺络瘀阻证

主症:咳嗽,咳痰,气急,或气促,张口抬肩,胸部膨满,憋闷如塞,面色灰黯,唇甲发绀,舌质黯或紫或有瘀斑、瘀点,舌下瘀筋,脉涩或结代。

治法:益气活血,润肺止咳。

处方:保肺定喘汤。党参 15 g,生黄芪 15 g,丹参 10 g,当归 10 g,麦冬 10 g,熟地 10 g,淫羊藿 10 g,地龙 15 g,桔梗 6 g,生甘草 6 g。

阐述:COPD 迁延不愈,久则肺气不足,无力推动心之血脉,心血运行不畅而瘀阻,即由肺病累及于心,而致肺心同病,导致慢性肺源性心脏病,后者的形成的关键在于气虚血瘀,因此疾病发展和顶后均与气血相关。根据"气血相关"学说,在 COPD 稳定阶段,应于清热化痰、宣肺止咳的同时,予以酌加活血化瘀药物,可选用保肺定喘汤(王会仍经验方)。以党参、生黄芪补益肺气、健脾助运,当归、丹参活血化瘀,四者益气活血,共为君药;熟地、麦冬滋阴养肺为臣药,君臣相伍,共奏益气活血养阴之效,气足则血行,阴滋则血运,瘀化则脉道通畅,从而使 COPD 气虚血瘀这一关键的病理环节得到改善;地龙性寒、味咸,能清热化痰,舒肺止咳平喘,淫羊藿性温、味辛,温肾纳气,两者一阴一阳以燮理阴阳;桔梗开宣肺气、宣通气血、利咽喉、祛痰排脓,甘草润肺止咳,补益肺脾,而为佐使。诸药相伍,既能益气活血养阴,又能化痰利咽平喘,宣通气血,且能兼顾脾肾,清肺化痰止咳,综合起到调补肺肾,益气活血化痰作用,切中 COPD 的病理环节,具有良好的扶正固本以祛邪疗效。本验方经临床与实验研究已证明对 COPD 具有令人鼓舞的良好作用。

八、特色经验探要

(一)关于"清热解毒"

COPD急性加重期初始阶段常常伴有外感表证,多属实症,应注意宣肺解表,重在祛邪,以治标为主,但需明辨寒热,然而辨寒痰热痰不能光凭痰色来确定,黄痰固为有热,白痰未必有寒,尚要根据痰的性状、全身伴随症状及舌脉来辨证。肺为娇脏不耐热,故不易多投温热之药,否则易灼伤肺叶,因此对痰白量多的患者也不轻易用温药,在临床运用中如此辨证屡屡获效。

(二)关于"补肺益气"

COPD的病理基础虽与肾虚有关,但与肺虚的关系更为直接和密切。所谓"气聚则生,气散则亡",可见人之生原本于气。《黄帝内经》中言肺有"主气""司呼吸"的功效,"诸气者,皆属于肺""天气通于肺",COPD迁延不愈,久则肺气不足,则出现咳嗽气短、痰液清稀、畏风自汗易感等症,因此,在临床上,应运用补肺益气法,选用太子参、黄芪等药物,肺气充则肺气宣降得以恢复正常。

(三)"三通"法在治疗COPD中的应用

COPD患者反复感受外邪,邪犯于肺,肺失肃降,而滋生痰浊。同时由于长期反复发作,气机升降失利,水湿运化失常,致聚湿生痰。所以痰或由内而生,或由外而生,贯穿COPD的始终,既是病理产物,更是致病因子,若不清除,将造成恶性循环,因此如何保持"通气道""通水道""通神窍"则应贯穿于整个治疗过程。

1.关于"通气道"——降气平喘、活血化瘀的重要性

"气能统血""气能生血""气能行血""血为气母""血以载气",气不通则难以推动心之血脉,心血运行不畅而瘀阻,则症见咳嗽咳痰,气急喘息,口唇发绀,舌黯有瘀点无苔,脉沉细涩等,即由肺病累及于心,而致肺心同病,导致慢性肺源性心脏病,其发生、发展和预后均与气血有关,气机通畅则肺气宣降得以恢复正常,心血得助而运行自如;心血得以化则心血运行畅通而瘀阻消散,肺气得助而宣降有力。因此,在临证时注重遵循"气血相关"学说,强调心肺同治,在清热化痰、宣肺止咳的同时,予以酌加活血化瘀药物,如当归、地龙、虎杖根等。而COPD患者若失治误治,转化为慢性肺源性心脏病,应针对肺源性心脏病"虚、瘀、痰、热"等病理特点,选择相应药物配伍。

2.关于"通水道"——宣肺利尿,通调水道法治疗心力衰竭

《黄帝内经》中亦云:"肺主行水""肺为水之上源"。《素问·经脉别论》曰:"饮入于胃……上归于肺,通调水道……"凡外感邪气致水道失常者,多系肺失宣

降,上窍闭而致下窍不通、玄府阻闭,发作时,由于水液疏布失常,聚而成痰,痰涎壅盛,不易咯出,以致气道阻塞,往往造成肺通调失节,水道不利,因果循环,遂使病情进一步加重。且 COPD 后期导致慢性肺源性心脏病心力衰竭者多久病伤正,气虚日久则伤及真阳,则见胸闷心悸,气急尿少,肢体肿胀,大汗淋漓,四肢厥冷,面色淡白,舌淡苔白,脉虚等症,当通肺气则下窍自利,温振元阳则正气渐复,故其发作期治宜通阳利水,而非单单补益气血,养心复脉之所能。而现代医学治疗 COPD 心力衰竭多用利尿剂等药物,却往往容易引起水、电解质紊乱,日久伤阴,加重病情。相比之下,中药选方五苓散合防己黄芪汤或真武汤等方剂通利水道,可降低血液黏滞性,降低血流阻力,减轻心脏负担,增加肾血流量,使尿量增加,起到消肿化瘀目的。

3.关于"通神窍"——开窍醒神法在呼吸衰竭中的应用

肺气上逆则咳,升降失司则喘,津液失于输化则聚而成痰,气血失和则血行瘀滞,导致通气/血流比例失调,使清气不能入、浊气不能出,而发生缺氧、二氧化碳潴留等表现。在病变过程中,尽管存在着由肺及脾、及肾,乃至及心、及肝之演变,和病理性质的虚实之分,痰邪和瘀血始终贯穿在疾病发展过程中。呼吸衰竭患者临床上以气虚、痰瘀闭阻证为多见,因此在西医常规治疗及机械通气的基础上加用中药益气活血化痰、开窍醒神之剂,能获良效。

(四)关于"治未病"

COPD 呈渐进性加重,可逆程度较小,当今医学尚缺乏有效治疗药物。同时 COPD 的体质因素、外邪因素、情志异常等亦有着密切的关系。因此应开始重视以中医"治未病"理论为指导,开展对 COPD 的防治,强调"未病先防,既病防传变,瘥后复发"理念,从而更加有效提高 COPD 的防治水平,为人们的健康服务。如在患 COPD 之前就应着重于保肺和养肺,提高机体抵抗力,强调戒烟及预防六淫外邪侵袭、适宜的居住和工作环境、保持良好心态、注意饮食调养、适当锻炼等方面的调养;而凡出现咳嗽、咳痰症状而无气流受限时就必须开始防治,以期达到早诊断、早治疗的目的;在 COPD 急性加重期,根据病邪特点,大胆投以清肺化痰、通腑祛邪、通阳利水、宣肺平喘等药物;在 COPD 稳定期,使用益气活血、健脾补肾同时,酌加清肺化痰药物以清余邪。

九、西医治疗

(一)稳定期治疗

1.知识宣教

教育和劝导患者戒烟;避免或防止粉尘、烟雾及有害气体吸入。

2.支气管舒张药

支气管舒张药包括短期按需应用以暂时缓解症状，及长期规则应用以减轻症状。

(1)β_2受体激动剂：主要有沙丁胺醇、特布他林等，为短效定量雾化吸入剂，持续疗效 4～5 小时，每次剂量 100～200 μg，24 小时内不超过 8～12 喷。主要用于缓解症状，按需使用。福莫特罗为长效定量吸入剂，作用持续 12 小时以上。福莫特罗吸入后 1～3 分钟起效，常用剂量为 4.5～9.0 μg，每天 2 次。本类药应用可能出现头痛、心悸，偶见急躁、不安、失眠、肌肉痉挛。甲状腺功能异常，或严重心血管疾病及肝、肾功能不全、糖尿病者应慎用。目前认为治疗 COPD，不推荐单用，宜与吸入性糖皮质激素联合使用。

(2)抗胆碱药：主要短效制剂有异丙托溴铵气雾剂，定量吸入时开始作用时间比沙丁胺醇等短效 β_2 受体激动剂慢，但持续时间长，维持 6～8 小时，剂量为 40～80 μg，每天 3～4 次。长效制剂噻托溴铵，其作用长达 24 小时以上，吸入剂量为 18 μg，每天 1 次。运用抗胆碱药可能出现口干、便秘或尿潴留，对有前列腺增生、膀胱颈梗阻和易发闭角型青光眼的患者，宜慎用或禁用。

(3)茶碱类药物：缓释型或控释型茶碱每天 1 次或 2 次口服可达稳定的血浆浓度，对 COPD 有一定效果。

3.糖皮质激素

长期规律的吸入糖皮质激素较适用于 FEV_1<50％预计值（Ⅲ级和Ⅳ级）并且有临床症状，以及反复加重的 COPD 患者。这一治疗可减少急性加重频率，改善生活质量。联合吸入糖皮质激素和 β_2 受体激动剂，比各自单用效果好，目前已有布地奈德/福莫特罗、氟地卡松/沙美特罗两种联合制剂可供选择，可与噻托溴铵联合使用，效果更好。

4.祛痰药

常用药物有盐酸氨溴索、乙酰半胱氨酸等。

5.长期家庭氧疗(LTOT)

COPD 稳定期进行长期家庭氧疗对具有慢性呼吸衰竭的患者可提高生存率。对血流动力学、血液学特征、运动能力、肺生理和精神状态都会产生有益的影响。长期家庭氧疗应在Ⅳ级即极重度 COPD 患者应用，具体指征是：①PaO_2≤7.3 kPa(55 mmHg)或动脉血氧饱和度(SaO_2)≤88％，有或没有高碳酸血症。②PaO_3 4.0～8.0 kPa(30～60 mmHg)，或 SaO_2<89％，并有肺动脉高压、心力衰竭水肿或红细胞增多症(血细胞比容>55％)。长期家庭氧疗一般是经鼻导管吸入氧气,流量 1.0～2.0 L/min,吸氧持续时间＞15 h/d。长期氧疗的目的是使患者在海平面水平,静息状态下,达到 $PaO_2 \geqslant 8.0$ kPa(60 mmHg)和/或使 SaO_2 升至 90%。

6.康复治疗

康复治疗包括呼吸生理治疗,肌肉训练,营养支持、精神治疗与教育等多方面措施。

7.手术治疗

手术治疗包括肺大疱切除术、肺减容术、肺移植术等。

(二)急性加重期治疗

急性加重是指咳嗽、咳痰、呼吸困难比平时加重或痰量增多或成黄痰;或者是需要改变用药方案。

1.确定急性加重原因

确定 COPD 急性加重的原因及病情严重程度,最多见的急性加重原因是细菌或病毒感染。

2.评估病情严重程度

根据症状、血气、胸部 X 线片等评估病情的严重程度,并根据病情严重程度决定门诊或住院治疗。

3.支气管舒张药

药物同稳定期。

短效 β_2 受体激动剂较适用于 COPD 急性加重期的治疗。若效果不显著,建议加用抗胆碱能药物(为异丙托溴铵,噻托溴铵等)。对于较为严重的 COPD 加重者,可考虑静脉滴注茶碱类药物。β_2 受体激动剂、抗胆碱能药物及茶碱类药物联合应用可获得更大的支气管舒张作用。

4.控制性氧疗

氧疗是 COPD 加重期住院患者的基础治疗。无严重合并症的 COPD 加重期患者氧疗后易达到满意的氧合水平[$PaO_2 > 8.0$ kPa(60 mmHg)或 $SaO_2 > 90\%$]。但吸入氧浓度不宜过高,需注意可能发生潜在的 CO_2 潴留及呼吸性酸中毒,给氧途径包括鼻导管或 Venturi 面罩。

5.抗生素

当患者呼吸困难加重,咳嗽伴有痰量增多及脓性痰时,应根据 COPD 严重程度及相应的细菌分层情况,结合当地区常见致病菌类型及耐药流行趋势和药物敏感情况尽早选择敏感抗生素。如对初始治疗方案反应欠佳,应及时根据细菌培养及药敏试验结果调整抗生素。如给予 β-内酰胺类/β-内酰胺酶抑制剂;第二代头孢菌素、大环内酯类或喹诺酮类。如门诊可用头孢唑肟 0.25 g 每天 3 次、头孢呋辛 0.5 g 每天 2 次、左氧氟沙星 0.4 g 每天 1 次、莫西沙星或加替沙星 0.4 g 每天 1 次;较重者可应用第三代头孢菌素如头孢曲松钠 2.0 g 加于生理盐水中静脉滴注,每天 1 次。住院患者当根据疾病严重程度和预计的病原菌更积极的给予抗生素,一般多静脉滴注给药。如找到确切的病原菌,根据药敏结果选用抗生素。抗菌治疗应尽可能将细菌负荷降低到最低水平,以延长 COPD 急性加重的间隔时间。长期应用广谱抗生素和糖皮质激素易继发深部真菌感染,应密切观察真菌感染的临床征象并采用防治真菌感染措施。

6.糖皮质激素

COPD 加重期住院患者宜在应用支气管舒张剂基础上,口服或静脉滴注糖皮质激素,推荐口服泼尼松 30～40 mg/d,连续 7～10 天后逐渐减量停药。也可以静脉给予甲泼尼龙 40 mg,每天 1 次,3～5 天后改为口服。

7.机械通气

机械通气,无论是无创或有创方式都只是一种生命支持方式,在此条件下,通过药物治疗消除 COPD 加重的原因使急性呼吸衰竭得到逆转。

(1)无创性机械通气:COPD 急性加重期患者应用 NIPPV 可降低 $PaCO_2$,减轻呼吸困难,从而降低气管插管和有创呼吸机的使用,缩短住院天数,降低患者病死率。

(2)有创性机械通气:在积极应用药物和 NIPPV 治疗后,患者呼吸衰竭仍进行性恶化,出现危及生命的酸碱失衡和/或神志改变时宜用有创性机械通气治疗。病情好转后,根据情况可采用无创机械通气进行序贯治疗。

8.其他治疗措施

注意维持液体和电解质平衡;注意补充营养;对卧床、红细胞增多症或脱水的患者,需考虑使用肝素或低分子肝素;注意痰液引流,积极排痰治疗(如刺激咳嗽,叩击胸部,体位引流等方法);识别并治疗伴随疾病(冠心病、糖尿病、高血压等)及并发症(休克、弥散性血管内凝血、上消化道出血、肾功能不全等)。

十、中西医优化选择

显而易见,西药在 COPD 的诊断及发病机制、病理生理、病情的检测等方面具有明显优势。其中肺功能检查、血气分析等检测方法对于疾病确立和病情轻重分级具有显著作用。而在治疗方面,则需中西医结合治疗。

COPD 急性加重期治疗重点是控制感染、排痰及平喘。在控制感染方面,应尽早给予西医治疗措施如使用抗生素等达到较快控制病情目的。但西药使用易引起医源性和药源性疾病,故须积极配合中药治疗,以加速病情控制,缩短疗程,减少西药不良反应,增强患者抗病能力,辅以如野荞麦根、大青叶、鸭跖草、鱼腥草、黄芩等清热解毒药物。在促进排痰方面,西药盐酸氨溴索等黏液促动剂具有祛痰、排痰作用,但可出现胃肠道反应、SGPT 增高等不良反应,而中草药中有着丰富的行之有效而不良反应较少的黏液促动剂,如桔梗、紫菀、款冬花、肺形草、佛耳草、皂角刺等,在众多的止咳化痰药物中辨证施治,更显其优势。在平喘方面,特别是 COPD 危重阶段,以及合并有支气管哮喘患者,西药有其自身优势,β-肾上腺素受体激动药、茶碱、肾上腺皮质激素等作用往往迅速而有效,然而 β 受体激动剂可引起心率增快、心律失常、低敏感现象等不良反应;茶碱类药物可导致胃肠道反应、心律失常、惊厥等症状,甚至呼吸、心跳停止;胆碱能受体拮抗剂气雾吸入常可引起口干、恶心症状;长期使用糖皮质激素可出现 Cushing 综合征、骨质疏松、糖尿病、精神症状,甚则因抗病能力受损而导致二重感染或发生糖皮质激素依赖等,此时可选用中药,如麻黄、细辛、甘草、姜半夏等平喘。COPD 合并慢性肺源性心脏病者,西药可选用洋地黄类药物、利尿剂等,但其各自具有不良反应,此时可选用五苓散、真武汤等温阳利水活血之品,对于改善肺源性心脏病患者的通气功能大有裨益。而对于 COPD 发展为呼吸衰竭的治疗,则不应拘泥于中医药汤剂治疗,应及时做气管插管或气管切开以建立人工气道,此法虽可急救改善气道通气功能,但对患者正气损害较大,故可选用如人参、黄芪、怀山药、红景天、麦冬、地黄、淫羊藿等益气健脾补肾。

而在 COPD 的稳定期西药与中医中药相比缺乏行之有效的治疗方法,后者在稳定病情的过程中有着其独特魅力。具体表现除了常规口服中药汤剂之外,尚有针灸、穴位贴敷、膏方等特色疗法。

十一、饮食调护

(1)避免用辛辣刺激性食物,不宜过酸过咸,有过敏史者,忌食海腥发物及致敏性食物。COPD 急性加重期阶段,饮食宜清淡、并多饮水;或食牛奶、蛋汤、馄饨、蛋羹等流质、半流质饮食。

(2)注意饮食摄入充足,以提高患者自身免疫能力,减少疾病复发率。

(3)保持居室空气清新,忌烟戒酒,避免烟尘、异味及油烟等理化因素刺激。

(4)预防感冒,逐渐加强耐寒锻炼,秋冬季节要注意保暖御寒,及时加衣被,防止忽冷忽热,外出时应戴口罩;缓解期要注意劳逸适度,适当锻炼身体以增强体质。

第三节　支气管扩张症

一、概述

支气管扩张症是指支气管在组织解剖结构上呈现不可复原性的扩张和变形。主要以慢性咳嗽、咯大量脓痰和/或反复咯血为特征。除少数先天性支气管扩张外,大多继发于鼻旁窦、支气管、肺部的慢性感染,以及支气管阻塞等因素所致。

根据支气管扩张症的临床表现,相当于中医学中的"肺痿""咳嗽""痰饮""咯血""肺痈"等范畴。本病多见于儿童和青年,往往继发于麻疹、百日咳、流行性感冒、肺炎、肺结核等病之后。在呼吸系统疾病中,其发病率仅次于肺结核。

二、病因、病理

支气管扩张症的发生与发展主要有以下几方面。

(一)外邪犯肺

六淫外邪或平素嗜好吸烟,侵袭于肺,壅遏肺气,肺失宣肃,上逆生痰作咳,或咳伤肺络,致使血溢于气道,随咳而出。在六淫外伤中,尤以热邪与燥邪引起咯血之症最为多见。

(二)肝火犯肺

多因情志不遂,肝气郁结,日久则气郁化火,肝火上逆,既可煎液为痰,也易灼伤肺络;或因忽然暴怒伤肝,气逆化火,损伤肺络而出现咯血之症。

(三)肺肾阴虚

系因病久而致肾水亏虚,五行金水相生,肾水亏虚必致肺之津液亏虚,日久则肺肾之阴俱虚,水亏则火旺,以致虚火内炽,炼津成痰,甚则灼伤肺络而引起咯血。

(四)气不摄血

多因慢性咳嗽,迁延日久,又逢劳倦过度;或饮食失节,恣酒无度;或情志内伤;或外邪侵袭,更伤正气的情况下,以致正气极度虚衰,血无所主,不循经而外溢入气道,亦会出现咯血症状。

总之,本病的病理环节不外乎火、气、虚、瘀、痰。在临床上,这些病理因素常夹杂互见,且互相影响和转化,致使病情复杂难治。

三、诊断

(一)临床表现

1.病史

常有呼吸道慢性感染或支气管阻塞的病史。

2.症状

多数患者有反复咳嗽、咳痰和咯血症状。

(1)化脓性支气管扩张:继发感染时,出现发热、咳嗽加剧、痰量增多、痰黏脓样、有厌氧菌感染时可有恶臭味;痰液收集于玻璃瓶中静置后出现分层的特征:上层为泡沫,下悬脓性成分;中层为混浊黏液;下层为坏死组织沉淀物。反复感染时,往往有呼吸困难和缺氧等表现。

(2)单纯性支气管扩张:患者长期反复咳嗽、咳痰,但无明显继发感染。

(3)干性支气管扩张:患者无咳嗽、咳痰及全身中毒症状,但有反复咯血,血量不等。其病变多位于引流良好的上叶支气管。

(4)先天性支气管扩张:如 Kartagener 综合征,表现为囊状支气管扩张、心脏右位、鼻窦炎和胰腺囊肿性纤维病变。

3.体征

早期或干性支气管扩张可无异常肺部体征,病变重或继发感染时常可闻及下胸部、背部固定而持久的局限性粗湿啰音,有时可闻及哮鸣音,部分慢性患者伴有杵状指(趾)。出现肺气肿、肺心病等并发症时有相应体征。

(二)实验室检查

继发感染时白细胞计数及中性粒细胞比例增加,痰涂片及培养可发现致病菌。结核性支气管扩张时痰结核分枝杆菌可为阳性。

(三)特殊检查

1.影像学检查

在胸部 X 线平片上患者患侧可有肺部纹理增粗、紊乱,柱状支气管扩张典型表现为轨道征,囊状支气管扩张可见蜂窝状(卷发状)阴影,继发感染时病变区有斑片状炎症阴影,也可以出现液平,且反复在同一部位出现。肺部 CT 检查显示支气管管壁增厚的柱状扩张或成串成簇的囊状改变,已基本取代支气管造影。

支气管造影可以明确支气管扩张的部位、形态、范围和病变的严重程度,主要用于准备外科手术的患者。

2.肺功能检查

其变化与病变的范围和性质有一定关系。病变局限,肺功能可无明显改变。一般而言,柱状与梭状扩张,肺功能改变较轻微;囊状扩张对支气管肺组织的破坏较严重,可影响肺功能改变。早期由小支气管阻塞而引起者,往往表现为阻塞性通气功能障碍;随着病变的加剧和小血管的闭塞,可发展至通气/血流比例失调,动静脉分流和弥散功能障碍。对有咯血的患者,肺功能检查应在血止2周以上,病情较为稳定时进行。

3.支气管镜检查

当支气管扩张呈局灶性且位于肺段支气管以上时,支气管镜可发现弹坑样改变,可以发现部分患者的出血部位和阻塞原因。

四、鉴别诊断

(一)慢性支气管炎

多发生在中年以上的患者,在气候多变的冬、春季节咳嗽、咳痰明显,多为白色黏液痰,感染急性发作时可出现脓性痰,但无反复咯血史。听诊双肺可闻及散在干、湿啰音。

(二)肺脓肿

起病急,有高热、咳嗽、大量脓臭痰;X线检查可见局部浓密炎症阴影,内有空腔液平。急性肺脓肿经有效抗生素治疗后,炎症可完全吸收消退。若为慢性肺脓肿则以往多有急性肺脓肿的病史。

(三)肺结核

常有低热、盗汗、乏力、消瘦等结核毒性症状,干、湿啰音多位于上肺局部,X线胸片和痰结核分枝杆菌检查可做出诊断。

(四)先天性肺囊肿

X线检查可见多个边界纤细的圆形或椭圆形阴影,壁较薄,周围组织无炎症浸润。胸部CT检查和支气管造影可助诊断。

(五)弥漫性泛细支气管炎

多发于40～50岁中年人,有慢性咳嗽、咳痰、活动时呼吸困难,常伴有慢性鼻窦炎,胸片和胸部CT显示弥漫分布的小结节影,血清冷凝集效价增高64倍以上可确诊,大环内酯类抗生素(红霉素、多柔比星、克拉霉素、罗红霉素)治疗有效。

五、并发症

本病的并发症有肺炎、肺脓疡、肺气肿、肺源性心脏病和肺性骨关节病。

六、中医证治枢要

本病主要表现为痰热阻肺,热盛伤络,久则乃至气虚血瘀。故其治疗大法是在急性发作阶段,以清热、排痰、止血为主;缓解阶段,则以养阴润肺、益气化瘀为主;对于温燥伤阴药物,应慎用或不用为宜。

本病多数反复咯血,故止血常是其治疗的重心。一般而言,对于支扩咯血者,采用降气止血法较为重要。因肺主气,性善肃降,气有余便是火,气降则火降,火降则气不上升,血随气行,无上溢咯出之患。

支扩咯血四季皆有,但由于季节不同,时令主气各异,且因患者素体阴阳属性各有所偏,虽同为咯血但临床脉证表现不同,因而其治法也不相同。如春季风木当令,肝气升发,平素肝郁之人,感受外邪,表现以肝旺气逆者较为多见;交秋暑热、秋燥之邪易灼伤肺津,阴亏之人感之尤甚,临床阴虚火旺者则较多见;而秋冬天气转冷,感受寒邪郁而化热,表现为肺热亢盛者颇不少见。在治疗上根据气、血、热三者的关系,热偏盛者以清肺泄热,邪去热清,妄行之血可不止而血止;偏阴虚火旺者宜以滋阴降火,阴复火降则血宁;气逆肝旺者治以平肝降气,致使气降火降,血由气摄,咯血遂愈。

七、辨证施治

(一)痰热蕴肺

主症:咳嗽胸闷,痰黄黏稠,咯血鲜红或痰中带血,或有身热,便秘溲赤。舌苔薄黄或黄腻、质红,脉弦滑数。

治法:清热泻肺,凉血止血。

处方:银翘栀芩汤加减。银花 30 g,连翘 15~30 g,黄芩 12 g,焦山栀 12 g,丹皮 9 g,花蕊石 12 g,白茅根 30 g,七叶一枝花 15 g,天葵子 15 g,金荞麦根 30 g,仙鹤草 30 g,桑白皮 12 g。

阐述:方中银花、七叶一枝花、天葵子、金荞麦根具有较强的清热解毒、抗感染作用。如痰及呼气有臭味,痰培养有铜绿假单胞菌或厌氧菌感染时,可加用白毛夏枯草 15 g 或鱼腥草 30 g;咳痰不爽和气息粗促时,酌用桔梗 9~15 g、葶苈子 12 g;如咯血量多难止者,可加十灰散 10 g,分 2 次/天冲服。本方组合意在直折病势,但药性多偏于寒凉,对脾胃虚弱的患者,必要时可酌减剂量,或稍佐健脾和胃之品,如鸡内金、炒麦芽、法半夏、薏苡仁、陈皮等。寇焰等应用自拟清热凉血止血中药汤剂辨证论治,以 2 周为 1 个疗程观察疗效,结果能有效止血和缓解临床症状,总有效率达 93.33%。

(二)肝旺气逆

主症:咳嗽阵作,胸胁苦满或隐痛,咯血鲜红,心烦易怒,口苦而干,咳时面赤。舌质红,苔薄黄,脉弦数。

治法:清肝泻肺,降气止血。

处方:旋覆代赭汤合泻白散、黛蛤散加减。旋覆花(包)12 g,代赭石 30 g(先煎),甘草 6 g,桑白皮 12 g,黄芩 12 g,焦山栀 12 g,姜半夏 9 g,藕节 9 g,丹皮 12 g,黛蛤散(包)12 g,仙鹤草 30 g,夏枯草 12 g,花蕊石 12 g(先煎)。

阐述:本型患者多有心情不舒、情志郁怒等诱因,发病时间可在春升阳动季节。临床上常须肺肝同治,目的在于清肝以平其火,降气以顺其肺,凡属肝旺气逆而致咯血者均可用此组方治疗。如胸痛胁胀明显者,加瓜蒌皮 15 g、广郁金 10 g;大便干结者,加生大黄 10 g;少寐者加夜交藤 30 g、合欢皮 15 g;口干咽燥明显者,宜加鲜石斛 30 g、玉竹 15 g 或羊乳 30 g。

(三)气虚失摄

主症:长期卧床不起,体质较为虚弱,久咳不已,痰中带血,或纯咯鲜血,并伴有神疲乏力,头晕气喘,心慌心悸。舌质淡胖,苔白,脉细弱无力等。

治法:益气摄血,宁络止咳。

处方:参冬饮、牡蛎散、宁血汤合方化裁。党参 15~30 g,黄芪 30 g,麦冬 12 g,牡蛎 30 g(先煎),川贝母 9 g,杏仁 9 g,阿胶 15 g(烊冲),北沙参 30 g,仙鹤草 30 g,旱莲草 15 g,生地黄 30 g,白茅根 30 g。

阐述:气虚失摄型支气管扩张咯血临床虽为少数,但往往是病情较为深重且易于发生变证的患者,治疗常须大剂量参芪等益气药并用,方能起到摄血止血的功能。若忽然出现大量咯血、汗出、肢冷、脉微欲绝者,乃属气虚血脱之危候,此时可用独参汤投治,以别直参 10 g 左右煎汤立服,常可见效。待血止及病情稳定时再以益气养血、润肺止咳善后。也可以上方为基础,加上一些健脾理气、凉血活血药,制成膏剂长服,这有助于提高机体免疫功能,增强抵御外邪的能力,减少或抑制支气管扩张症和咯血的复发。

(四)阴虚肺热

主症:咯血停止,但常咳嗽、少痰,或见气短、盗汗、低热,胸膺不舒,口舌干燥,五心烦热。舌质偏红黯,苔薄少或乏津,脉弦细带数。

治法:益气养阴,清肺化瘀。

处方:生脉散合百合固金汤加减。太子参 30 g,麦冬 12 g,五味子 6 g,生地黄 15 g,熟地黄 15 g,百合 12 g,当归 12 g,绞股蓝 15～30 g,川贝母 9 g,甘草 6 g,玄参 12 g,丹皮 12 g,赤芍 12 g。

阐述:此多见于支气管扩张症症状的缓解阶段。本方以生脉散益气养阴,用百合固金汤清肺润燥。加上当归、赤芍、丹皮、川贝等药,既可化瘀,又可止咳;如有脾胃虚弱,运化不及,食欲较差者,可减去方中滋腻之药,加用怀山药 15 g、鸡内金 10 g、谷麦芽各 12 g、薏苡仁 15～30 g 以健脾助运;有明显低热,不一定属阴虚内热,大多数常是由于感染未能控制的缘故,若处理不当,往往有可能再度出现急性复发。因而,有时须选用鱼腥草 30 g、七叶一枝花 15 g、金荞麦根 30 g、虎杖 30 g 等清热解毒类药以控制感染。但要注意的是,若低热确属阴虚所致者,则可酌用银柴胡 9 g、地骨皮 15 g、白薇 9 g 等清虚热类药进行治疗。曹世宏教授根据多年临床经验创立以具有养阴润肺、清热化痰、凉血行瘀的"支扩宁合剂",临床实践证明支扩宁合剂治疗可以明显降低患者白细胞及中性粒细胞总数,减少致炎性细胞因子 IL-8 和 TNF-α 的释放,对中性粒细胞弹性蛋白酶有较好的抑制作用,其治疗组有效率 93.33%。

八、特色经验探要

(一)关于"清法"的临床应用

"清法"是中医临床应用于治疗热证以清除热邪的一种重要的治法。"清法"所用的药物,目前常用的分类法大致有两种:一是根据其功能分为清热泻火类药、清热凉血类药、清热解毒类药和清热燥湿类药;其次是按其性味分为苦寒清热类药、甘寒清热类药及咸寒清热类药。多年的实践表明,支气管扩张症的病理基础多为阴虚肺热或痰火互结,如因外邪诱发而引起急性发作者,其临床表现一般为实热证,此时常须应用苦寒类药以清热泻火;邪热过甚而致肺气不通者,还可兼用清热通里的大黄等药;若热伤血络,迫血妄行而出现咯血症状者,则宜酌用凉血止血及清热生津之品。但应指出的是,苦寒泻火药和清热通里药过量或久用有败胃伤脾之弊;尤其对久病及脾胃虚弱者,攻伐太过有时会导致水与电解质紊乱的可能,故使用这类清热祛邪药,则宜中病即止。此外,对伴有副鼻窦炎和支气管哮喘的支气管扩张症患者,在原有"清法"的基础上适当加用透窍和平喘类药物,对提高其临床疗效可能会起到较好的作用。

至于表现为虚热证者，大多见于支气管扩张症的稳定阶段。此时，阴虚内热的矛盾较为突出，但也可能存在有余邪未尽的情况，除应用益气养阴药外，选用一些甘寒清热药相配伍，对生津润肺以加强清其虚热不无裨益。这类药物虽可长用，但也须警惕滋润太过而引起助湿碍脾的弊端，因而使用时间过久时，酌加理气悦脾药，实属必要。

（二）关于炭药止血的临床运用

炭药首载于《黄帝内经》。自元代葛可久《十药神书》中提出"红见黑则止"，一直是中医创制和临床应用炭药止血的理论指导。中药制炭为黑色，是否均能止血；止血中药是否均需制炭。近年的研究认为，大多数止血中药制炭后确有增强止血的作用，如槐米、蒲黄、贯众、茜草等，制炭之后可使出血及凝血时间明显缩短，一些炭药不仅止血效果增强，而且其他方面的作用亦多优于生品，如地榆炭不但收敛止血功效增强，且其抑菌抗感染及促进病灶吸收等方面的作用均远胜于生品；另有一些原不具有明显止血作用的中药经制炭后也能产生止血效果，如棕榈、荆芥、血余（头发）等，制炭后则能产生良好的止血作用；但也有少数中药制炭后止血作用反而下降者，如当归、旱莲草、侧柏叶、鸡冠花等。由此可见，绝非一切中药制炭后均能达到止血，也并不全与前人"红见黑则止"的理论观点相吻合。至于炭药的止血机制，现代药理实验结果认为其作用往往是多环节、多通道的，据不少学者推测此可能与钙离子、鞣质、微量元素及其他尚未清楚的止血成分有关。

在临床上，支气管扩张所引起的咯血是最常见的血证之一，应用炭药治疗也一直为历代医家所推崇。但本症咯血的原因很多，有寒有热，有虚有实，证候表现也各有不同，因此必须在辨证的基础上，积极吸取现代的研究成果和治疗经验，根据其不同的证型，分别采用具有相应止血作用的炭药，使之能发挥出较佳的止血效果。

（三）关于膏方的应用

膏方是中医的一种重要剂型，具有祛病强身、延年益寿的独特功效。主要适用于久病体虚和伴有慢性疾病而影响气血生化、流通或导致脏腑功能失调者的治疗。其优点较多，不仅药味适口、服用方便，而且药效长而持久，并能起到健脾益气，滋养肺肾的良好作用，同时膏方适应性广，长期服用无明显不良反应，因而深受病家欢迎。多年的临床实践已充分证明，对于长期反复发作的支气管扩张症及伴有咯血的患者，采用膏方治疗尤为适宜。

此外，如无条件制膏者，也可用现成中药膏剂调治，如琼玉膏、二冬膏、枇杷膏,这类清淡之"素膏"具有滋润脏腑之功,却滋而不黏、润而不滞。若用滋而补虚、润而泽脏的阿胶、鳖甲胶、鹿角胶及水陆二仙胶等"荤膏"。由于虑其有胶而碍滞之弊,故用之须注意 3 点:一是掌握调补与病邪的关系,即攻三补七,还是补三攻七,过于滋腻反而达不到调补的目的;二是"荤膏"初宜量少,或逐年添增,使机体对胶滋膏药有一个适应过程;三是应与疏调气机的中药同用。总之,膏方的调补,以不妨碍祛除病邪,协调脏腑的作用为要。

(四)关于药物穴位注射疗法

近年,周佐涛等对支气管扩张伴咯血患者应用鱼腥草注射液 4 mL 于双侧孔最穴进行注射,每天 1 次,连续 7 天,先后共治疗 49 例患者,其总有效率为 93.88%。因而认为,药物穴位注射治疗支气管扩张咯血有较好的近期效果,不良反应少,且经济方便,可作为本症的辅助疗法而予以研究和推广。

九、西医治疗

(一)控制感染

急性发作阶段应积极使用足量抗生素控制感染,同时应根据革兰氏染色或细菌培养及药敏试验来选择有效抗生素的使用,甚至考虑支气管镜取标本。支气管扩张由于能致病的病原菌种类多、耐药菌的存在、肺结构破坏等因素造成抗生素选择复杂。常见病原菌为流感嗜血杆菌、肺炎链球菌或口腔混合菌群,可选用氨苄西林、羟氨青霉素或复方新诺明。出现金黄色葡萄球菌感染可选用耐酶青霉素类或头孢菌素类;囊性纤维化或囊状支气管扩张患者急性发作时,铜绿假单胞菌往往是主要致病菌,通常需要联合用药。耐药假单胞菌可使用具抗假单胞菌活性的第 3 代头孢菌素如头孢他啶(每次 1～2 g,每天 2～3 次)、头孢哌酮(每次 1 g,每天 2～3 次)等联合具抗假单胞菌的氨基糖苷类如阿米卡星、妥布霉素、西索米星等,或选用亚胺培南西司他丁(1.0～1.5 g/d,分 2～3 次静脉滴注),或选 β-内酰胺酶抑制剂的抗生素如替卡西林/克拉维酸、头孢哌酮/舒巴坦(6～9 g/d,分 2～3 次静脉滴注)、哌拉西林/他唑巴坦(9.0～13.5 g/d,分 2～3 次静脉滴注)等。必要时联合具抗假单胞菌的氨基糖苷类。一般持续至体温正常,痰量明显减少后 1 周左右,缓解期不用抗生素。

对重症患者一般需静脉用药,雾化吸入抗生素如庆大霉素 3 天能减少痰量,使痰液稀释,从而改善肺功能,用大环内酯类药物如阿奇霉素 500 mg,每周 2 次,连用 6 个月能显著减少急性发作次数,改善机体免疫调节能力。而伊曲康唑可用于变应性支气管肺曲霉病(ABPA)的治疗。

(二)促进排脓

1.体位引流

根据病变部位采取不同体位,将患肺位置抬高,使被引流的支气管开口朝下。同时,可嘱患者作深呼吸及咳嗽,并帮助拍背,以促使痰液之流出。但对于体质十分虚弱及伴有严重心肺功能不全或大咯血的患者则应慎用。

2.祛痰剂

溴己新16 mg,每天3次,口服;或化痰片0.5 g,每天3次,口服;或氯化铵甘草合剂10 mL,每天3次,口服;或氨溴索片30 mg,每天3次口服;或吉诺通胶囊300 mg,每天3次餐前口服;必要时应用氨溴索注射液静脉注射。

3.支气管扩张剂

部分患者存在支气管反应性增高或炎症的刺激,可出现支气管痉挛,影响痰液排出,故可用雾化吸入异丙托溴铵及特布他林等,或口服氨茶碱0.1 g,3～4次/天以助化痰。

4.支气管镜吸痰

如果体位引流痰仍难排出,可经支气管镜吸痰,及用生理盐水冲洗稀释痰液,也可局部注入抗生素。

(三)咯血的处理

1.中等量至大量咯血者的治疗

立即用垂体后叶素5～10 U加入25%葡萄糖注射液20～40 mL中缓慢静脉注射(10～15分钟注完),注射完毕后则以10～20 U加入10%葡萄糖注射液250～500 mL中静脉滴注10～20滴/分维持。注射本药时,患者宜取卧位,以免引起晕厥;对伴有严重高血压、冠心病、心力衰竭,以及妊娠的患者,需禁用本药治疗。若在用药过程出现血压升高、胸闷不适等表现时则需同时加用硝酸甘油以控制血压及改善心脏供血。

对垂体后叶素禁忌者,可用0.5%普鲁卡因溶液10～20 mL加50%葡萄糖注射液20 mL缓慢静脉注射或0.5%普鲁卡因溶液60 mL加5%～10%葡萄糖注射液500 mL进行静脉滴注,每天1～2次。使用本药止血者宜先做皮试,并须缓慢注射;若注射过快,可致头晕、灼热、全身不适、心悸等不良反应;同时,用量也不宜过大,否则可引起中枢神经系统的毒性反应。

对支气管动脉破坏造成的大咯血经药物治疗无效时可考虑采用支气管动脉栓塞法。

2.少量咯血者的治疗

可选用卡巴克络 5～10 mg 肌内注射,每天 2～3 次,出血缓解后改为口服 2.5～5.0 mg 每次,每天 3 次;或酚磺乙胺 2～4 g 加入 5%～10% 葡萄糖注射液 500 mL 静脉注射,每天 1～2 次;或氨甲苯酸 0.1～0.3 g 加入 5%～10% 葡萄糖注射液 500 mL 静脉注射,每天 2～3 次;或巴曲酶 1 000 U 静脉注射或皮下注射。

3.窒息的抢救

立即将患者头部后仰,头低脚高,使躯体与床成 40°～90° 角,拍击背部,并迅速吸出气道内的血块。必要时应及时做气道插管或气管切开,呼吸皮囊或呼吸机辅助通气。

(四)外科手术治疗指征

(1)症状明显,病变局限于一叶或一侧肺组织,而无手术禁忌证者。

(2)反复大咯血的患者,如果经内科保守治疗无效而危及生命者,可紧急手术治疗。

(3)如两侧支气管扩张,但主要病变集中在一个肺叶,全身状况和心肺功能良好者,为改善症状,也可考虑进行肺叶切除。但是对两侧广泛支气管扩张或年老体弱、心肺功能不全者不宜手术治疗。

十、中西医优化选择

支气管扩张症的治疗重点是控制感染、排痰及止血,同时要预防和减少其复发。

对于支气管扩张症的急性发作阶段,西医治疗的明显优势是能多途径给药,经过药敏试验所选择的抗生素能较有效地控制感染;一旦出现水、电解质紊乱,则能及时地进行输液及纠正水、电解质失调;中度、重度咯血者,其止血效果较快而可靠;因血块堵塞气管而引起窒息时,可及时做气管插管或气管切开。但过多地应用抗生素,往往易产生胃肠功能失调,出现细菌的耐药性或二重感染,甚至有时会发生变态反应。近几年来,中西医结合的临床和实验研究的结果证明,多数抗生素只有抑菌及杀菌作用,对由细菌所产生的毒素,特别是革兰氏阴性杆菌溶解后产生的内毒素所引起的毒血症状,抗生素无拮抗作用。诚然,中医临床所常用的清热解毒类药物,虽然抑菌和杀菌的效果不强,但却能增强机体的非特异性免疫功能、促进排痰,以及不同程度拮抗内毒素的良好作用。为达到治"菌"、治"毒"、治"痰",此时,使用中、西两法进行治疗,加强控制感染、改善全身中毒症状和缩短疗程,无疑会起到较好的作用。此外,在止血方面,中西医也各有长处和短处。一般来说,中、重度咯血西药常为首选,但如效果不大或有严重并发症时,结合中医药治疗有助于巩固和提高疗效,此为优点;轻度咯血则可先选中医药治疗,多数效果显著,由于是辨证用药,其作用不纯是止血,而且还可能具有通调气血及改善肺微循环等多种作用。

随着症状的缓解,如何防止其再度发作,中医治疗则大有作为。根据本病气阴两虚及瘀热内伏于肺的病理特点,采用益气养阴为主,清肺化瘀为辅;或对于反复发作、病程较长,发展至由肺及脾及肾或阴损及阳时,则治疗应予以健脾益胃,重点是调整阴阳、旺盛生化之源,特别是由于长期间断性咯血或大咯血之后体虚未复及出现贫血征象者,本法尤为适用。本病的治疗也与慢性支气管炎、阻塞性肺气肿和支气管哮喘等呼吸系统疾病一样,总的法则是"急则治标""缓则治本",只是在病情稳定时治疗有所区别,即前者着重于补阳,后者偏重于补阴而已。方剂可选用十全大补汤合麦味地黄汤及酌加冬虫夏草、巴戟天、杜仲、菟丝子、百合、北沙参等进行治疗;若须长期服用,则宜选用膏方剂型较为妥当。

十一、饮食调护

首先要戒烟,以减少烟雾刺激呼吸道;对酒类、辛辣等刺激性较强的食物也要适当加以控制;同时要避免暴饮暴食,因不适当的饮食可导致痰湿内生,对呼吸道来说是一大忌;此外,患者平素饮食以清淡甘凉为主,多食蔬菜、水果或常食绿豆、薏苡仁等偏凉性食物。

第四节 肺 炎

一、概述

肺炎系细菌、病毒、支原体、衣原体、立克次体,以及真菌等致病微生物的原发性或继发性感染引起的呼吸系统疾病。其临床主要特征为畏寒、高热、咳嗽、胸痛、气急或咯铁锈色痰,甚至出现发绀或休克,多发于冬春两季。

本病属中医"温病"范畴。一般多见于"风温""冬温""春温",也可见于"厥脱"。

二、病因、病理

本病的病因，一为风温之邪，或风寒外束，郁肺化热；二是正气虚弱、卫外不固或素有肺热，一旦感受外邪，则内外相合而发病。

其病理变化，起始阶段邪热尚浅，病在卫分，主要表现为一系列肺卫症状，此时若邪势不甚，且能及时得到清解，则邪从表散，病情转安。如果正虚邪盛或由于失治、误治，肺卫之邪热不解而内传入里，一是顺传于气分，若气分不解则传入营血；一是逆传心包，扰乱心神、蒙蔽清窍。同时，如热毒亢炽，劫阴伤气，还可以发生亡阴厥脱之变，致使病情更趋严重。

三、诊断

(一)临床表现

1.病史

肺炎链球菌性肺炎常有受凉、劳累、雨淋等致病因素。金黄色葡萄球菌性肺炎多见于老人与小儿，常继发于流感、麻疹等呼吸道病毒感染或皮肤疮疖等感染。支原体肺炎以儿童及青年人居多。肺炎衣原体肺炎常在聚居场所的人群中流行，如军队、学校、家庭，通常感染所有的家庭成员，但3岁以下的儿童患病较少。病毒性肺炎多发生于婴幼儿及老年体弱者，常有病毒感染病史。军团菌肺炎主要发生于细胞免疫功能低下，如糖尿病、恶性肿瘤、器官移植、肝肾衰竭者。传染性非典型肺炎人群普遍易感，呈家庭和医院聚集性发病，多见于青壮年，儿童感染率较低。

2.症状

主要表现为畏寒、发热、咳嗽、咳痰、胸痛、气急等。中毒性或休克型肺炎患者可出现烦躁、嗜睡、意识模糊、面色苍白、发绀、四肢厥冷、少尿、无尿及脉速而细弱等神经系统症状及周围循环衰竭危象。典型的肺炎链球菌性肺炎痰呈铁锈色；金黄色葡萄球菌性肺炎痰呈脓性或脓血性；肺炎克雷伯杆菌性肺炎痰呈脓性或棕红色胶冻状；铜绿假单胞菌性肺炎痰呈绿色脓痰；支原体性肺炎可有少量黏痰或血痰；病毒性肺炎咯少量黏痰；军团杆菌性肺炎则咯少量黏液痰或有时有血丝。

3.体征

早期肺部体征无明显异常，重症者可有呼吸频率增快，鼻翼翕动，发绀。肺实变时有典型的体征，如叩诊浊音、语颤增强和支气管呼吸音等，也可闻及湿性啰音。并发胸腔积液者，患侧胸部叩诊浊音，语颤减弱，呼吸音减弱。

(二)实验室检查

肺炎链球菌性肺炎、金黄色葡萄球菌性肺炎、肺炎杆菌性肺炎等细菌性肺炎血常规检查白细胞总数增加,中性粒细胞比例显著升高,伴核左移或有中毒颗粒。支原体肺炎和病毒性肺炎血常规检查白细胞数正常或略增多。

痰涂片,肺炎链球菌革兰氏染色为阳性双球菌;金黄色葡萄球菌亦为革兰氏染色阳性球菌;肺炎克雷伯杆菌及铜绿假单胞菌为革兰氏染色阴性杆菌。痰培养可确定致病菌。支原体肺炎痰培养分离出肺炎支原体则可确诊。病毒性肺炎痰细胞检查胞质内可出现包涵体,病毒分离有助于明确诊断。

(三)特殊检查

1.X 线检查

肺炎链球菌性肺炎早期 X 线胸片可见均匀的淡影,大叶实变为大片均匀致密阴影,多呈叶、段分布。金黄色葡萄球菌性肺炎早期呈大片絮状、密度不均的阴影,呈支气管播散;在短期内变化很快,迅速扩大,呈蜂窝状改变伴空洞,常伴脓胸或气胸。肺炎克雷伯杆菌性肺炎呈大叶性肺炎样实变,以上叶多见,水平叶间隙下坠,有不规则透亮坏死区。铜绿假单胞菌性肺炎病变较多呈两侧中、下肺野散在性结节状阴影。支原体性肺炎多数呈片絮状肺段性浸润,密度淡而均匀,边缘模糊的阴影,往往由肺门向外延伸,以肺下野为多见。病毒性肺炎 X 线胸片呈斑点状、片状或密度均匀的阴影,也可见有弥漫性结节状浸润,多见于两肺下野。

2.冷凝集试验

约半数支原体性肺炎患者在第 1 周末或第 2 周初开始出现冷凝集试验阳性,至第 4 周达最高峰,滴定效价在 1∶32 以上,有助于诊断,但特异性不强。

3.补体结合试验

70%～80%的支原体性肺炎患者可出现阳性结果(1∶40～1∶80),第 3、4 周达高峰,对诊断具有重要价值。

4.酶联免疫吸附法(ELISA)

支气管肺泡冲洗液或尿液检出军团菌可溶性抗原者,有助于军团杆菌性肺炎的诊断。

四、鉴别诊断

(一)肺结核

肺结核多有全身中毒症状,如午后低热、盗汗、疲乏无力、体重减轻、失眠、心悸。女性患者可有月经失调或闭经等。X线胸片见病变多在肺尖或锁骨上下，密度不匀，消散缓慢，且可形成空洞或肺内播散。痰中可找到结核分枝杆菌。一般抗菌治疗无效。

(二)肺癌

多无急性感染中毒症状，有时痰中带血丝。血白细胞计数不高，若痰中发现癌细胞可以确诊。肺癌可伴发阻塞性肺炎，经抗菌药物治疗后炎症消退，肿瘤阴影渐趋明显，或可见肺门淋巴结肿大，有时出现肺不张。若经过抗菌药物治疗后肺部炎症不消散，或暂时消散后于同一部位再出现肺炎，应密切随访，对有吸烟史及年龄较大的患者，必要时进一步做CT、MRI、纤维支气管镜和痰脱落细胞等检查，以免贻误诊断。

(三)急性肺脓肿

早期临床表现与肺炎链球菌肺炎相似。但随病程进展，咳出大量脓臭痰为肺脓肿的特征。X线显示脓腔及气液平，易与肺炎鉴别。

(四)肺血栓栓塞症

多有静脉血栓的危险因素，如血栓性静脉炎、心肺疾病、创伤、手术和肿瘤等病史，可发生咯血、晕厥，呼吸困难较明显，颈静脉充盈。X线胸片示区域性肺血管纹理减少，有时可见尖端指向肺门的楔形阴影，动脉血气分析常见低氧血症及低碳酸血症。D-二聚体、CT肺动脉造影(CTPA)、放射性核素肺通气/灌注扫描和MRI等检查可帮助鉴别。

(五)非感染性肺部浸润

还需排除非感染性肺部疾病，如肺间质纤维化、肺水肿、肺不张、肺嗜酸性粒细胞增多症和肺血管炎等。

五、并发症

严重败血症或毒血症患者易发生感染性休克，胸膜炎、脓胸、心包炎、脑膜炎和关节炎等。肺脓肿、肺气囊肿和脓胸。心力衰竭、呼吸衰竭、中毒性脑病、感染性休克、败血症、水和电解质紊乱等。肺脓肿最常见，其次为脓胸、胸膜肥厚。严重病例可伴发感染性休克，甚至有因脑水肿而发生脑疝者。

六、中医诊治枢要

肺炎系因温热之邪袭肺所致，故其治本以清邪热为主，治标以化痰瘀为主，标本必须兼顾。邪在卫气者，宜以清热解毒、透表散邪为法；邪毒入营血或上扰神明者，应以解毒凉血、清营开窍为要；如正不胜邪，致使热毒内陷，阴竭阳脱，肺

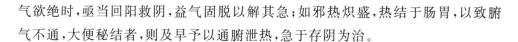

气欲绝时,亟当回阳救阴,益气固脱以解其急;如邪热炽盛,热结于肠胃,以致腑气不通,大便秘结者,则及早予以通腑泄热,急于存阴为治。

七、辨证施治

(一)邪犯肺卫

主症:恶寒,发热,咳嗽,口渴,头痛或头胀,胸痛,倦怠。舌苔薄白或微黄,舌边红,脉浮数。

治法:疏风散热,宣肺化痰。

处方:桑菊饮加减。桑叶9 g,菊花9 g,甘草6 g,薄荷(后下)6 g,芦根30 g,杏仁9 g,浙贝母15 g,前胡12 g,桔梗9 g,瓜蒌皮15 g,牛蒡子9 g,竹叶9 g,防风6 g。

阐述:肺炎为风温之邪致病,初起邪在肌表,可以本方疏风散热。但若病势较重,服之发热不退,可用银花30 g、连翘15 g、黄芩12 g、鱼腥草30 g、金荞麦30 g;如反增烦渴、高热,则酌加生石膏30 g、知母9 g,以阻断邪热进退,防其传里生变。温邪致病,传变最快,往往还来不及治疗,就已出现卫气证候并见,因此临床上决不可拘泥于“到气才可清气”之说,早期就须在疏风解表的同时,酌加清热解毒类药,方能两全。此外,还须注意,凡治风温之证,应以清宣肺气为宜,有咳嗽自不必说,即使没有咳嗽症状,也不能离开清宣肺气之药,因肺气宣通,咯痰易出,治节百脉循行,温热之邪容易外达,此乃避免逆传心包的重要方法之一。所谓未雨绸缪,弭祸于先机。

(二)肺胃热盛

主症:高热不退,剧烈咳嗽,汗出烦渴,呼吸气粗,胸痛便结,咳吐黄痰或铁锈色痰,尿黄赤。舌红,苔黄燥,脉滑数或洪大。

治法:清热解毒,泻肺化痰。

处方:麻杏石甘汤合清肺饮加减。

生石膏30~45 g,知母12 g,甘草6 g,桑白皮12 g,杏仁9 g,桔梗9 g,鲜芦根30~45 g,枇杷叶12 g,连翘15 g,黄芩12 g,川连3~4.5 g,山栀9 g,竹叶9 g,金荞麦30 g。

阐述:本型临床表现属肺炎进展期阶段,此时往往高热不退,全身中毒症状较为严重,根据温病“热由毒生,毒寓于邪”的观点,若不速除其毒,则热象难退,势必热势愈炽,以致耗伤津液愈甚,尤其是胃津亏耗或肾液劫灼发展到一定限度,则会演变为诸多急候和变证。由此可见,治热治变之要旨在于解毒清热,生津保液。方中石膏、知母、竹叶、甘草为肺胃实热治疗主药。黄连、黄芩、山栀为苦寒泻火、解毒祛邪要药。历来认为温病最易化火伤阴,故在温病尚未化火之前,主张慎用苦寒之品,因苦具燥意,早用有助火劫液之虑。但表现为热毒亢奋者,选用苦寒,同时配合咸寒、甘寒以泻火解毒,实为必要,所谓"有故无殒亦无殒也",适时用苦寒,有利无弊。如腑有结热,大便秘结者,则可酌加生大黄 9～12 g、枳实 9～12 g、瓜蒌仁 12～15 g 等以清里通下,使热毒从下出,从而可收"急下存阴"的效果。此外,由于邪热伤肺,清肃失司,故咳嗽、咯痰、胸痛等肺系症状进一步加重,方中之桑白皮、杏仁、枇杷叶、桔梗、芦根、金荞麦等则具有清肺化痰、生津止咳的功效,特别是金荞麦一药,不仅能菌毒并治,而且可散结化瘀,对改善全身中毒症状及防止其炎症扩展有较好的作用;如果痰中带血,可加藕节 15 g、仙鹤草 30 g 等止血之品。

(三)热毒内陷

主症:高热不退,烦躁不安,咳嗽鼻煽,痰中带血,口渴引饮,神昏谵语,惊厥抽搐,呼吸急促。舌红绛无苔或苔黄黑干燥,脉细数或弦数。

治法:清营开窍,凉血解毒。

处方:清营汤或清瘟败毒饮加减。水牛角 30～50 g,生地 30 g,丹皮 12 g,赤芍 12 g,银花 30 g,连翘 15～30 g,川连 5 g,竹叶 12 g,生石膏 30～45 g,知母 12 g,广郁金 9 g,石菖蒲 9 g,羚羊角片 3～5 g(另炖冲入),金荞麦 30 g。

阐述:本型证候多见于重症肺炎或并发脑膜炎的患者。凡温毒内陷、逆传心包之时,常出现高热、昏谵、痉厥等中毒症状及神经系统症状,此时的辨治重点除凉血解毒、清热存阴,采用大剂量生地、生石膏、知母、竹叶、黄连、丹皮、金荞麦等药物外,还须注意因"热极生风"及"风痰相煽"而导致扰乱神明的严重局面,如方中之水牛角、羚羊角、广郁金、石菖蒲等尚不足以息风开窍者,则可适当选服安宫牛黄丸、局方至宝丹、紫雪丹等,或用清开灵注射液肌内注射。同时,应予指出的是,肺炎发展至营血分,往往是"热毒"或"火毒"对人体影响的后果,此时人体阴血津液明显耗伤,脏腑的实质损害和功能障碍进一步加重,由于邪热煎熬,阴液亏损,气机阻滞等原因而导致瘀血内生,甚则动血,如方中之赤芍、丹皮等凉血、活血类药仍不足以消弭瘀血时,可酌加丹参 15～30 g,桃仁 9 g,也可用丹参注射液加入葡萄糖注射液进行静脉滴注。

(四)正虚欲脱

主症:高热突降,冷汗频作,面色苍白,唇青肢冷,呼吸急促,鼻煽神疲,甚则烦躁昏谵。舌质青紫,脉微细欲绝。

治法:益气固脱,回阳救逆。

处方:参附汤加减。别直参 9 g,炮附子 15 g,麦冬 12 g,五味子 6 g,龙骨、牡蛎各 30 g(先煎),甘草 6 g。

阐述:在急性肺炎的病程中,如出现上述临床症状者,为合并中毒性休克之危症。此时须根据中医"急则治标"的原则,及早选用益气养阴固脱、回阳救逆之参附汤及生脉散等方药投治,或选用已经临床与实验研究证明确有快速、明显抗休克作用的中药注射剂,如参附、参麦、参附等注射液进行静脉滴注。另外,必须强调的是,正虚邪盛往往是肺炎较易发生厥脱变证的重要因素,特别是年老体弱者或原有慢性呼吸系疾病的患者,一旦感受温邪则变化最快。因此,在重视扶正的同时,决不可忽视解毒、祛邪、清热的重要作用。不管有无厥脱、昏谵,均须适当应用鱼腥草、银花、金荞麦等药,予以解毒清热,使之邪去正安。

(五)气阴俱伤

主症:咳嗽,低热,自汗,乏力,动则气短,手足心热,食欲欠佳,舌质淡红,苔薄,脉细数或细软。

治法:益气养阴,清热止咳。

处方:竹叶石膏汤合黄芪生脉饮加减。竹叶 9 g,生石膏 30 g,炙甘草 6 g,怀山药 15 g,麦冬 12 g,党参 15 g,杏仁 9 g,黄芪 15～30 g,五味子 5 g,沙参 30 g,金荞麦 30 g,虎杖 30 g,石斛 30 g,丹参 15 g。

阐述:肺炎恢复阶段,临床表现多属邪去正虚,气阴待复,余热未清状态。此时,应用竹叶石膏汤以清热养阴、益气生津,对促进病情的康复很有裨益。但也不可一味纯补,以致温热之邪死灰复燃,因而宜扶正与祛邪清热兼顾。为此,在竹叶石膏汤的基础上,增加金荞麦、虎杖、杏仁、丹参等药以解毒祛瘀、清宣肺气,加强祛邪作用,有助于提高其治疗效果。

八、特色经验探要

(一)解毒清热方药治疗肺炎的临床意义

"毒"是温病重要的致病因素之一。肺炎属于中医温病范畴,因此肺炎的发生、发展、转归,与"毒"无不相关。根据"毒寓于邪,毒随邪入,热由毒生,变由毒起"的温热病发病学的新观点,治疗肺炎的首要措施是祛邪解毒。近年大量的实验与临床研究证明,中医解毒方药在肺炎等温热病中主要是通过以下 3 个方面的作用而发挥其治疗效果的。

1.抗菌消炎作用

细菌和病毒感染是肺炎发病的主要原因。目前不少学者认为,解毒清热方药多数具有广谱抗病原微生物活性的作用,而且不同的解毒清热方药合用,还可出现抗菌的协同增效,以及延缓耐药性产生等多种药理效果。据多年的临床实践和实验结果显示,解毒清热方药鱼腥草、银花、板蓝根、大青叶、七叶一枝花、穿心莲、虎杖、黄芩、黄连、败酱草、大黄、蒲公英、白花蛇舌草、野菊花,以及清肺汤、清瘟败毒饮对肺部感染性疾病,特别是轻、中度感染的患者,具有较好的抗菌消炎作用。但是,解毒清热方药的缺点是大多数体外抗病原体的有效浓度极高,即使服用较大剂量,在体内也难达到此有效浓度,因此临床应用于治疗重症肺部感染患者,往往不易获得预期的抗菌效果。

2.增强机体免疫功能

免疫是机体非常重要的抗感染防御机制,对感染的发生、发展、恢复及预后具有显著的影响。肺炎热象的临床表现,既可由于微生物病原的毒害所产生,也可源于感染的变态反应而来。现已清楚,解毒清热方药无论对增强非特异性免疫功能,抑或特异性体液或细胞免疫功能,均有广泛的激活作用,因而既能有效地提高机体的抗感染免疫能力,又能明显提高抑制其变态反应。对此,重庆市中医研究所著名中医急症专家黄星垣研究员认为,这种扶正以祛邪的整体解毒清热功能,较之现代抗生素类药物作用的原理,更具有潜在的开拓意义。

3.对抗细菌毒素的毒害作用

肺炎等温病的热象病理表现,都是病原微生物毒素的毒害反应。这些毒素一方面直接造成机体功能紊乱和组织损害,产生中毒症状;另一方面又能损害机体抗感染防御机制,从而加重感染的严重程度。长期以来,人们一直致力于寻找一种治疗细菌毒素血症的有效方法。开始时都把希望寄托于种类众多的抗生素上,但实验研究表明,目前几乎所有的抗生素不仅没有抗细菌毒素作用,反而因杀灭大量细菌,特别是革兰氏阴性菌,致使菌体崩解而释放出更多的毒素,引起更严重的临床症状。近年来,在开展中医急症防治的研究中,发现解毒清热方药的解毒药效,不但能有效地解除病原微生物毒素的毒害作用,而且能减轻其对机体组织的损伤及改善感染中毒症状,同时还能保护机体正常的抗感染防御机制,从而阻止感染的扩展。据一些报道认为,解毒清热方药对抗病原微生物毒素的毒害药效,推测其作用机制,可能与抑制毒素的产生,使毒素减毒灭活;对抗毒素所致机体的功能障碍和组织损害;加速机体对毒素的中和及消除三因素有关。

总之,解毒清热方药除具有明显改善感染引起的毒血症症状外,还能起到稳定线粒体膜、溶酶体膜、保护细胞器官,以及对抗内毒素所致脂质过氧化损害等良好作用。此外,最近的进一步研究表明,解毒清热方药并有明显抗内毒素所致

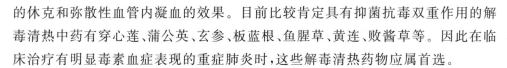

的休克和弥散性血管内凝血的效果。目前比较肯定具有抑菌抗毒双重作用的解毒清热中药有穿心莲、蒲公英、玄参、板蓝根、鱼腥草、黄连、败酱草等。因此在临床治疗有明显毒素血症表现的重症肺炎时，这些解毒清热药物应属首选。

(二)关于保阴存津的临床意义

伤阴耗液是肺炎等温热病最常见的病理特征。由于伤阴的结果往往会导致各种变证的发生，同时，阴液的耗损程度直接影响到疾病的预后，故前人特别重视阴液的存亡问题，明确指出"存得一分津液，便有一分生机"，因此保阴存津应一直贯穿于温热病治疗的全过程。根据历来各家的临床治疗经验，存阴保津一般采用以下几种治法。

1. 清热护阴

温热病的发热高低久暂，直接影响阴液耗伤的轻重程度。现代研究认为，热生于毒，毒生于邪，故清除热毒的关键则在于及时驱邪。在临床上，肺炎初期，邪在于表，治以解表透热，多以银翘散或桑菊饮等辛凉之剂祛除表邪，并重用鲜芦根以养阴清热；如渴甚者，加天花粉；热渐入里，可加细生地、麦冬保津存阴；小便短赤者，则加知母、黄芩、栀子之苦寒与麦冬之甘寒合化阴液以治其热。肺炎至进展期，邪在气分，热势炽盛，但伤阴不重者，仍宜祛邪为主，可用白虎汤等方药以清热保津；如见"脉浮大而芤，汗大出，微喘，甚至鼻孔煽者"，则加人参以益气生津。

2. 通下存阴

热结肠胃，伤阴耗液日重，此时宜采用通腑泄热，使邪热直接排出体外而达到保存津液的目的。前人对温热病早就总结了一条极有成效的治疗经验，就是"下不宜迟""急下存阴"，其常用的方剂多以大黄为主药的大承气汤、增液承气汤和宣白承气汤等。但在临床应用清下方治疗肺炎表现为腑实证候时，必须注意患者体质的强弱、正邪虚实状况，以及病情的轻重程度，掌握好早期应用指征和急下指征则至关重要。

3. 扶正救阴

热毒不燥胃津，必耗肾液，这是温热病邪伤阴的两个主要方面。救胃津肾液则应分别从甘寒生津、咸寒滋阴立法。甘寒生津有五汁饮、沙参麦冬汤、雪梨浆频频饮之；咸寒滋阴可用加减复脉汤、大小定风珠等以复其津液，阴复则阳留，疾病向愈有望。至于"阴既亏而实邪正盛"者，宜祛邪养阴并重，可选用青蒿鳖甲汤、黄连阿胶汤或玉女煎加减投治较为适宜。

与此同时，热盛伤阴之后，在治疗过程中，要注意的问题：一忌发汗，因汗之必重伤其阴,病不但不解,反张其焰而加重病情,且误汗伤阴,必扰乱神明导致内闭外脱之变;二禁渗利,因热盛伤阴所致小便不利者,若强用五苓、八正之属利尿,势必更耗其阴,火上加油,则致变证丛生;三是不可纯用苦寒,因苦能化燥伤阴,用于治疗温热病无异于炉火添薪,使灼液伤津更为严重,故历来主张用于治疗热证,应与甘寒并进,方不致偾事;四则不可妄用攻下,温病治疗虽认为"下不宜迟",但并非无所禁忌,攻下不当反徒伤正气,甚至引邪深入,发生亡阴之变证。一般而言,凡温病下后脉静,身不热,舌上津回,十数天不大便者。不可再用攻下,这是下后阴液已虚之表现。如果邪气复聚,必须用之,则宜攻补兼施,以防阴竭阳脱的发生。

(三)凉肝息风法的抗痉厥作用

在肺炎发展过程中,由于邪热内入营血,扰乱心神,内动肝风,往往引起神志昏迷、四肢抽搐,甚至肢体厥冷的严重症状而造成不良后果。因此,掌握好痉厥的辨证,及时用药治疗,将有助于临床疗效的提高。在临床上,肺炎发痉大多数见于高热阶段,毒血症状明显或肺炎并发脑膜炎时,此即所谓"热极生风"。但也有时见于肺炎后期,由于精血内损,肝肾阴亏,水不涵木,虚风内动引起。此时,治疗大法非凉肝息风不可,一般可选用羚角钩藤汤,若效果不明显,则宜清营透热、凉肝息风并施,在应用清营汤的基础上加用羚羊角 3～5 g、钩藤 12～15 g,并服紫雪丹,对抗痉厥有较好作用。

九、西医治疗

(一)抗生素治疗

1.肺炎链球菌肺炎

首选青霉素 G,用药途径及剂量视病情轻重及有无并发症而定:对于成年轻症患者,可用240 万～480 U/d,分 3～4 次肌内注射或静脉滴注;对青霉素过敏者,或耐青霉素或多重耐药菌株感染者,可用头孢噻肟 2～4 g/d,每天 2～3 次,或头孢曲松钠 2 g/d;氟喹诺酮类药物亦可选用,如左氧氟沙星 0.4～0.5 g/d,莫西沙星 0.4 g/d。

2.金黄色葡萄球菌肺炎

院外感染轻症患者可以选用青霉素 G,240 万～480 U/d,分 3～4 次肌内注射或静脉滴注,病情较重或院内感染者宜选用耐青霉素酶的半合成青霉素或头孢菌素,如苯唑西林钠 6～12 g/d,分次静脉滴注,或4～8 g/d,分次静脉滴注等,联合氨基糖苷类如阿米卡星 0.4 g/d 等亦有较好疗效。阿莫西林、氨苄西林与酶抑制剂组成的复方制剂对产酶金黄色葡萄球菌有效,亦可选用。对于 MRSA 感染者,则应选用万古霉素 1～2 g/d 分次静脉滴注,或替考拉宁首日 0.4 g 静脉滴注,以后 0.2 g/d,或利奈唑胺 0.6 g 每 12 小时 1 次静脉滴注或口服。

3.肺炎克雷伯杆菌性肺炎

常选用第 2 代、第 3 代头孢菌素,如头孢呋辛 3～6 g/d,头孢哌酮 2～4 g/d,分次静脉滴注或肌内注射,病情较重者可联合氨基糖苷类或氟喹诺酮类。但目前随着 3 代头孢的广泛使用,部分地区肺炎克雷伯杆菌产 ESBLs 多见,常呈多重耐药,故选择时常选用含 β-内酰胺酶的复合制剂,如头孢哌酮舒巴坦钠 4～6 g/d,分 2～3 次静脉滴注,对于危重症患者可选用碳青霉烯类药物,如亚胺培南西司他丁 1.0～1.5 g/d,分 2～3 次静脉滴注。

4.铜绿假单胞菌性肺炎

哌拉西林 2～3 g,每天 2～3 次肌内注射或静脉滴注,或头孢他啶 1～2 g/d,每天 2～3 次,或庆大霉素 16 万～40 U/d,分次肌内注射,或环丙沙星 0.4～0.8 g/d,分 2 次静脉滴注。对于顽固或重症病例,可用哌拉西林舒巴坦钠 9.0～13.5 g/d,分 2～3 次静脉滴注,或头孢哌酮舒巴坦钠 6～9 g/d,分 2～3 次静脉滴注。必要时多种抗生素联合应用以增加疗效。

5.军团菌肺炎

阿奇霉素或克拉霉素 500 mg 静脉滴注或口服,或左氧氟沙星 0.5 g 静脉滴注或口服,或莫西沙星 0.4 g 静脉滴注或口服。

6.肺炎衣原体肺炎

首选红霉素,1.0～2.0 g/d,分次口服,亦可选用多西环素或克拉霉素,疗程均为 14～21 天。或阿奇霉素 0.5 g/d,连用 5 天。氟喹诺酮类也可选用。

7.肺炎支原体肺炎

大环内酯类抗菌药物为首选,如红霉素 1.0～2.0 g/d,分次口服,或罗红霉素 0.15 g,每天 2 次,或阿奇霉素 0.5 g/d。氟喹诺酮类及四环素类也用于肺炎支原体肺炎的治疗。疗程一般 2～3 周。

8.病毒性肺炎

(1)利巴韦林:0.8～1.0 g/d,分 3～4 次服用;静脉滴注或肌内注射每天 10～15 mg/kg,分 2 次。连续 5～7 天。

(2)阿昔洛韦:每次 5 mg/kg,静脉滴注,一天 3 次,连续给药 7 天。

(3)更昔洛韦:7.5～15.0 mg/(kg·d),连用 10～15 天。

(4)奥司他韦:75 mg,每天 2 次,连用 5 天。

(5)阿糖腺苷:5～15 mg/(kg·d),静脉滴注,每10～14天为1个疗程。

9.传染性非典型肺炎

一般性治疗和抗病毒治疗同病毒性肺炎。重症患者可酌情使用糖皮质激素,具体剂量及疗程应根据病情而定,甲泼尼龙一般剂量为2～4 mg/(kg·d),连用2～3周。

(二)抗休克治疗

重症肺炎可以并发感染性休克,此时在应用强有力抗生素的同时还需要尽快进行抗休克治疗,使生命体征恢复正常。

1.液体复苏

补充血容量是抗休克的重要抢救措施,一旦临床诊断感染性休克,应尽快积极液体复苏,可先给予右旋糖酐-40 500～1 000 mL,继而补充各种浓度的葡萄糖注射液、林格液或平衡盐液等。最好监测中心静脉压以指导输液,尽快使中心静脉压达到1.1～1.6 kPa(8～12 mmHg);尿量>0.5 mL/(kg·h)。

2.纠正酸中毒

动脉血 pH<7.25者,可适当应用5%碳酸氢钠溶液静脉滴注处理。所需补碱剂量(mmol)=目标CO_2结合力-实测CO_2结合力(mmol/L)×0.3×体重(kg)。

3.糖皮质激素应用

严重感染和感染性休克患者往往存在有相对肾上腺皮质功能不足,应用糖皮质激素,可稳定机体受累部分的细胞膜,保护细胞内的线粒体和溶酶体,防止溶酶体破裂等。对于经足够的液体复苏仍需升压药来维持血压的感染性休克患者,推荐静脉使用糖皮质激素,氢化可的松200～300 mg/d,分3～4次或持续给药。因使用大剂量糖皮质激素,常能引起休内感染的扩散,以及水与电解质的紊乱,故休克一经改善,则应尽快撤除。

4.应用血管活性药物

在补足血容量及纠正酸中毒的基础上,若血压仍不能恢复正常范围,休克症状仍为改善者可以给予血管活性药物。多巴胺作为感染性休克治疗的一线血管活性药物,多巴胺兼具多巴胺能与肾上腺素能 α 和 β 受体的兴奋效应,在不同的剂量下表现出不同的受体效应。一般先用多巴胺10～20 μg/(kg·min),静脉滴注;如无效可改用去甲肾上腺素0.03～1.50 μg/(kg·min),静脉滴注;如果仍无效则可以考虑加用小剂量血管升压素(0.01～0.04 U/min),无须根据血压调整剂量。必要时,可选用山莨菪碱10～20 mg,每15～30分钟1次,静脉注射;待面色转红,眼底血管痉挛和毛细血管血充盈好转,微循环改善,脉差加大,血压回

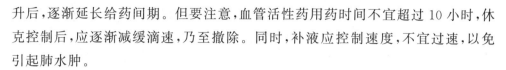

升后,逐渐延长给药间期。但要注意,血管活性药用药时间不宜超过10小时,休克控制后,应逐渐减缓滴速,乃至撤除。同时,补液应控制速度,不宜过速,以免引起肺水肿。

5.防治心肺功能不全

心力衰竭者,可用毛花苷C 0.2～0.4 mg或毛花苷K 0.125～0.250 mg加50%葡萄糖注射液20～40 mL,缓慢静脉注射,若应用后症状不能改善,可以考虑应用多巴酚丁胺2～20 μg/(kg·min)增加心排血量;同时应用祛痰剂以保持呼吸道通畅,呼吸困难及发绀明显者应予吸氧,若吸氧后仍不能纠正低氧血症者应当使用呼吸兴奋剂或者机械通气治疗。

十、中西医优化选择

近年来的临床观察表明,一般轻中度肺炎等急性感染性疾病,中医药的疗效尚属满意。至于对重症肺炎,因中医药的有效剂型单调,急救手段不多,故临床疗效起伏,不够稳定,这显然与具有速效、高效及敏感性强的抗生素相比,难以匹敌。但是,抗生素也有其不足之处,除有变态反应、长期应用易引起耐药外,不但无抗细菌毒素作用,而且反因杀灭大量细菌使菌体破裂释放出更多的毒素,引起更加严重的临床症状,甚至增加休克的发生率。解毒清热药虽在抑菌抗感染症方面不及抗生素,然抗细菌毒素作用则独占鳌头。因此,集中中、西医两法的治疗特长,相互取长补短,发挥"菌毒并治"的良好作用,无疑有助于提高急性肺炎的临床疗效。

值得指出的是,对于严重的细菌性肺炎,特别是高年体虚或原有宿疾的患者,常常伴有机体免疫功能、非特异抵抗力及适应、代偿和修复能力的低下,此时即使施用高敏感、大剂量的抗生素,也往往难以奏效,但倘能及早合用中医益气养阴方药,则常能取得意料不到的效果。

在休克型肺炎的治疗中,经过补充血容量、纠正酸中毒、重用糖皮质激素及应用血管活性药物等措施之后,能有效地纠正休克状态;近年虽也有参附注射液、参麦注射液、参附青注射液等抗休克的中药新剂型问世,但效果不如西药治疗来得迅速有力。尽管如此,若在抗休克过程中,配合中医回阳救逆药治疗,也已证明有助于低血压休克的逆转和稳定;同时,对使用西药升压药物而不易撤除者,加用中药后,西药升压药物则较易于减量和撤除,且又无西药的不良反应,这显然是中医药抗休克作用的一大优势和特色。

总而言之,从当前重症肺炎的治疗发展前景和趋势分析,必须把更新急救手段与研制速效、高效的新型制剂结合起来,这样才有可能提高其临床治疗水平。在这方面西医显然居于优势地位,但是由于这些新型抗感染的新制剂,多具有严重的医源性并发症,而且这个问题在短期内还不可能得到有效的解决,所以其优势也会变为劣势。目前已有多种中成药注射剂应用于肺炎,如双黄连注射液、痰热清注射液、炎琥宁注射液等。双黄连注射液药物组成为金银花、黄芩和连翘等,用于外感风热引起的发热、咳嗽、咽痛。适用于细菌及病毒感染的上呼吸道感染、肺炎等。药理作用显示对金黄色葡萄球菌、肺炎链球菌、溶血性链球菌、痢疾志贺菌等有一定的抑制作用。痰热清注射液的主要成分是黄芩、胆粉、山羊角、金银花和连翘,与头孢曲松钠治疗急性肺炎相比较,痰热清与头孢曲松钠疗效相当,充分说明痰热清注射液具有很好的消炎、抗病毒作用,且用药安全,不良反应小,不易产生抗药性。炎琥宁注射液临床治疗小儿肺炎过程中无论在退热、止咳、促进肺部啰音吸收及 X 线、血象恢复等方面都有较好的效果,而且炎琥宁注射液安全、有效,无明显毒副作用,无耐药性。

十一、饮食调护

肺炎初起,病在肺卫者,可用菊花 10 g 开水冲泡,饮用;高热期间,患者宜素净、水分多、易吸收的食物,如绿豆汤、焦米汤、花露、果汁、蔗浆;热初退,宜低脂、富有营养之软食;由于肺炎后期津液亏耗者,可用甜水梨大者 1 枚,切薄,新汲凉水内浸半日,制成雪梨浆,时时服用,颇有裨益。

肺炎发病过程中,宜忌葱、韭、大蒜、辛辣油腻、油炸、生冷、硬食;同时,应戒烟忌酒,因酒能助热,促使炎症病灶的扩散而致病情加重。

第四章

消化系统疾病

第一节　胃食管反流病

胃食管反流病（gastroesophageal reflux disease，GERD）是指过多胃、十二指肠内容物反流入食管引起胃灼热（烧心）等症状，并可导致食管炎和咽、喉、气道等食管之外的组织损害。20％～40％的胃食管反流病患者内镜下可见食管黏膜糜烂或溃疡等炎症改变，称为反流性食管炎（reflux esophagitis，RE）。多数胃食管反流病患者虽有胃灼热等症状，但内镜下未见食管黏膜糜烂或溃疡等改变，称为非糜烂性胃食管反流病（non-erosive gastroe sophageal reflux disease，NERD）。

一、流行病学

临床流行病学研究显示胃食管反流病在西方国家十分常见，人群中有胃灼热症状占 7％～15％，发病随年龄增长而增加，40～60 岁为发病高峰年龄，男女患病率无差异。我国北京与上海的流行病学调查显示有胃灼热症状者占人群的 8.97％，经内镜或 24 小时 pH 监测证实为胃食管反流病者占人群的 5.77％。而有反流性食管炎者占人群的 1.92％。

二、病因和发病机制

胃食管反流病是由多种因素造成的消化道动力障碍性疾病，存在酸或其他有害物质如胆酸、胰酶等的食管反流。正常情况下食管有防御胃酸及十二指肠内容物侵袭的功能，包括抗反流屏障、食管廓清功能及食管黏膜组织抵抗力。胃食管反流病的发病是抗反流防御机制下降和反流物对食管黏膜攻击作用的结果。

（一）食管抗反流屏障

食管抗反流屏障是指在食管和胃连接处一个复杂的解剖区域，包括食管下括约肌（lower esophageal sphincter，LES）、膈肌脚、膈食管韧带、食管与胃底间的锐角（His角）等，上述各部分的结构和功能上的缺陷均可造成胃食管反流，其中最主要的是LES的功能状态。

1.LES和LES压

LES是指食管末端3～4 cm长的环形肌束。正常人休息时LES压为1.3～4.0 kPa（10～30 mmHg），为一高压带，防止胃内容物反流入食管。LES部位的结构受到破坏时可使LES压下降，如贲门失弛缓症手术后易并发反流性食管炎。一些因素可影响LES压力降低，如某些激素（如缩胆囊素、胰升糖素、血管活性肠肽等）、食物（如高脂肪、巧克力等）、药物（如钙离子通道阻滞剂、地西泮）等。腹内压增高（如妊娠、腹水、呕吐、负重劳动等）及胃内压增高（如胃扩张、胃排空延迟等）均可影响LES压相应降低而导致胃食管反流。

2.一过性LES松弛

正常情况下当吞咽时，LES即松弛，食物得以进入胃内。一过性LES松弛与吞咽时引起的LES松弛不同，它无先行的吞咽动作和食管蠕动的刺激，松弛时间更长，LES压的下降速率更快、LES的最低压力更低。正常人虽也有一过性LES松弛，但较少，而胃食管反流病患者一过性LES松弛较频繁。目前认为一过性LES松弛是引起胃食管反流的主要原因。

3.食管裂孔疝

可加重反流并降低食管对酸的清除，可导致胃食管反流病。

（二）食管酸清除

正常情况时食管内容物通过重力作用，一部分排入胃内，大部分通过食管体部的自发和继发性推进蠕动将食管内容物排入胃内，此即容量清除，是食管廓清的主要方式。吞咽动作诱发自发性蠕动，反流物反流入食管引起食管扩张并刺激食管引起继发性蠕动，容量清除减少了食管内酸性物质的容量，剩余的酸由咽下的唾液中和。

（三）食管黏膜防御

在胃食管反流病中，仅有少数患者发生食管黏膜炎症，大部分患者虽有反流症状，却没有明显的食管黏膜破损，提示食管黏膜对反流物有防御作用，这种防御作用称之为食管黏膜组织抵抗力。食管腺分泌的含有碳酸氢盐的黏液可稀释并中和酸性反流物；食管复层鳞状上皮层相对较厚，有紧密连接和富含脂质的间

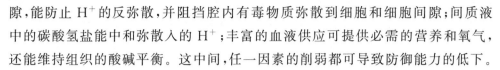

隙,能防止 H^+ 的反弥散,并阻挡腔内有毒物质弥散到细胞和细胞间隙;间质液中的碳酸氢盐能中和弥散入的 H^+;丰富的血液供应可提供必需的营养和氧气,还能维持组织的酸碱平衡。这中间,任一因素的削弱都可导致防御能力的低下。

(四)胃排空延迟

胃食管反流在餐后发生较多,其反流频率与胃内容物的含量、成分及胃排空情况有关。胃排空延迟者可促进胃食管反流。

三、病理

在有反流性食管炎的胃食管反流病患者,其病理组织学改变如下:①复层鳞状上皮细胞层增生。②乳头向上皮腔面延长。③固有层内炎性细胞主要是中性粒细胞浸润。④鳞状上皮气球样变。⑤糜烂及溃疡。

内镜下不同程度的食管炎则表现为黏膜水肿、潮红、糜烂、溃疡、增厚转白、瘢痕狭窄。目前各国学者较为统一的意见是只有内镜下可见的食管黏膜破损才可诊断为反流性食管炎。Barrett 食管是指食管与胃交界的齿状线 2 cm 以上出现柱状上皮替代鳞状上皮。组织学表现为特殊型柱状上皮、贲门型上皮或胃底型上皮。内镜下典型表现为粉红带灰白的食管黏膜呈现胃黏膜的橘红色,分布可为环形、舌形或岛状。

四、临床表现

胃食管反流病的临床表现多样,轻重不一,有些症状较典型,如胃灼热和反酸,有些症状则不易被认识,从而忽略了对本病的诊治。不少患者呈慢性复发的病程。

(一)烧心和反酸

烧心和反酸是胃食管反流病最常见症状。胃灼热是指胸骨后或剑突下烧灼感,常由胸骨下段向上伸延。常在餐后 1 小时出现,卧位、弯腰或腹压增高时可加重。胃内容物在无恶心和不用力的情况下涌入口腔统称为反胃。本病反流物多呈酸性,此时称为反酸。反酸常伴有胃灼热。

(二)吞咽困难和吞咽痛

部分患者有吞咽困难,可能是由于食管痉挛或功能紊乱,症状呈间歇性,进食固体或液体食物均可发生。少部分患者吞咽困难是由食管狭窄引起,此时吞咽困难可呈持续性进行性加重。有严重食管炎或并发食管溃疡,可伴吞咽疼痛。

(三)胸骨后痛

疼痛发生在胸骨后或剑突下。严重时可为剧烈刺痛,可放射到后背、胸部、肩部、颈部、耳后,此时酷似心绞痛。多数患者由胃灼热症状发展而来,但亦有部分患者可不伴有胃食管反流病的胃灼热和反酸的典型症状,给诊断带来困难。

(四)咽喉部症状

与胃食管反流病相关的咽喉部症状主要有间歇性声音嘶哑、持久咽痛、咽喉部异物感,及吞咽困难等咽喉部、声带等处炎症的表现,部分胃食管反流病患者可仅有咽喉部不适而就诊于耳鼻咽喉科。

(五)呼吸道症状

近年对胃食管反流病与某些呼吸道症状和病变的关系做了大量的观察研究,长期咳嗽、哮喘、反复发生的肺炎、肺纤维化,以及婴幼儿窒息被认为可能与胃食管反流病有关。甚至相当一部分胃食管反流病患者有呼吸道症状而并无食管症状。胃食管反流病引起的支气管痉挛可能是哮喘、夜间咳喘的重要致病因素之一,而这种痉挛可能系吸入反流物所致。不过也有认为,哮喘患者之胸腔-腹腔压力梯度增大,或胃排空延迟易于胃-食管反流,且长期使用的药物对 LES 张力有负性作用,易有胃食管反流病发生。长期咳嗽系由胃酸刺激远端食管-气管支气管反射所致。而反复发生的肺炎则多由吸入反流物或其中的细菌所致。婴幼儿反复发生肺炎还与食管的蠕动波幅降低致使清除功能低下有关。长期少量吸入胃酸会因反复炎症、纤维组织增生而造成肺纤维化。而越来越多的证据表明胃食管反流病是婴儿窒息的病因之一。

(六)并发症

1.上消化道出血

有反流性食管炎者,因食管黏膜炎症、糜烂及溃疡所致,可有呕血和/或黑粪。

2.食管狭窄

食管炎反复发作使纤维组织增生,最终导致瘢痕狭窄,是严重食管炎表现。

3.Barrett 食管 Barrett 食管

可与反流性食管炎并存。既往认为 Barrett 食管是破损的食管黏膜在修复过程中,鳞状上皮被柱状上皮取代所产生,是反流性食管炎的并发症或后果。近年有研究认为 Barrett 食管与反流性食管炎的疾病谱不同,两者并不一定存在因果关系。Barrett 食管可发生消化性溃疡,又称 Barrctt 溃疡。Barrett 食管是食管腺癌的主要癌前病变,其腺癌的发生率较正常人高30~50倍。

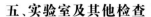

五、实验室及其他检查

(一)内镜检查

内镜检查是诊断反流性食管炎最准确的方法,并能判断反流性食管炎的严重程度和有无并发症,结合活检可与其他原因引起的食管炎和其他食管病变(如食管癌等)做鉴别。内镜见到有反流性食管炎可以确立胃食管反流病的诊断;但无反流性食管炎不能排除胃食管反流病。根据内镜下所见食管黏膜的损害程度进行反流性食管炎的分级,有利于病情判断及指导治疗。

所提出的分级标准很多,沿用已久的 Savary-Miler 分级法将反流性食管炎分为 4 级。Ⅰ级为单个或几个非融合性病变,表现为红斑或浅表糜烂;Ⅱ级为融合性病变,但未弥漫或环周;Ⅲ级病变弥漫环周,有糜烂但无狭窄;Ⅳ级呈慢性病变,表现为溃疡、狭窄、食管缩短及 Barrett 食管。

目前应用较为广泛的是 1994 年第十届世界胃肠病大会制订的洛杉矶标准:Ⅰ级为黏膜有破损,但直径＜5 mm;Ⅱ级为破损直径＞5 mm,但病灶间无融合;Ⅲ级为破损病灶间相互融合,但不超过食管周径的 3/4;Ⅳ级为破损灶融合且超过食管周径的 3/4。

(二)24 小时食管 pH 监测

应用便携式 pH 记录仪在生理状态下对患者进行 24 小时食管 pH 连续监测,可提供食管是否存在过度酸反流的客观证据,目前已被公认为诊断胃食管反流病的重要诊断方法,尤其在患者症状不典型、无反流性食管炎及虽症状典型但治疗无效时更具重要诊断价值。

一般认为正常食管内 pH 为 5.5～7.0,当 pH＜4 时被认为是酸反流指标,24 小时食管内 pH 监测的各项参数均以此作为基础。常用以下 6 个参数作为判断指标:①24 小时内 pH＜4 的时间百分率(正常＜4.0%);②直立位 pH＜4 的时间百分率(正常＜4.3%);③仰卧位 pH＜4 的时间百分率(正常＜6.0%);④pH＜4 的反流次数(正常＜6 次);⑤长于 5 分钟的反流次数(正常≤3 次);⑥持续最长的反流时间(正常＜18 分钟)。

6 个诊断病理反流参数中,以 pH＜4 的总百分时间阳性率最高,亦可综合各参数按 Demeester 评分法算出总评分。正常为≤14 分,超过 15 分认为是有异常胃食管酸反流。有研究认为胆汁反流参与了食管黏膜的损伤,因此对怀疑有异常十二指肠胃食管反流者,可同时行24 小时食管胆汁监测。

(三)食管吞钡 X 线检查

该检查对诊断反流性食管炎敏感性不高,对不愿接受或不能耐受内镜检查者行该检查,其目的主要是排除食管癌等其他食管疾病。严重反流性食管炎可发现阳性 X 线征,同时可检查有否食管裂孔疝。

(四)食管滴酸试验

在滴酸过程中,出现胸骨后疼痛或胃灼热的患者为阳性,且多于滴酸的最初 15 分钟内出现,表明有活动性食管炎存在。

(五)食管测压

可测定 LES 的长度和部位、LES 压、LES 松弛压、食管体部压力及食管上括约肌压力等。LES 静息压为 1.3~4.0 kPa(10~30 mmHg),如 LES 压<0.8 kPa (6 mmHg)易导致反流。当胃食管反流病内科治疗效果不好时可作为辅助性诊断方法。

六、诊断与鉴别诊断

(一)诊断

胃食管反流病的诊断应基于:①有明显的反流症状;②内镜下可能有反流性食管炎的表现;③过多胃食管反流的客观证据。如患者有典型的烧心和反酸症状,可做出胃食管反流病的初步临床诊断。内镜检查如发现有反流性食管炎并能排除其他原因引起的食管病变,本病诊断可成立。对有典型症状而内镜检查阴性者,用质子泵抑制剂作试验性治疗(如奥美拉唑每次 20 mg,每天 2 次,连用 7 天),如有明显效果,本病诊断一般可成立。有条件可行 24 小时食管 pH 监测,如证实有食管过度酸反流,诊断可成立。对症状不典型患者,常需结合内镜检查、24 小时食管 pH 监测和试验性治疗进行综合分析来做出诊断。

(二)鉴别诊断

虽然胃食管反流病的症状有其特点,临床上尚应与其他病因的食管炎、消化性溃疡、各种原因的消化不良、胆道疾病,以及食管动力疾病等相鉴别。胸痛为主时,应与心源性、非心源性胸痛的各种病因进行鉴别,如怀疑心绞痛,应做心电图和运动试验,在除外心源性胸痛后,再行有关食管性胸痛的检查。对有吞咽困难者,应与食管癌和食管贲门失弛缓症相鉴别。对有吞咽疼痛,同时内镜显示有食管炎的患者,应与感染性食管炎(如真菌性食管炎)、药物性食管炎等鉴别。

七、治疗

胃食管反流病的治疗目的是控制症状、治愈食管炎、减少复发和防止并发症。

(一)一般治疗

为了减少卧位及夜间反流可将床头端的床脚抬高 15～20 cm,以患者感觉舒适为度。餐后易致反流,每餐不宜过饱,睡前也不宜进食,白天进餐后亦不宜立即卧床。注意减少一切引起腹压增高的因素,如肥胖、便秘、紧束腰带等。应避免进食使 LES 压降低的食物,如高脂肪、巧克力、咖啡、浓茶等。应戒烟及禁酒。避免应用降低 LES 压的药物及影响胃排空延迟的药物。如一些老年患者因 LES 功能减退易出现胃食管反流,如同时合并有心血管疾病而服用硝酸甘油制剂或钙通道阻滞剂可加重反流症状,应适当避免。一些支气管哮喘患者如合并胃食管反流可加重或诱发哮喘症状,尽量避免应用茶碱及 β 受体激动剂,并加用抗反流药物治疗。

(二)药物治疗

1.H$_2$ 受体拮抗剂

如西咪替丁、雷尼替丁、法莫替丁等。H$_2$ 受体拮抗剂能减少 24 小时胃酸分泌 50％～70％,但不能有效抑制进食刺激的胃酸分泌,因此适用于轻、中症患者。可按治疗消化性溃疡常规用量,但宜分次服用,增加剂量可提高疗效,但增加不良反应,疗程 8～12 周。

2.促胃肠动力药

这类药物的作用是增加 LES 压力、改善食管蠕动功能、促进胃排空,从而达到减少胃内容物食管反流及减少其在食管的暴露时间。尽管这类药物种类很多,但根据大量临床研究结果,推荐作为本病治疗的药物目前主要是西沙必利。西沙必利的疗效与 H$_2$ 受体拮抗剂相仿,同样适用于轻、中症患者。常用量为每次 5～10 mg,每天 3 次,疗程 8～12 周。

3.质子泵抑制剂

质子泵抑制剂包括奥美拉唑、兰索拉唑、潘妥拉唑、雷贝拉唑及埃索美拉唑等。这类药物抑酸作用强,因此对本病的疗效优于 H$_2$ 受体拮抗剂或西沙必利,特别适用于症状重、有严重食管炎的患者。一般按治疗消化性溃疡的常规用量,疗程 8～12 周。对个别疗效不佳者可倍量或与西沙必利同用。

4.抗酸药

仅用于症状轻、间歇发作的患者作为临时缓解症状用。

胃食管反流病的药物治疗方法有两种,则递增疗法与递减疗法。递增疗法是指对轻、中度患者先用 H$_2$ 受体阻滞剂或促胃动力药治疗,如疗效欠佳可两者联用或使用质子泵抑制剂,每种药物先从常规剂量再逐渐增加剂量,直到达到满意疗效。递减疗法指从治疗开始即用足量的质子泵抑制剂控制症状,然后再根据具体情况逐渐减量或改用 H_2 受体阻滞(或促胃动力药),直到以最小剂量的药物达到满意控制症状的目的。目前较多学者推崇递减疗法,其主要理由是可以尽快控制患者的症状,提高生存质量,增加患者治疗的依从性,且递减疗法也有较好的效价比。

胃食管反流病具有慢性复发倾向,据西方国家报道停药后半年复发率高达70%～80%。为减少症状复发、防止食管炎反复复发引起的并发症,有必要考虑给予维持治疗,停药后很快复发而症状持续者,往往需要长程维持治疗,有食管炎并发症如食管溃疡、食管狭窄、Barrett 食管者,肯定需要长程维持治疗。H_2 受体拮抗剂、西沙必利、质子泵抑制剂均可用于维持治疗,其中以质子泵抑制剂效果最好。维持治疗的剂量因个别患者而异,以调整至患者无症状之最低剂量为最适剂量。对于非糜烂性反流病患者的维持治疗方法尚有不同意见,有主张可采用间歇疗法,即出现症状时给予 1 个疗程的药物治疗,症状控制后即停药,不用维持治疗。也有主张采用按需疗法,即患者根据症状情况自行短程服药,以达到控制症状为目的。

(三)外科抗反流手术

抗反流手术是指不同术式的胃底折叠术,目的是阻止胃内容物反流入食管。抗反流手术指征如下:①内科抗酸治疗有效,但患者不能忍受长期服药。②经扩张治疗后仍反复发作的食管狭窄,特别是年轻人。③证实由反流引起的严重呼吸道疾病。

除第 3 项为绝对指征外,近年由于质子泵抑制剂的使用,其余均已成为相对指征。外科手术又可分为开腹胃底折叠术与腹腔镜下胃底折叠术,可根据医师的熟练程度选择手术方法。成功的抗反流手术可明显降低食管炎复发的机会。

近年来各种内镜下抗反流术也开始应用于临床,包括内镜下贲门黏膜缝合术,假体注入术,射频术等。据报道均有不同程度的抗胃食管反流效果,与外科手术相比,内镜下抗反流术创伤小,相对安全,容易为患者所接受,但远期疗效尚有待进一步临床追踪观察。

(四)并发症的治疗

1.食管狭窄

除极少数严重纤维狭窄需行手术切除外,绝大部分狭窄可行内镜下食管扩张术治疗。扩张术后予长程质子泵抑制剂维持治疗可防止狭窄复发,对年轻患者亦可考虑抗反流手术。

2.Barrett 食管

如食管炎合并有 Barrett 食管,应积极治疗反流性食管预防复发。Barrett 食管发生食管腺癌的危险性大大增高,对单独存在的 Barrett 食管,尽管有各种清除 Barrett 食管方法的报道,但疗效均未获肯定,因此加强随访是目前预防 Barrett 食管癌变的唯一方法。重点是早期识别异型增生,发现重度异型增生或早期食管癌及时手术切除。

第二节　溃疡性结肠炎

一、概述

溃疡性结肠炎(UC)又称慢性非特异性溃疡性结肠炎或特发性溃疡性结肠炎,是一种病因不明的慢性非特异性炎症性肠病,病变主要限于直肠、结肠黏膜及黏膜下层,呈连续性非节段性分布,且以溃疡为主,直肠和远端结肠受累多见,也可向近端扩展,甚至遍及整个结肠。临床主要表现为腹痛、腹泻、黏液脓血便、里急后重。部分患者有发热、贫血、体重减轻等全身表现。发病可缓渐或突然发生,多数患者反复发作,病程呈慢性经过,发作期与缓解期交替。本病病因与发病机制尚未完全明确,目前的研究认为是由环境、遗传和免疫等因素相互作用所致,精神、感染、过敏等因素可能是发病的诱因。本病可发生于任何年龄,男女发病率无明显差异。国内尚缺乏对本病流行病学方面的系统调查,一般认为发病率较国外低,总体上人群发病率2/10 万～10/10 万。本病发病有种族差异,白人的发病率高于有色人种(约为 4∶1),白人中的犹太人发病率较非犹太人高。据文献报道,发病年龄以 15～25 岁为多,也有认为 55～65 岁的发病率也高。

溃疡性结肠炎属于中医学"腹痛""泄泻""痢疾""肠风""脏毒"范畴。

二、病因、病理

中医学认为,脾胃主管饮食的受纳、腐熟、消化与吸收;小肠则主管"分清别浊",吸收精微物质;大肠功专"传导糟粕",排出大便。溃疡性结肠炎的病因为外感(风、湿、暑、热)之邪,或脾胃素虚,或饮食不节、饮食不洁,或思虑劳倦过度,或忧思恼怒,情志不遂,致湿邪蕴于大肠,气血与之相搏结,气机郁滞,肠道功能失职,脉络受损而发病。

(一)外邪侵袭

外邪主要有风、热、暑、湿,其中以湿最常见。感受湿邪,脾失健运,湿热或寒湿蕴于大肠,气血与之相搏结,肠道传导失司,脉络受损,气血凝滞,化腐成脓而痢下赤白;伤及气分,则为白痢;伤及血分,则为赤痢;气血俱伤,则为赤白痢。

(二)饮食不节

嗜食肥甘醇酒或辛辣之品,酿生湿热,湿热与气血相搏结,化为脓血;或素嗜生冷,中阳受损,湿从寒化,大肠气机受阻,气血与寒湿相搏,化为脓血,亦可致痢下赤白。

(三)七情内伤

情志不遂或忧思恼怒,肝失疏泄,气机郁结,横逆犯脾,大肠传导失司,气滞血瘀,化腐成脓,故腹痛,里急后重,便脓血;脾失健运,气机升降失常,大肠传导失司,故腹泻与便秘交替。

(四)脾肾素虚

先天禀赋不足或久病体虚,脾阳不足或肾阳亏虚不能温煦脾阳,以致脾肾阳虚,水谷清浊不分,下注大肠,故见大便溏薄甚至水样便,洞泄不止,缠绵难愈。

总之,溃疡性结肠炎患者病位在脾胃与大小肠,与肾有关;脾虚湿胜是主要的病机;以脾虚、肾虚为本,湿、热、气滞、血瘀、寒等为标。发作期以标实为主或虚实相兼;缓解期则以本虚为主。溃疡性结肠炎患者如以泄泻为主,久之则耗伤气阴,暴泻无度可成气阴两衰而最终成亡阴亡阳之变;如便脓血甚或利下鲜血,则可导致阴血亏虚,气随血脱成厥脱危候。

三、诊断

溃疡性结肠炎起病有缓有急,病情轻重不一,常表现为持续性或发作期与缓解期交替。

(一)临床表现

1.症状

(1)消化道症状。①腹泻:为本病主要症状。炎症刺激使肠蠕动增加,肠道对水钠吸收障碍,患者一般都有腹泻,腹泻次数取决于病变轻重和广泛程度。轻者每天2~4次,重者达每天10~30次,可致失水、电解质紊乱。粪质含黏液、脓血,也可只排黏液便和脓血而无粪质。大便带血多见,偶呈全血便。病变限于直肠时,表现为大便表面带血;病变广泛时,血混于粪便中。②腹痛:疼痛多位于左下腹或下腹,可涉及全腹,多为阵发性痉挛性绞痛,一般为轻至中度腹痛,轻型患者或缓解期可无腹痛或仅有腹部不适。重症患者并中毒性巨结肠或并发腹膜炎可有持续剧烈腹痛。腹痛呈疼痛—便意—缓解的规律。③里急后重：由于直肠炎症刺激所致，常有骶部不适。④其他：腹胀、食欲缺乏、恶心、呕吐等。

（2）全身症状：发热常提示溃疡性结肠炎急性发作或急性期，或伴有感染。多为低到中度发热。重症者可有高热、心率加速。病情进展、恶化者可出现衰弱、消瘦、贫血、水和电解质紊乱、低蛋白血症、营养障碍。约 3% 患者表现为情绪不稳定，如抑郁、焦虑、失眠等。

（3）肠外表现：在本病较少见，约占 10%，可能与毒素、肠吸收障碍、衰弱、自身免疫有关。关节痛多见，多为一过性游走性关节痛，偶见强直性脊椎炎。另外可有结节性红斑、多形红斑、阿弗他口炎、皮下结节、坏疽性脓皮病、虹膜炎、眼色素层炎、脂肪肝、慢性活动性肝炎、坏死后性肝硬化、胆管周围炎、硬化性胆管炎、肾盂肾炎、尿石症、贫血等，儿童生长发育也可受影响。

2.体征

左下腹或全腹压痛，伴肠鸣音亢进，可触及痉挛或增厚的降结肠或乙状结肠。重症或暴发型患者有发热、脉速、失水体征；结肠扩张者有明显腹胀，上腹明显膨隆，腹肌紧张，腹部压痛，反跳痛，肠鸣音减弱或消失。在轻型或缓解期患者可无阳性体征。直肠指检常有触痛，肛门括约肌常痉挛（但急性中毒症状较重者可松弛），可有指套染血。

(二)实验室检查

1.血液检查

（1）血常规和血沉：由于失血、缺铁而贫血常见，多为小细胞低色素性贫血。急性期白细胞计数升高、血沉加速。血沉的加快常反映病变的活动性而不能反映病情的轻重。

（2）凝血功能：第 V、Ⅶ、Ⅷ 因子活性增加，纤维蛋白增加，血小板计数升高。由于血液呈高凝状态，血栓性栓塞常见，如肺栓塞等。

（3）血清蛋白电泳：血清蛋白降低，α_1、α_2-球蛋白升高。缓解期者如有 α_2-球蛋白增加，提示病情复发可能。γ-球蛋白下降提示预后不良。

（4）电解质：钠、钾、氯降低，腹泻明显者低钾尤为突出。

（5）C-反应蛋白（CRP）：CRP 可鉴别功能性与炎症性肠病，损伤 16 小时可先于其他蛋白质升高。在克罗恩病患者，CRP 较溃疡性结肠炎患者高，提示两者有着不同的急性反应相。

2.粪便检查

外观有脓血、黏液，镜下见大量红、白细胞、脓细胞、巨噬细胞。溶组织阿米巴滋养体、包囊、血吸虫卵及大便孵化、细菌培养(沙门菌、痢疾志贺菌、空肠弯曲杆菌、需氧及厌氧菌)及真菌培养阴性。

3.X 线检查

钡灌肠可见多发性溃疡，表现为肠管管壁边缘呈毛刺状或锯齿形，肠腔内有小龛影或条形存钡区，黏膜皱襞粗大紊乱，可见肠腔内炎性息肉引起的颗粒状充盈缺损。早期可见肠壁痉挛，结肠袋形加深，在后期患者由于肠壁纤维组织增生，肠壁变硬，肠管缩短，肠腔变窄，呈铅管状，结肠袋形消失。在中毒性巨结肠患者结肠扩张，结肠袋消失。在重症或暴发型患者一般不做钡灌肠检查，以免加重病情或诱发中毒性结肠扩张。低张气钡双重造影有利于显示微小病变。全消化道钡餐有利于了解整个胃肠道情况。

4.肠系膜上或肠系膜下动脉选择性血管造影

血管造影可使病变部位的细小血管显影，对溃疡性结肠炎的诊断提供有力的帮助。典型表现可见肠壁动脉影像有中断、狭窄及扩张，静脉影像早期则显示高度浓染，而毛细血管像显示中度浓染。

5.内镜检查

对诊断本病有重要价值，并可确定病变范围，摘除较大的炎性息肉。镜检可见病变呈连续性由远端向近端发展，黏膜弥漫性充血、水肿、血管模糊，黏膜粗糙呈细颗粒状，脆性增加，触之易出血，肠黏膜有多发性浅溃疡、糜烂、覆黄白色或血性渗出物，后期见炎性息肉、肠腔狭窄、肠壁增厚、僵直、结肠袋消失、癌变，黏膜较苍白，有萎缩斑片。急性期溃疡及慢性期息肉可同时存在。对急性期重症患者检查应慎重，以防肠穿孔。炎性息肉可有蒂或无蒂，色鲜红，或粉红、苍白，可见桥状形态形成。

(三)病理学检查

有活动期与缓解期的不同表现。

1.活动期

(1)固有膜内有弥漫性、慢性炎性细胞及中性粒细胞、嗜酸性粒细胞浸润。

(2)隐窝有急性炎性细胞浸润，尤其是上皮细胞间有中性粒细胞浸润和隐窝炎，甚至形成隐窝脓肿，可有脓肿溃入固有膜。

(3)隐窝上皮增生，杯状细胞减少。

(4)可见黏膜表层糜烂、溃疡形成和肉芽组织增生。

2.缓解期

(1)中性粒细胞消失,慢性炎性细胞减少。

(2)隐窝大小、形态不规则,排列紊乱。

(3)腺上皮与黏膜肌层间隙增宽。

(4)潘氏细胞化生。

根据以上临床表现及辅助检查,诊断本病一般不难。但一个完整的诊断应包括疾病的临床类型、严重程度、病情分期、病变范围和并发症。

临床类型:可分为初发型、慢性持续型、慢性复发型和急性暴发型。①初发型:指无既往史而首次发作。②慢性持续型:病情持续,间断出现急性发作,症状加重。③慢性复发型:临床最多见,发作与缓解交替出现。④急性暴发型:症状严重伴全身中毒性症状,可伴中毒性巨结肠、肠穿孔、脓毒血症等并发症。除暴发型外,各型可相互转化。

严重程度:可分为轻度、中度和重度。①轻度:患者腹泻 4 次/天以下,便血轻或无,无发热、脉搏加快或贫血,血沉正常。②中度:介于轻度和重度之间。③重度:腹泻 6 次/天以上,明显黏液血便,体温在 37.5 ℃以上,而脉搏在 90 次/分以上,至少 4 天;血红蛋白＞75 g/L,血沉＞30 mm/h,病变范围多为全结肠。

病情分期:可分为活动期和缓解期。

病变范围:分为直肠、直乙状结肠、左半结肠(脾曲以远)、广泛结肠(脾曲以近)、全结肠。

肠外表现及并发症:肠外可有关节、皮肤、眼部、肝胆等系统受累;并发症可有大出血、穿孔、中毒性巨结肠和癌变等。

2000 年成都全国炎症性肠病学术研讨会规范了本病的诊断标准;2007 年济南中华医学会第七次全国消化病学术会议对诊治规范作了修改,可资参考。

四、鉴别诊断

本病以腹痛、腹泻和黏液脓血便为主要表现,应该与慢性细菌性痢疾、阿米巴痢疾、慢性血吸虫病、肠结核等感染性肠炎和缺血性肠病、放射性肠炎等非感染性肠炎,以及大肠癌、肠易激综合征等疾病相鉴别。

(一)克罗恩病

腹痛呈持续性,疼痛程度较溃疡性结肠炎重,常位于右下腹或脐周,排便后缓解,发热较溃疡性结肠炎常见,大便一般无黏液及脓血,里急后重少见,腹块常见(而溃疡性结肠炎一般无腹块)。常累及回肠末段和临近结肠,偶见累及食管及胃。病变不连续,呈节段性分布,肠腔狭窄和瘘管较多见,容易形成瘘管是本病的一个特点。内镜下黏膜呈卵石样,有较深的沟槽样溃疡,黏膜脆性不增加。病变累及肌层,呈全壁性,可见肉芽肿形成,肠腺隐窝脓肿少见。癌变较溃疡性结肠炎少见。

(二)阿米巴病

阿米巴性肠病多累及右侧结肠,溃疡孤立而分散,较深,边缘潜行,溃疡间可见正常黏膜,粪便阿米巴滋养体或包囊阳性,抗阿米巴治疗有效。急性期者内镜表现酷似溃疡性结肠炎,易误诊。

(三)细菌性痢疾

多有急性菌痢史,大便痢疾志贺菌培养阳性。抗菌治疗有效。

(四)血吸虫病

有疫水接触史。肝、脾大,粪便虫卵阳性,孵化毛蚴阳性。内镜下直肠黏膜见黄褐色颗粒(急性期),黏膜活检可见虫卵。血嗜酸细胞增高,抗血吸虫治疗有效。

(五)肠易激综合征

轻症溃疡性结肠炎患者易被误诊为肠易激综合征。肠易激综合征患者粪便有黏液但无脓血,镜下仅有少量白细胞。内镜、X线仅见肠激惹征象,无炎症性改变。患者往往伴有神经症症状。

(六)结肠癌

发病年龄较溃疡性结肠炎者大,多在中年以后。X线可见病变部位黏膜破坏、充盈缺损、肠壁僵硬、肠腔变窄,直肠指检可触及肿块;内镜检查和病理活检有助于诊断。应警惕溃疡性结肠炎合并癌变者。

(七)缺血性结肠炎

一般发生在年龄较大者,发病急,病程短,一般不累及直肠(由于直肠侧支循环较多),钡灌肠可见指压痕征、假性肿瘤、肠壁锯齿状改变及肠管纺锤状狭窄。内镜下可见黏膜下出血造成的黯紫色隆起、黏膜的剥离出血及溃疡等,与正常黏膜有明显分界。

五、并发症

(一)中毒性巨结肠

本病严重并发症之一,发生率约2%,病死率高达20%～30%,国内较少见。多发生在暴发型或重症患者。由于溃疡深而广泛,可累及全结肠,深达肌层,甚至结肠全受累,肠壁血管及肠肌神经丛受损害,结肠张力减弱或消失,肠内容物及积聚的气体使结肠急性扩张,扩张的压力使肠内容物、细菌经溃疡进入肠壁和血流,造成毒血症、脓毒血症,又使结肠进一步扩张。临床表现为肠管高度扩张,腹部明显胀气,以横结肠扩张最显著。患者病情急剧变化,毒血症状明显,有高热、脱水、脉速、电解质紊乱、腹部膨隆、压痛、肠鸣音消失,白细胞计数显著升高。在结肠扩张基础上容易发生肠穿孔、腹膜炎。

(二)直肠、结肠癌

国外报告本病有 5% 的癌变率,国内发病率较低。癌变趋势与病程长短、病情轻重、病变范围有关。主要发生在重症患者,病变累及全结肠或病程漫长者。故对病程长者要注意癌变可能。有人曾经统计,全结肠炎患者及病期超过 10 年者,发生结肠癌的危险性比普通人群高 10~20 倍。

(三)下消化道出血

发生率<5%。在短时间内大量肠出血,并迅速出现脉搏加快、血压下降、贫血等。

(四)肠穿孔

多发生在中毒性巨结肠患者,也可见于重型患者。穿孔多位于左半结肠。

(五)结肠狭窄、肠梗阻

溃疡修复时形成大量瘢痕,致肠腔狭窄,炎性息肉也可阻塞肠腔致肠腔狭窄,严重时发生肠梗阻。多发生在病程长、病变广泛的患者,左半结肠、乙状结肠、直肠狭窄多见。

六、中医证治枢要

中医认为本病病位在脾胃与大小肠,与肝、肾密切相关,治疗上多从调理脾胃、肝、肾、大小肠等方面着手,辨证施治。

本病临床以正虚邪恋、虚实夹杂证多见,治疗总体以扶正祛邪、标本兼顾为原则,同时应注意分清虚实、寒热、标本、缓急。一般初期或急性发作期,病以标实为主,多为湿热蕴结,气机阻滞,治宜重祛邪,以清热燥湿、行气调血为主;慢性期或恢复期,多为脾肾亏虚或肝脾不调,治宜补益脾肾、固肠止泻,或抑肝扶脾。

溃疡性结肠炎的治疗应当内外并重,内治应注重调气通滞,配伍风药,外治强调生肌敛疡,行局部治疗,使药物直达病所。

七、辨证施治

(一)湿热蕴结

主症:腹痛,泻下脓血黏液,里急后重,肛门灼热,口干,小便短赤或有发热,舌红,苔黄腻,脉滑数。

治法:清热燥湿,调气和血。

方药:芍药汤加减。白芍 24 g,黄芩 12 g,黄连 9 g,当归 9 g,木香 10 g(后下),大黄 9 g,槟榔 10 g,苦参 9 g,白花蛇舌草 30 g。

阐述:此证型多见于本病的急性发作期(包括初发型、复发型和暴发型)。病机为湿热积滞,蕴结大肠,气血阻滞,传导失司。治疗以清热燥湿为主,兼调气和血行滞。方中选白芍调和气血为君,当归和白芍补血和血;白花蛇舌草、黄芩、黄连苦寒燥湿清热,厚肠胃而止泄泻;大黄助黄芩、黄连泻火燥湿,通因通用;木香、槟榔行气导滞,破坚消积调节其气;白花蛇舌草、苦参清热燥湿止痢。若大便脓血较多,加紫珠草 15 g、地榆 15 g 清热解毒化湿;大便白冻黏液较多加苍术 9 g、薏苡仁 20 g 化湿燥湿;腹痛较甚加延胡索 15 g、乌药 12 g、枳实 15 g 理气止痛;身热加葛根 24 g 解肌退热。

(二)肝脾不调

主症:腹痛肠鸣,泻后痛缓,大便夹黏液或脓血,嗳气纳少,胸胁胀闷,急躁易怒,病情每因情绪波动而变化,舌淡红,苔薄白,脉弦。

治法:抑肝扶脾。

方药:痛泻要方加减。白芍 20 g,白术 20 g,陈皮 10 g,防风 10 g,郁金 12 g,木香 9 g(后下),甘草 10 g。

阐述:本证多见于慢性轻症病者。系肝脾失调,气滞湿阻,肠失传化所致。治宜疏肝理脾,行气导滞。方中白术健脾燥湿,配白芍调肝缓急止痛;陈皮芳香化湿和中,助白术健脾燥湿;防风助白术、白芍散肝舒脾;木香、郁金调理肠道气机;甘草加白芍加强缓急止痛之效。七药相配,补中寓疏,泻肝补脾,调和气机。若排便不畅,矢气频繁者,加枳实 18 g、槟榔 12 g 理气导滞;腹痛隐隐,大便溏薄,倦怠乏力者,加党参15 g、茯苓 15 g、炒扁豆 20 g 健脾化湿;胸胁胀痛加柴胡 9 g、香附 9 g、素馨花 9 g 疏肝理气;夹有黄白色黏液者,加黄连 9 g、白花蛇舌草 24 g 清肠解毒利湿。

(三)脾胃虚弱

主症:大便溏薄,夹有不消化食物,稍进油腻或劳累后加重,食后腹胀,不思饮食,神疲乏力,面色萎黄,消瘦,舌淡薄白,脉细弱。

治法:益气健脾化湿。

方药:参苓白术散加减。党参 15 g,黄芪 15 g,炒白术 12 g,茯苓 10 g,炒扁豆 15 g,莲子肉 10 g,木香 10 g(后下),薏苡仁 18 g,葛根 18 g,桔梗 12 g,炙甘草 6 g。

阐述:此证多见于慢性或缓解期病者。为脾气虚弱,运化失职,湿滞内恋,大肠传导失司。治宜益气健脾化湿。方中党参、黄芪、炒白术、炙甘草益气健脾;加扁豆、薏苡仁、莲子肉补脾渗湿止泻;砂仁行气化湿醒脾;茯苓健脾渗湿;木香理气行气,调整胃肠道功能;葛根升发脾胃清阳之气而止泻;桔梗开宣肺气,借肺之布津而养全身。全方补中有行,行中有止,清浊各行其道。若大便夹不消化食物者加神曲 15 g,藿香 9 g 化湿消滞;腹痛怕凉喜暖加炮姜 9 g,寒甚加附子 12 g 温补脾肾;久泻气虚下陷加黄芪 30 g、升麻 6 g、柴胡 12 g 升阳举陷;久泻不止加赤石脂 15 g、石榴皮 15 g、乌梅 3 枚、诃子 9 g、炒山楂 12 g 涩肠止泻。

(四)脾肾阳虚

主症:大便清稀,完谷不化,甚则滑脱不禁,或五更肠鸣腹痛,泻后痛减,腹痛喜暖喜按,食少神疲,腰酸肢冷,舌淡,苔薄白,脉沉细。

治法:温补脾肾,固涩止泻。

方药:附子理中汤合四神丸加减。制附子 10 g,干姜 6 g,党参 15 g,补骨脂 15 g,吴茱萸 5 g,肉豆蔻 9 g,五味子 10 g,黄芪 15 g,石榴皮 15 g,炙甘草 6 g,大枣 12 g。

阐述:此证见于素体脾肾阳虚或久病迁延不愈者。此为脾肾阳虚,寒湿内生,甚或命门火衰,胃关不固。治宜温脾肾,祛寒湿,收敛肠气。方中干姜、附子温补脾肾;补骨脂善补命门之火;党参、黄芪、炙甘草益气健脾;吴茱萸温中散寒;肉豆蔻温脾暖胃,涩肠止泻;大枣补脾养胃;五味子、石榴皮酸敛固涩,使命门火旺,脾得健运,大肠得以固涩。若腹痛甚加白芍 30 g 缓急止痛;小腹胀满加乌药 15 g、小茴香 6 g、枳实 15 g 理气除满;大便滑脱不禁加赤石脂 15 g、诃子 6 g 涩肠止泻。

(五)气滞血瘀

主症:肠鸣腹胀,腹痛拒按,痛有定处,泻下不爽,嗳气少食,面色晦黯,腹部或有痞块,肌肤甲错,舌质紫黯,或有瘀斑瘀点,脉涩或弦。

治法:行气活血,佐以健脾益气。

方药:膈下逐瘀汤加减。当归 15 g,赤芍 10 g,红花 6 g,五灵脂 6 g,乌药

10 g,小茴香 6 g,郁金 12 g,黄芪 15 g,香附 10 g,枳壳 15 g,甘草 6 g。

阐述:此证多见于慢性病者。此为病邪阻滞气血,肠络失和,气血壅滞所致。治宜行气活血,佐以健脾益气。方中当归、赤芍、红花、五灵脂活血祛瘀生新;乌药、郁金、香附理气止痛;枳壳开胸行气,使气行则血行;黄芪健脾益气;小茴香暖肝;甘草调和诸药,共奏理气活血、健脾益气之功。若腹满痞胀甚者加枳实18 g、厚朴 9 g 以行气宽中;痞块坚硬加穿山甲 15 g(先煎)、三棱 15 g 通瘀软坚;腹痛甚加三七末 3 g(冲)、白芍 30 g 以理气活血缓急止痛;晨泻明显加肉桂 1.5 g(焗服)以温肾阳;伴有黏液,偏白为主加苍术 9 g 健脾燥湿,偏黄为主加黄连 9 g、白花蛇舌草 30 g 清肠解毒。

(六)阴血亏虚

主症:久泻不止,便下脓血,腹中隐痛,午后低热,头晕目眩,失眠盗汗,心烦易怒,消瘦乏力,舌红少苔,脉细数。

治法:滋阴养血,清热化湿。

方药:驻车丸加减。阿胶 15 g(烊化),当归 9 g,黄连 12 g,炮姜 6 g,火炭母 30 g,木香 12 g(后下),怀山药 15 g,甘草 6 g。

阐述:此证见于慢性或久病患者。此为久泻脾虚,损伤脾胃阴血,湿滞胃肠气机。治宜滋阴养血,清热化湿。方中阿胶养阴补血,当归和血,用炮姜引之入阴,而复其阴血;黄连清热燥湿,制炮姜之温燥,且黄连之苦,得炮姜之辛,一升一降,邪自不留,阴自可复;山药养脾阴;火炭母则助黄连清热燥湿;木香调理气机;甘草调和诸药。若虚坐努责加诃子 6 g、石榴皮 15 g 收涩固脱;五心烦热加银柴胡 12 g、鳖甲 20 g(先煎)、青蒿 9 g(后下)清虚热;便下赤白黏冻加白花蛇舌草 30 g、秦皮 15 g 清化湿热。

(七)中华中医药学会脾胃病分会的辨证施治

2008 年中华中医药学会脾胃病分会组织成立全国专科专病溃疡性结肠炎中医诊疗协助组和溃疡性结肠炎中医诊疗共识意见起草小组,在充分地讨论后,依据循证医学的原则,广泛搜集循证资料,组织国内中医消化病专家就溃疡性结肠炎的证候分类、辨证治疗、诊治流程、疗效标准等一系列关键问题按照国际通行的德尔菲法进行 3 轮次投票,制订了"溃疡性结肠炎中医诊疗共识意见(草案)"。2009 年 10 月,中华中医药学会脾胃病分会第 21 届全国脾胃病学术会议在深圳召开,来自全国各地的近百名中医消化病专家对共识意见(草案)再次进行了充分地讨论和修改,并以无记名投票形式通过《溃疡性结肠炎中医诊疗共识意见》,并由核心专家组于 2010 年在北京进行最后的审定。下述证候确定,主症必备,加次症两项以上即可诊断,其中证治分类标准如下。

1.大肠湿热证

主症:①腹痛,腹泻,便下黏液脓血便。②舌质红,苔黄腻。

次症:①肛门灼热。②里急后重。③身热,小便短赤。④口干口苦,口臭。⑤脉滑数。

治法:清热利湿,调气行血。

主方:芍药汤加减。

药物:黄连、黄芩、白头翁、木香、炒当归、炒白芍、生地榆、白薇、肉桂、生甘草。

2.脾虚湿蕴证

主症:①大便溏薄,黏液白多赤少,或为白冻。②舌质淡红,边有齿痕,苔白腻。

次症:①腹痛隐隐。②脘腹胀满,食少纳差。③肢体倦怠,神疲懒言。④脉细弱或细滑。

治法:健脾益气,化湿助运。

主方:参苓白术散加减。

药物:党参、茯苓、炒白术、山药、炒薏苡仁、砂仁、陈皮、桔梗、木香、黄连、地榆、炙甘草。

3.寒热错杂证

主症:①下痢稀薄,夹有黏冻,反复发作。②舌质红,或淡红,苔薄黄。

次症:①腹痛绵绵。②四肢不温。③腹部有灼热感,烦渴。④脉弦,或细弦。

治法:温中补虚,清热化湿。

主方:乌梅汤加减。

药物:乌梅、黄连、黄柏、肉桂、细辛、干姜、党参、炒当归、制附片。

4.肝郁脾虚证

主症:①腹痛即泻,泻后痛减。②常因情志或饮食诱发大便次数增多。

次症:①大便稀薄,或黏液便。②情绪抑郁或焦虑不安。③嗳气不爽,食少腹胀。④舌质淡红,苔薄白。⑤脉弦或弦细。

治法:疏肝理气,健脾理中。

主方:痛泻要方合四逆散加减。

药物:陈皮、炒白术、炒白芍、防风、炒柴胡、炒枳实、党参、茯苓、炙甘草。

5.脾肾阳虚证

主症:①久泻不止,夹有白冻,甚则完谷不化,滑脱不禁。②形寒肢冷。

次症:①腹痛喜温喜按。②腹胀、食少纳差。③腰膝酸软。④舌质淡胖,或有齿痕,苔薄白润。⑤脉沉细。

治法:健脾补肾,温阳化湿。

主方:理中汤合四神丸加减。

药物:党参、炮姜、炒白术、炙甘草、补骨脂、肉豆蔻、吴茱萸、五味子、生姜、大枣。

6.阴血亏虚证

主症:①排便困难,粪夹少量黏液脓血。②舌红少津,少苔或无苔。

次症:①腹中隐隐灼痛。②午后低热,盗汗。③口燥咽干。④头晕目眩,心烦不安。⑤脉细数。

治法:滋阴清肠,养血宁络。

主方:驻车丸加减。

药物:黄连、阿胶、当归、太子参、生地黄、麦冬、白芍、乌梅、石斛、山药、炙甘草。

八、特色经验探要

(一)活动期,祛邪为主

活动期患者多有腹泻,黏液便,里急后重,大便不爽,常伴有胸胁胀痛,纳呆,疲倦,其舌淡红苔腻,脉弦或滑。证属气滞湿阻化热,治当疏肝行气,祛湿导滞清热,可选用四逆散合痛泻要方化裁或合用葛根芩连汤;若肛门灼热,脓血便,为湿热毒盛,则宜清热祛湿解毒,方拟葛根芩连汤合白头翁汤加减,尤要加清肠解毒之品,如地榆、槐花、荠菜、火炭母等。《诸病源候论》云"大便脓血,似赤白下利而实非者,是肠痈也",结合溃疡性结肠炎患者活动期的肠道黏膜充血水肿,溃疡较深在,酷似内痈,故临证时往往常用生黄芪益气托毒生肌,白花蛇舌草、蒲公英、薏苡仁解毒清热利湿消痈。临证中湿热内蕴证的患者多合并有细菌或病毒的感染,使用清热祛湿解毒的中药多可奏效,药理研究也证明清热祛湿解毒中药有抗菌、消炎、抗病毒的作用。由于湿邪困脾,脾虚生湿,故常配合使用健脾益气燥湿的药物,如党参、生白术或炒白术、苍术、扁豆、藿香、蚕沙等,以杜绝湿邪产生之源。对于泻痢日久,阴血亏虚,虚热由生而有低热、口燥咽干、大便干结者,可用增液汤合黄连阿胶汤化裁治疗;黄连阿胶汤对便血明显的患者也有较好疗效。

(二)缓解期,扶正为主

疾病处于缓解期,此阶段可根据患者的身体情况及舌脉象进行辨证,判断其脏腑、气血、阴阳的虚实盛衰,施以相应的方药。该期患者多为脾虚肝郁或脾肾亏虚,因此,疏肝理气、祛湿消滞、健脾益气、温补脾肾等显得很重要,肝得疏泄则脾土健旺,脾气得肾阳之温煦则运化正常,可防止或减少本病的复发。免疫功能异常是溃疡性结肠炎的发病原因之一,众多研究表明,脾虚证患者免疫状态改变的基本规律是细胞免疫功能低下,体液免疫功能紊乱。脾胃与免疫系统的关系是营养代谢与免疫系统的关系,免疫系统不归属于"脾胃系统",但容易受到"脾胃"运化功能的影响。健脾药物对正常小鼠有促进细胞免疫、抑制体液免疫作用。而体外试验证实党参、茯苓、白术等对伤寒杆菌、福氏痢疾杆菌、大肠埃希菌等具有抗菌活性。健脾益气药物既可改善消化吸收功能,又可增强机体免疫功能,从而增强抗病能力。经验表明健脾益气药物除了纠正免疫功能低下之外,还有防止和减少复发的作用。常用的健脾药物有党参、黄芪、茯苓、白术、怀山药、红参、莲子肉、炙甘草、薏苡仁等;常用的方剂为参苓白术散、四君子汤、补中益气汤、陈夏六君汤等。

(三)持续期,扶正祛邪

持续期的患者往往病情缠绵,即使在肠道症状明显时,亦非纯实、纯热、纯湿之证,而是虚实并见,寒热错杂,治疗时必须权衡标本缓急,本虚为主应扶正固本,阳虚者宜温宜补,阴虚者宜滋宜养。标实为主者先治其标,待标实缓和方可标本同治,否则,纯以清解则伤正气,单以补养则更助湿热,唯有标本兼顾才可扶正而不留邪,祛邪而不伤正。在治疗中,往往寒温并用、润燥并举、消补同施,有时用药性相反的药物配伍,如既用黄芪、党参、甚至附子、肉桂、干姜、良姜的辛热,又用黄连、黄柏、苦参、秦皮、白头翁、牡丹皮的苦寒。如患者泻下无度,耗伤气阴者,除使用益气养阴之剂外,还可加收敛止泻的药物,如赤石脂、石榴皮、诃子、炒山楂、补骨脂、乌梅等。

(四)平时注重调理气机

中医学认为,忧愁郁怒伤肝,思虑过度伤脾,溃疡性结肠炎属慢性病,病程较长,易复发,患者往往四处求医,疗效不佳时又顾虑重重。因此,整个疾病过程均有气机不畅、气血瘀滞存在,况且湿性黏腻,留于肠中,亦会妨碍气机,故治疗时要调理肠胃气机,配合行气活血、祛湿导滞之法,使气血流畅而肠道传导功能复常,故常选加槟榔、郁金、丹参、枳壳、毛冬青、佛手等行气活血之品,还可使用通腑泻下之品,如枳实、虎杖或少量大黄,荡涤肠道积滞污垢,排毒解毒,既可改善肠黏膜血液运行,又不致泻下太过,重伤气阴。另外,溃疡性结肠炎患者经常为腹痛所困扰,对于肠痉挛所致的腹部绞痛,我们常重用白芍达30~60 g,并配合甘草,取其缓急止痛之功;如属实证腹痛,喜用郁金、乌药;如属虚证腹痛则用延胡索;里急后重明显加木香、柴胡、葛根。

(五)勿忘保留灌肠

溃疡性结肠炎的病变部位多在远端结肠,因此应用中药保留灌肠,使药物直达病所起直接作用,在病变活动期用之奏效甚速。目前,灌肠疗法主要使用清热解毒、凉血止血、祛腐生肌的中药浓煎并加入锡类散、双料喉风散、西瓜霜喷剂、青黛散、云南白药等滴入或保留灌肠,亦有人使用太宁栓、九华化痔栓等栓剂塞肛,这类药物具有生肌护膜、消炎止痛的作用,有利于溃疡部位肉芽组织新生,黏膜上皮修复而促进溃疡的愈合。

九、西医治疗

溃疡性结肠炎是一种以大肠黏膜和黏膜下层炎症为特点的病因不明的慢性炎症性疾病。由于本病病因与发病机制尚未阐明,目前尚无根治疗法。内科治疗的目的是活动期控制病情进展,缓解病情,防止并发症;缓解期主要是防止复发,监测癌变。本病无论其临床类型、严重程度、病变范围及病态分期如何,内科治疗总是首选的。

(一)基础疗法

1.饮食与营养

目的是使患者肠道得以充分休息,同时避免发生营养不良。

轻中度患者应给以易消化、少纤维、富含营养的食物,鉴于国人乳糖酶缺乏者较多,应尽量避免进食牛奶及乳制品。

暴发型或重症患者应采取完全性肠道休息疗法或经口摄食完全性要素疗法。减少经口摄入可使腹泻和腹痛得以缓解、肠道内细菌数量下降、受损黏膜的修复功能增强。通常采用要素饮食、半要素饮食和限定化学成分的非要素配方饮食,乃至全胃肠道外营养疗法(TPN)。营养疗法对溃疡性结肠炎的治疗作用机制尚不清楚,可能与以下因素有关:①要素饮食对肠道刺激甚微,禁食则消除饮食刺激,使肠道得以休息。②营养的加强有利于溃疡的修复。③免疫作用的调节。

2.心理治疗

与精神障碍相关的自主神经功能失调,可引发消化道运动功能亢进、平滑肌

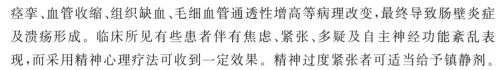

痉挛、血管收缩、组织缺血、毛细血管通透性增高等病理改变,最终导致肠壁炎症及溃疡形成。临床所见有些患者伴有焦虑、紧张、多疑及自主神经功能紊乱表现,而采用精神心理疗法可收到一定效果。精神过度紧张者可适当给予镇静剂。

3.对症治疗

(1)腹痛或腹泻明显者,可给予少量阿托品、溴丙胺太林之类药物,要注意大剂量有引起中毒性结肠扩张的危险。思密达 0.5～1.0 包(1.5～3.0 g),每天 2～3 次口服或采用针灸疗法可减轻腹泻。

(2)重症或久病患者常有贫血、失水、营养不良等,应酌情输血、补液及全身性支持治疗。口服铁剂难以吸收可行肌内注射。毒血症严重时尤应注意水电解质平衡,低钾血症并发率高要及时纠正。多种维生素补充有利于病变恢复,改善全身状况。应用蛋白合成激素能改善一般状况,提高食欲,促进溃疡愈合。

(3)长期服用氨基水杨酸类、抗生素及免疫抑制剂,易致菌群失调,甚至发生难辨梭状芽孢杆菌性肠炎(假膜性肠炎)、真菌性肠炎,可选用生态制剂进行调整。

(4)恢复期和缓解期复发加重的诱因有精神应激、妊娠、过劳、上呼吸道感染及饮食刺激等,应使患者充分了解,并时刻预防。

(二)药物治疗

1.活动期的治疗

(1)轻度溃疡性结肠炎的处理。可选用柳氮磺胺吡啶(SASP)制剂,每天 3～4 g,分次口服;或用相当剂量 5-氨基水杨酸(5-ASA)制剂。SASP 1 g 相当于美沙拉嗪 0.4 g,巴沙拉嗪 1 g 相当于美沙拉嗪 0.36 g,奥沙拉嗪 1 g 相当于美沙拉嗪 1 g。病变分布于远段结肠者可酌用 SASP 或 5-ASA 栓剂0.5～1.0 g,每天 2 次;5-ASA 灌肠液 1～2 g 或氢化可的松琥珀酸钠盐灌肠液 100～200 mg,每晚 1 次保留灌肠;有条件者用布地奈德 2 mg 保留灌肠,每晚 1 次;亦可用中药保留灌肠。

(2)中度溃疡性结肠炎的处理。可用上述剂量水杨酸类制剂治疗,反应不佳者适当加量或改口服皮质类固醇激素,常用泼尼松 30～40 mg/d,分次口服。

(3)重度溃疡性结肠炎的处理。重度溃疡性结肠炎一般病变范围较广,病情发展变化较快,须及时处理,足量给药,治疗方法如下:①如患者未曾用过口服糖皮质激素,可口服泼尼松或泼尼松龙 40～60 mg/d,观察 7～10 天,亦可直接静脉给药;已使用糖皮质激素者,应静脉滴注氢化可的松 300 mg/d 或甲基泼尼松龙48 mg/d。②肠外应用广谱抗生素控制肠道继发感染,如硝基咪唑、喹诺酮类制剂、氨苄西林及头孢菌素类抗生素等。③患者应卧床休息,适当输液、补充电解质,以防水、盐平衡紊乱。④便血量大、血红蛋白<90 g/L 和持续出血不止者应考虑输血。⑤营养不良、病情较重者可用要素饮食,病情严重者应予肠外营养。⑥静脉糖皮质激素使用 7～10 天后无效者可考虑环孢素静脉滴注 2～4 mg/(kg·d);由于药物的免疫抑制作用、肾脏毒性作用及其他不良反应,应严格监测血药浓度。因此,基于对医院监测条件的综合考虑,主张该方法在少数医学中心使用;顽固性 UC 亦可考虑其他免疫抑制剂,如硫唑嘌呤(Aza)、6-巯基嘌呤(6-MP)等,剂量和用法参考药典和教科书。⑦上述治疗无效者在条件允许单位可采用白细胞洗脱疗法。⑧如上述药物疗效不佳,应及时内、外科会诊,确定结肠切除手术的时机与方式。⑨慎用解痉剂及止泻剂,以避免诱发中毒性巨结肠。⑩密切监测患者生命体征和腹部体征变化,尽早发现和处理并发症。

2.缓解期的治疗

除初发病例、轻症远段结肠炎患者症状完全缓解后可停药观察外,所有患者完全缓解后均应继续维持治疗。维持治疗的时间尚无定论,诱导缓解后 6 个月内复发者应维持治疗。业已公认糖皮质激素者无维持治疗效果,在症状缓解后逐渐减量,过渡至用 5-ASA 维持治疗。SASP 的维持治疗剂量一般为控制发作之半,多用 2～3 g/d,并同时口服叶酸。亦可用与诱导缓解相当剂量的 5-ASA 类药物。6-MP 或 Aza 等用于上述药物不能维持或对糖皮质激素依赖者。

3.其他治疗

5-ASA 与免疫抑制剂均无效者,应考虑新型生物治疗剂,如抗肿瘤坏死因子-α(TNF-α)单克隆抗体(商品名:英夫利昔)。亦可用益生菌维持治疗。治疗中应注重对患者的教育,以提高治疗依从性、早期识别疾病发作与定期随访。

(三)外科手术治疗

1.绝对指征

大出血、穿孔、明确的或高度怀疑癌肿,以及组织学检查重度异型增生或肿块性损害中出现轻中度异型增生。

2.相对指征

重度溃疡性结肠炎伴中毒性巨结肠、静脉用药无效者;内科治疗症状顽固、体能下降、对糖皮质激素抵抗或依赖的顽固性病例,替换治疗无效者;溃疡性结肠炎合并坏疽性脓皮病、溶血性贫血等肠外并发症者。

(四)癌变的监测

对病程 8～10 年的广泛性结肠炎、全结肠炎和病程 30～40 年的左半结肠炎、直乙结肠炎患者,溃疡性结肠炎合并原发性硬化性胆管炎者,应行监测性结肠镜检查,至少 2 年 1 次,并做多部位活检。对组织学检查发现有异型增生者,更应密切随访,如为重度异型增生,一经确认即行手术治疗。

十、中西医优化选择

溃疡性结肠炎是一种难治性疾病。近几年来,在溃疡性结肠炎的病因和发病机制方面虽然取得了一些进展,但尚未完全明了,感染、遗传、精神因素及过敏等发病学说,均不能解释本病的全貌。近年来在免疫方面的研究进展很快,认为自身免疫反应的异常是其基本的病因,而肠道感染和精神因素等可能仅是诱发因素。故西药主要使用具有免疫抑制作用的糖皮质激素和 SASP 及其衍生物治疗,往往能起良好的效果。因为皮质激素能减少毛细血管的通透性,减少巨噬细胞和多形核白细胞向炎症区域的移动,干扰巨噬细胞对抗原的吞噬作用,抑制细胞介导的免疫反应,抑制前列腺素的合成以消除炎症,而 SASP 类药能减少大肠埃希菌及梭状芽胞杆菌的数量以改善肠腔内菌群;抑制前列腺素(PGE)的合成以消除炎症;使肠内水和钠由分泌变为吸收以减轻腹泻。所以,西医使用糖皮质激素治疗急性发作和重度病例可明显缓解病情,近期疗效很好,可达 90% 的有效率。使用 SASP 有效率也可达 80%。

然而,长期或大量使用糖皮质激素可因抑制免疫反应致人体防御功能下降,影响脂肪及糖代谢,引起电解质紊乱及消化道溃疡、出血等。长期或大量使用 SASP 可引起上消化道症状、头痛、周身不适,甚至白细胞减少、溶血、转氨酶增高等。况且我国的溃疡性结肠炎病例绝大多数是轻型,在缓解或慢性期,本病的特异诊断指标不典型,难以掌握,这就使糖皮质激素和 SASP 类药的应用受到限制,较多的病者也拒绝接受。再说,无论是氨基水杨酸类药、糖皮质激素抑或免疫抑制剂,均存在停药易复发的问题。

中医药治疗本病急重症者的疗效虽不如糖皮质激素等西药迅捷,但疗效稳定,不良反应小,复发率较低,这可能与中医药的整体调节有关。因此在治疗溃疡性结肠炎的过程中,应该根据病情和病程,发挥中西医的各自优势,进行优势互补。

基于溃疡性结肠炎病因、病机尚未明了,因此,从不同角度开展对溃疡性结肠炎病因、病机的研究,实属必要,特别是从中医整体观出发,从神经-内分泌-免疫网络方面进行切入,或许有所补益,在此基础上为中西医治疗提供理论依据。

无论中、西药对本病的远期疗效仍欠佳,临床治愈后容易复发是目前比较棘手的问题,中医药在这方面应发挥潜在的优势,但应在严谨的科研设计下,开展中医证候标准化、规范化及相应西医微观指标的相关性研究,探索防止复发的有效方药,以提高临床疗效。

对于溃疡性结肠炎的治疗,目前可根据中西医各自的优势,选择优化治疗方案。活动期的治疗,可以西医治疗为主,配合中医药治疗,不能耐受西药治疗者,可采用中医药的综合疗法;缓解期的治疗,可采用中医药为主,对于纯中药疗效不佳者可中西医结合,配合得当,则可提高疗效且减少西药不良反应,降低复发率。其中,中医辨证论治配合灌肠的综合治疗近期疗效较好,不论活动期或缓解期均可采用。对病情较久,反复发作者,中医也可从整体出发,培补脾肾、益气活血、解毒生肌,调整机体的免疫功能,可促进局部病变的修复,使机体康复。

目前临床上治疗溃疡性结肠炎多采取辨病与辨证相结合。现代药理学研究证实,多种中药可抗感染,调节免疫功能,改善微循环,可根据临床实际,在辨证论治的基础上,选用以下药物。

(1)黄连:含小檗碱、黄连碱、掌叶防己碱和药根碱等生物碱,此外尚含有多种微量元素,其有抗微生物和抗原虫作用;抗腹泻作用;抗炎及调节免疫系统的作用。

(2)黄芪:黄芪含黄芪多糖。黄芪多糖具有显著的免疫促进作用,对单核巨噬细胞吞噬功能有明显的促进作用,并显著增加特异性抗体溶血素的含量,对T细胞和B细胞有较好的保护和双向调节作用。

(3)白花蛇舌草:可增强免疫功能作用,刺激网状内皮系统,增强白细胞吞噬能力,具有抗菌消炎作用。

(4)丹参:能抑制血小板聚集,降低血黏度,抗氧化和抗血管内皮损伤作用,改善微循环。

(5)白芨:有良好的局部止血及促进肉芽生长的作用,该药中的白及胶浆,有在肠黏膜毛糙创面形成保护膜的功能,阻断或减少肠道细菌或菌体成分进入血循环,减少了毒素的吸收,阻断或减少免疫复合物的形成。

(6)白芍:白芍水煎剂和白芍总苷对机体的细胞免疫、体液免疫及巨噬细胞功能均有调节作用,其免疫调节作用可能与影响白细胞介素、白三烯等介质的产生及松果体密切相关。

十一、饮食调护

(一)膳食原则

(1)溃疡性结肠炎的治疗,根据虚实、寒热、久暂而定,饮食治疗亦应遵循这一原则。本病初起或反复发作较重之时,多属湿热俱重,呈实象,应以消导清热化湿为主,食性当偏凉;久病便次不甚多而呈虚寒象者,则以补益为主,食性宜偏温;便次较多时,亦可酌用酸涩收敛之食物以助止泻。

(2)本病无论虚实,脾胃均有损伤,食疗以扶正为主,参以祛邪,尤须注意进食不当或饮食不节更伤脾胃。

(3)饮食以柔软、易消化、营养丰富、有足够热量为原则,宜少食多餐,并补充足量维生素。生冷、肥厚、黏腻、刺激之品,损伤脾胃,均属不宜,牛奶过敏者慎食牛乳及乳类制品。在平时无高热、呕吐等情况时,宜多食以下食品:荞麦、芋艿、刀豆、荠菜、香椿、刺苋菜、马齿苋、萝卜、冬瓜、山楂、无花果、石榴、向日葵、藕菱、山药、鲫鱼、鸡蛋、龟肉、猪肝、莲子、绿茶等食品。

(二)常用食疗方法举例

1.陈皮椒姜焖竹丝鸡

竹丝雄鸡一只去毛及内脏,陈皮 3 g,高良姜 3 g,胡椒 6 g,草果 2 个,全部用料用葱、醋、酱油和匀,放入锅内,加少量水,文火焖熟,调味。功效:补虚温中、健脾开胃,适于溃疡性结肠炎属寒湿阻滞,出现脘腹胀满、腹泻、口干不欲饮者。

2.黄精党参蒸鸡

嫩母鸡一只去毛及内脏,黄精 30 g,党参 30 g,怀山药 30 g,生姜、葱花各适量,将调好味之鸡块及上药放入锅内,隔水蒸熟,随量食用。功效:益气补虚,健脾开胃,适用于溃疡性结肠炎属脾胃虚弱,症见体弱、纳呆、腹胀、腹泻患者。

3.豆蔻蒸竹丝鸡

竹丝母鸡一只去毛及内脏,草豆蔻 15 g,草果 6 g,将草豆蔻、草果烧灰存性掺入鸡腹内,加盐涂匀,缝好鸡腹,隔水蒸熟,随量食用。功效:补虚益气,健脾止泻,适用于溃疡性结肠炎属脾虚寒湿内阻,症见脘腹冷痛,大便滑泻或恶心呕吐者。

4.莲子芡实粥

莲子 30 g,芡实 30 g,粳米 60 g,文火煮成粥,随量食用。功效:健脾止泻,适于溃疡性结肠炎症见纳呆,大便溏烂或水泻者。

5.山药鸡内金粥

怀山药 30 g,鸡内金 10 g,粟米 120 g,文火煮成粥。功效:补中益气,祛湿,适用于溃疡性结肠炎属脾虚有湿,症见腹泻,脱肛或水肿者。

6.芪枣黄鳝汤

黄芪 50 g,黄鳝 500 g,生姜 5 片,红枣 5 个,少量酒,武火煮沸后,文火煲一小时,调味供用。功效:补益气血,适用于溃疡性结肠炎反复不愈,气血两虚见久泻,头晕,肢麻无力者。

7.怀山芡实老鸽汤

老鸽2只,瘦猪肉500 g,怀山药100 g,芡实50 g,桂圆肉25 g,生姜4片加清水,武火煮沸后改文火煲3小时,调味食用。功效:补气健脾,适用于溃疡性结肠炎属于脾胃气虚而症见纳呆、便溏、肢肿者。

第三节　肠易激综合征

一、概述

肠易激综合征(irritable bowel syndrome,IBS)是一种以腹痛或腹部不适伴排便习惯改变和/或粪便形状改变的功能性肠病,常呈慢性间歇发作或在一定时间内持续发作,缺乏形态学和生化学改变,经检查排除器质性疾病。

本病特征是肠的易激性,症状出现或加重常与精神因素或应激状态有关,患者常伴有疲乏、头痛、心悸、尿频、呼吸不畅等胃肠外表现。肠易激综合征临床上相当常见,在西方国家初级医疗和消化专科门诊中,IBS患者分别占12%和28%。总体看来,IBS在人群的总体发病率多在5%~25%,发达国家的发病率要高于发展中国家。1996年北京的流行病学调查显示人群发病率按Manning标准和罗马标准分别为0.82%和7.26%,2001年广东的调查显示按罗马Ⅱ标准患病率为5.6%,就诊率22.4%。近年来的流行病学调查均显示年龄与发病无明显关系,具有IBS症状的患者中女性多于男性(男女比例为1∶1.2~1∶2)。

肠易激综合征归属于中医学的"肠郁""腹痛""便秘""泄泻"等范畴。

二、病因、病理

本病主要表现为腹痛、便秘、腹泻、黏液性大便或腹泻与便秘交替出现等。本病的发生与情志失调,思虑劳倦最为密切,精神抑郁为重要诱因,饮食不调为发病的重要环节。

肝主疏泄,郁怒忧愁过度或精神高度紧张,可致肝失条达,气机不畅,甚则气滞血瘀,脉络不通而腹痛;肝气郁结,横逆乘脾犯胃,脾胃运化失常可见泄泻。

湿邪蕴结肠道,故见黏液便,湿邪为主可见白色黏液便,湿郁化热或湿热互结则见黄白色黏液便;气机阻滞,不能宣达,肠道通降失常,传导失职故见大便秘结。

脾主运化,思虑劳倦最易伤脾,脾胃受损,运化无力,水谷不能化为精微而反为"湿"与"滞",于是清浊不分,混杂而下,泄泻乃作;又或脾虚血少,不能下润大肠而便秘;如嗜食肥腻辛辣之物,胃肠积热,伤津化燥,肠失濡润亦可出现便秘。肝脾不调,升降失常,大肠传导失司,故腹泻与便秘交替。

本病病初在脾与肝,病久则脾虚及肾,脾肾阳虚,导致脏腑失于温养,以致病情迁延,缠绵难愈。总之,本病病位在肝、脾、大肠,以肝郁脾虚,大肠传导失司为主要病机。

三、诊断

临床上迄今无统一的 IBS 诊断标准,临床诊断 IBS 应重视病史采集和体格检查,并有针对性地进行排除器质性疾病的辅助实验室检查。

本病起病缓慢,症状呈间歇性发作,有缓解期。症状出现与精神因素、心理应激有关。

(一)症状

1.腹痛

腹痛为主要症状,多诉中腹或下腹疼痛,常伴排便异常、腹胀。腹痛易在进食后出现,热敷、排便、排气或灌肠后缓解,不会在睡眠中发作。疼痛的特点是在某一具体患者疼痛常是固定不变的,不会进行性加重。

2.腹泻

粪量少,呈糊状,含较多黏液,可有经常或间歇性腹泻,可因进食而诱发,无夜间腹泻;可有腹泻和便秘交替现象。

3.便秘

大便如羊粪,质地坚硬,可带较多黏液,排便费力,排便未尽感明显,可为间歇性或持续性便秘,或间中与短期腹泻交替。

除上述症状外,部分尚有上腹不适、嗳气、恶心等消化不良症状,有的则还有心悸、胸闷、多汗、面红、多尿、尿频、尿急、痛经、性功能障碍、焦虑、失眠、抑郁及皮肤表现如瘙痒、神经性皮炎等胃肠外表现。胃肠外表现较器质性肠病多见。

(二)体征

可触及乙状结肠并有压痛,或结肠广泛压痛,或肛门指诊感觉括约肌张力增高,痛感明显;某些患者可有心动过速、血压高、多汗等征象。

临床上常依据大便特点不同将本病分为 3 型：便秘为主型、腹泻为主型和腹泻便秘交替型 3 个亚型。

(三)常见并发症

本病并发症较少，腹泻甚者可出现水、电解质平衡紊乱，病程长者可引起焦虑症。

(四)实验室和其他辅助检查

1.血液检查

血常规、血沉无异常。

2.大便检查

粪便镜检大致正常，可含大量黏液或呈黏液管型；粪隐血、虫卵、细菌培养均呈阴性。

3.胰腺功能检查

疑有胰腺疾病时应做淀粉酶检测，还要做粪便脂肪定量，排除慢性胰腺炎。

4.X 线检查

胃肠 X 线检查示胃肠运动加速，结肠袋减少，袋形加深，张力增强，结肠痉挛显著时，降结肠以下呈线样阴影。

5.内镜检查

结肠镜下见结肠黏膜正常。镜检时易出现肠痉挛等激惹现象。疑有肠黏膜器质性病变时应做肠黏膜活检。本病患者肠黏膜活检无异常。

6.结肠动力学检查

结肠腔内动力学及平滑肌电活动检查示结肠腔内压力波形及肠平滑肌电波异常。

诊断主要包括三方面内容：①IBS 临床综合征；②可追溯的心理精神因素；③实验室及辅助检查无器质性疾病的依据。

(五)目前国内外建议使用的常用诊断

1.全国慢性腹泻学术会议(1986 年)

(1)有腹痛、腹胀、腹泻和便秘，伴全身神经症状。

(2)一般情况良好，无消瘦或发热，可有腹部压痛。

(3)粪常规培养多次(一)，隐血(一)。

(4)钡灌肠无阳性发现，或有结肠激惹征象。

(5)肠镜下黏膜无明显异常，组织学基本正常。

(6)血尿常规和血沉正常。

(7)无痢疾、血吸虫病史,试验性治疗无效。

2.Manning 标准(1978 年)

(1)腹胀,排便后腹痛减轻。

(2)黏液便。

(3)便不畅感。

(4)便次增多或伴腹痛。

(5)便稀伴腹痛发作。

3.罗马Ⅱ标准(1999 年)

(1)过去 12 个月至少累计有 12 周(不必是连续的)腹部不适或腹痛,并伴有如下 3 项症状的 2 项:①腹部不适或腹痛在排便后缓解。②腹部不适或腹痛发生伴有排便次数的改变。③腹部不适或腹痛发生必有粪便性状的改变。

(2)以下症状不是诊断所必备,但属 IBS 常见症状,这写症状越多越支持 IBS 的诊断:①排便频率异常(每天排便＞3 次,或每周排便＜3 次)。②粪便性状异常(块状/硬便或稀/水样便)。③粪便排出过程异常(费力、急迫感、排便不净感)。④黏液便。⑤胃肠胀气或腹部膨胀感。

(3)缺乏可解释症状的形态学和生化学异常。

4.罗马Ⅲ标准(2006 年)

(1)反复发作的腹痛或不适,最近 3 个月内每个月至少有 3 天出现症状,合并以下 2 条或多条:①排便后症状改变。②发作时伴有排便频率改变。③发作时伴有大便形状(外观)改变。

(2)诊断前症状出现至少 6 个月,近 3 个月满足以上标准。

(3)不适意味着感觉不舒服而非疼痛。在病理生理学研究和临床实验中,筛选可评估的患者时,疼痛和/或不适出现的频率至少为每周 2 天。

上述诊断标准中,罗马Ⅲ标准最新,推荐使用。诊断 IBS 时,应强调排除诊断,同时应进行随访观察,以防漏诊。特别对老年患者,或腹痛症状夜间加重,伴食欲减退,体重明显下降,或合并有便血、肠梗阻者,应考虑器质性疾病的可能。

罗马Ⅲ IBS 的亚型分类有以下几种。①IBS 便秘型(IBS-C):块状/硬便≥25％,且稀/水样便＜25％。②IBS 腹泻型(IBS-D):稀/水样便≥25％,且块状/硬便＜25％。③IBS 混合型(IBS-M):稀便和硬便均＞25％;稀/水样便≥25％。④IBS 未定型(IBS-U):排便性状改变未达到上述 3 型要求。

诊断标准体现的重要原则:①诊断应建立在排除器质性疾病的基础上。②IBS 属于肠道功能性疾病。③强调腹痛或腹部不适与排便的关系。④该诊断标准判断的时间为 6 个月,近 3 个月有症状,反映了本病慢性、反复发作的特点。⑤该诊断标准在必备条件中没有对排便频率和粪便性状作硬性规定,提高诊断的敏感性。

四、鉴别诊断

首先必须排除肠道器质性疾病,如细菌性痢疾、炎症性肠病、结肠癌、结肠息肉病、结肠憩室、小肠吸收不良综合征。其次必须排除全身性疾病所致的肠道表现,如胃及十二指肠溃疡、胆道及胰腺疾病、妇科病(尤其是盆腔炎)、血紫质病,以及慢性铅中毒等。

(一)慢性细菌性痢疾

二者均有不同程度的腹痛及黏液便等肠道症状。但慢性细菌性痢疾往往有急性细菌性痢疾病史,从粪便、指肠拭子或内镜检查时所取标本进行培养可分离出痢疾杆菌,必要时可进行诱发试验,即对有痢疾病史或类似症状者,口服泻剂导泻,然后检查大便常规及粪培养,阳性者为痢疾,IBS 粪便常规检查及培养均正常。

(二)溃疡性结肠炎

二者均具反复发作的腹痛、腹泻、黏液便症状。IBS 虽反复发作,但一般不会影响全身情况;而溃疡性结肠炎往往伴有不同程度的消瘦、贫血等全身症状。结肠内镜检查,溃疡性结肠炎镜下可见结肠黏膜粗糙,接触易出血,有黏液血性分泌物附着,多发性糜烂、溃疡,或弥漫性黏膜充血、水肿,甚至形成息肉病。组织活检以黏膜炎性反应为主,同时有糜烂、隐窝脓肿及腺体排列异常和上皮的变化。X 线钡剂灌肠显示有肠管变窄、缩短、黏膜粗乱、肠袋消失和假性息肉等改变。而肠易激综合征镜下仅有轻度水肿,但无出血糜烂及溃疡等改变,黏膜活检正常。X 线钡剂灌肠无阳性发现,或结肠有激惹征象。

(三)结肠癌

腹痛或腹泻是结肠癌的主要症状,直肠癌除腹痛、腹泻外,常伴有里急后重或排便不畅等症状,这些症状与 IBS 很相似。但结肠癌常伴有便血,后期恶性消耗症状明显。肛指检查及内镜检查有助诊断。

(四)慢性胆道疾病

慢性胆囊炎及胆石症可使胆道运动功能障碍,引起发作性、痉挛性右上腹痛,与 IBS 结肠痉挛疼痛相似,但慢性胆道疾病疼痛多发生在饱餐之后(尤其是脂肪餐后更明显)。B 超、X 线胆道造影检查可明确诊断。

五、中医证治枢要

本病病机主要在于肝脾不调,运化失常,大肠传导失司,日久及肾,形成肝、脾、肾、肠胃诸脏腑功能失常。

早期多属肝郁脾虚;若夹寒、夹热、夹痰可形成肝脾不调,寒热夹杂;后期累及肾脏,可表现为脾肾阳虚;波及血分则可致气滞血瘀等证候。

故临床辨证需辨明虚实、寒热、气滞、兼夹的主次及相互关系,治疗以调理肝脾气机为主,兼以健脾温肾。

六、辨证施治

(一)肝郁气滞

主症:大便秘结,欲便不能,腹胀或腹胀痛,苔薄白,脉弦。

治法:疏肝理气。

方药:六磨汤加味。沉香 9 g(后下),木香 12 g(后下),槟榔 12 g,乌药 12 g,枳实 20 g,大黄 6 g,郁金 12 g,厚朴 9 g,茯苓 12 g。

阐述:此型为肝郁失疏,木不疏土,土壅失运,大肠气机不畅,传导功能失常。此型便秘者居多,因直肠空虚,故亦称为假性便秘。治疗上以疏肝理气为主。方用六磨汤加味,疏肝解郁,畅通气机,则肠道传送功能有序。方中乌药、郁金调肝顺气,木香、槟榔、枳实、厚朴等加强理气导滞。腹痛明显,可加延胡索 12 g、青皮 9 g、白芍 15～30 g 行气止痛;肝郁化热,见口苦咽干,可加黄芩 12 g、菊花 15 g、栀子 12 g 以清肝热。

(二)肝郁脾虚

主症:腹痛、腹泻常发生于抑郁、恼怒、情绪紧张之时,泻后痛减,痛区多在少腹部,胸胁痞闷,胁痛肠鸣,嗳气,矢气频作,善太息,易怒,纳食欠佳,苔薄白,脉弦。

治法:抑肝扶脾。

方药:痛泻要方加味。白术 15 g,白芍 15 g,党参 15 g,佛手 12 g,防风 12 g,陈皮 9 g,郁金 10 g,甘草 6 g,柴胡 12 g,煨木香 9 g(后下),煨葛根 18 g,枳壳 12 g。

阐述:此型为肝疏泄太过,横逆乘脾,脾失健运所致,应用抑肝扶脾法,协调平衡。方中选用白芍甘酸敛肝抑木之强,防风泻肝舒脾,白术、党参健脾扶土之弱,陈皮、佛手、枳壳理气和中,郁金、木香行气止痛,甘草调和诸药。诸药相配,可泻肝木而补脾土,调气机以止痛泻。烦躁易怒者加龙胆草 12 g、栀子 12 g、牡丹皮 15 g 清泄肝火;夜寐不安者加炒枣仁 15 g、夜交藤 15 g、磁石 20 g(先煎),

安神定志。

（三）脾胃虚弱

主症：饮食稍有不慎（如进食生冷、粗糙、油腻或虾蟹等物）即易发生大便次数增多，便质溏薄甚或完谷不化，并常夹有白色黏液，脘闷不舒，或有腹部隐痛，面色萎黄，神疲倦怠，舌淡苔白，脉细弱。

治法：健脾养胃，化湿消滞。

方药：参苓白术散加减。党参20 g，黄芪15 g，白术15 g，茯苓15 g，砂仁6 g（后下），陈皮6 g，扁豆20 g，莲子肉15 g，薏苡仁30 g，甘草6 g，藿香12 g。

阐述：此型为脾胃虚弱，运化失职，分清泌浊失常所致。治以健脾养胃，化湿消滞为法，方选参苓白术散加减。方选党参、黄芪健脾益气，白术、茯苓、扁豆健脾化湿，砂仁、陈皮理气和中，薏苡仁、藿香加强化湿之功，莲子肉健脾涩肠，甘草调和诸药。诸药相配，共奏健脾养胃，化湿消滞之功。若腹痛明显者，可加乌药12 g、白芍30 g、延胡索12 g，理气止痛；泄泻而腹部畏寒者，加炮姜9 g、煨木香9 g（后下）、熟附块9 g，温补脾阳。

（四）大肠燥热

主症：腹部胀满疼痛，大便秘结，或者粪便如羊屎状，日数次却排出不畅，部分患者可在左下腹触及条索状包块，面红潮热，汗多，心烦，口干欲饮，舌红苔黄或黄燥，脉滑数。

治法：泄热清肠，行气通便。

方药：麻子仁丸加减。大黄6～9 g，虎杖20 g，火麻仁30 g（打），杏仁15 g，白芍、枳实各20 g，厚朴12 g，白蜜30 g，生地黄30 g。

阐述：嗜食肥腻辛辣之物，胃肠积热，伤津化燥，肠失濡润亦可出现便秘。治以泄热清肠，行气通便为法。方选火麻仁、大黄、虎杖、杏仁、生地黄清热润肠通便，枳实、厚朴、广木香理气止痛，白芍缓急止痛。如燥热内结日久，耗伤阴液，表现为口干唇燥，舌红少苔者，可加玄参30 g、麦冬15 g养阴扶正祛邪；便秘腹泻交替者，宜加党参20 g，茯苓15 g，白术30 g，郁金12 g等健脾益气理气。

（五）脾肾阳虚

主症：晨起腹泻，完谷不化，腹部冷痛，形寒肢冷，腰膝酸软。舌淡胖苔白滑，脉沉细。

治法：温肾健脾，固涩止泻。

方药：四神丸合理中丸加减。补骨脂15 g，肉豆蔻10 g，吴茱萸3 g，五味子10 g，熟附子10 g（先煎），肉桂3 g（焗服），干姜10 g，党参15 g，白术15 g，炙甘草 5 g。

阐述:病久或失治误治日久则脾虚及肾,导致脾肾阳虚,不能温化水谷所致。治以温肾健脾,固涩止泻之法,方选四神丸合理中丸加减。方选补骨脂、熟附子、肉桂温补肾阳,肉豆蔻、吴茱萸、干姜暖脾逐寒,五味子收敛止泻。若泻下不禁加罂粟壳、石榴皮、诃子固肠止泻,中气下陷加黄芪、升麻益气升阳。

(六)中华中医药学会脾胃病分会辨证施治

下述证候确定,主症必备,加次症两项以上即可诊断,其中证治分类标准如下。

1.脾虚湿阻证

主症:①大便时溏时泻。②腹痛隐隐。

次症:①劳累或受凉后发作或加重。②神疲纳呆,四肢倦怠。③舌淡,边有齿痕,苔白腻。④脉虚弱。

治法:健脾益气,化湿消滞。

主方:参苓白术散加减。

药物:党参、白术、茯苓、桔梗、山药、砂仁、薏苡仁、莲肉。

2.肝郁脾虚证

主症:①腹痛即泻,泻后痛减,发作常和情绪有关。②急躁易怒,善太息。

次症:①两胁胀满。②纳少泛恶。③舌淡胖,边有齿痕。④脉弦细。

治法:抑肝扶脾。

主方:痛泻要方加味。

药物:党参、白术、炒白芍、防风、陈皮、郁金、佛手、茯苓。

3.脾肾阳虚证

主症:①晨起腹痛即泻。②腹部冷痛,得温痛减。③形寒肢冷。

次症:①腰膝酸软。②不思饮食。③舌淡胖,苔白滑。④脉沉细。

治法:温补脾肾。

主方:附子理中汤合四神丸加减。

药物:党参、白术、茯苓、山药、五味子、补骨脂、肉豆蔻、吴茱萸。

4.脾胃湿热证

主症:①腹痛泻泄。②泻下急迫或不爽。③肛门灼热。

次症:①胸闷不舒,烦渴引饮。②口干口苦。③舌红,苔黄腻。④脉滑数。

治法:清热利湿。

主方:葛根芩连汤加减。

药物:葛根、黄芩、黄连、甘草、苦参、秦皮、炒莱菔子、生薏苡仁。

5.肝郁气滞证

主症:①大便干结。②腹痛腹胀。③每于情志不畅时便秘加重。

次症:①胸闷不舒,喜善太息。②嗳气频作,心情不畅。③脉弦。

治法:疏肝理气,行气导滞。

主方:六磨汤加减。

药物:木香、乌药、沉香、枳实、槟榔、大黄、龙胆草、郁金。

6.肠道燥热证

主症:①大便硬结难下。②舌红,苔黄燥少津。

次症:①少腹疼痛,按之胀痛。②口干口臭。③脉弦数。

治法:泄热润肠通便。

主方:麻子仁丸加减。

药物:火麻仁、杏仁、白芍、大黄、厚朴、枳实。

七、特色经验探要

(一)调肝可疏敛并用

肝之疏泄失常是 IBS 的基本病机,临床上往往可发现在同一病者身上相间出现肝郁与肝旺。这是因为肝气既可因情志改变而有异,也可因肝气郁久化火上亢,亢久又耗气成郁,两者互相转化。因此,疏肝与抑肝两法合用,一可辛散解郁,二可酸柔敛肝。疏敛并用体现了调肝方药的双向调节作用。肝脾关系协调,运化正常,则大肠传导可趋正常。

(二)调肝兼顾理脾

肝病及脾,肝脾不和,脾失健运,是 IBS 的重要病机。治疗腹泻型 IBS 时,调肝固然重要,但也要兼顾理脾。泄泻无不与脾、与湿有关,脾虚、湿盛在泄泻中占有很重要的位置。肝旺凌弱,肝木乘脾,肝脾不和者,其多有脾气虚弱,治疗应健脾益气,加用党参、白术、茯苓、山药、五爪龙等。肝郁失疏,中焦壅滞,脾失健运者,多有湿滞内阻,治疗应兼顾燥脾湿、消食滞,选用厚朴、苍术、枳壳、焦三仙、炒白术、鸡内金、炒扁豆等。

(三)通涩之法不可滥用久用

本病之便秘、泄泻与一般的便秘、泄泻迥异,治疗不能急功近利。对便秘者,不能急于攻下通便,用大黄、芒硝之类;对腹泻者不能急于固涩收敛,用赤石脂、焦山楂、石榴皮之类。此等手段虽可求效于一时,但有弊而无利。况且相当部分

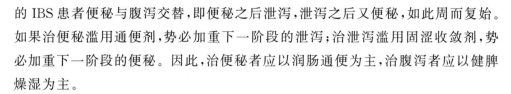

的 IBS 患者便秘与腹泻交替，即便秘之后泄泻，泄泻之后又便秘，如此周而复始。如果治便秘滥用通便剂，势必加重下一阶段的泄泻；治泄泻滥用固涩收敛剂，势必加重下一阶段的便秘。因此，治便秘者应以润肠通便为主，治腹泻者应以健脾燥湿为主。

(四)服用之外尚需摄生调理

本病的反复发作与患者反复无常的精神心理因素或工作繁忙、压力过大有关，严重的精神刺激(如恐癌心理等)和长期的精神异常如焦虑、抑郁、恐惧、激动及妄想等若得不到及时消除和调整，可使由此引发的 IBS 症状得以强化、固定和慢性化。因此，告诉患者 IBS 的诊断并详细解释疾病的性质，以解除患者的顾虑和提高对治疗的信心，是治疗最重要的一步。医师应通过详细病史询问，了解患者求医原因，进行有针对性的解释，力求发现诱发因素(如饮食因素、某些应激事件等)并设法予以祛除。提供膳食和生活方式调整的指导建议，可能有助于缓解症状。对失眠、焦虑者适当予以镇静剂。医师对患者应充满同情和耐心，以通俗易懂和幽默的语言消除患者种种顾虑和紧张情绪，使之易配合治疗。在整个诊治过程中建立良好的医患关系，取得患者信任是 IBS 治疗的基础，轻症患者可能因此而不需要更多的进一步治疗。中医应从疏肝理气，抑木扶土法着手，选加郁金、柴胡、远志、玫瑰花、焦白术、炒白芍等药配合养心安神、镇静之药如酸枣仁、茯神、龙眼肉、珍珠母、磁石、浮小麦、合欢皮、夜交藤等。

八、西医治疗

IBS 属于一种心身疾病，目前的治疗方法的选择均为经验性的，治疗目的是消除患者顾虑，改善症状，提高生活质量。治疗原则是在建立良好医患关系的基础上，根据主要症状类型进行对症治疗和根据症状严重程度进行分级治疗。注意治疗措施的个体化和综合运用。

(一)建立良好的医患关系

对患者进行健康宣教、安慰和建立良好的医患关系是有效、经济的治疗方法，也是所有治疗方法得以有效实施的基础。

(二)饮食疗法

不良的饮食习惯和膳食结构可以加剧 IBS 的症状。因此，健康、平衡的饮食可有助于减轻患者的胃肠功能紊乱状态。IBS 患者宜避免：①过度饮食；②大量饮酒；③咖啡因；④高脂饮食；⑤某些具有"产气"作用的蔬菜、豆类；⑥精加工食粮和人工食品(便秘者)，山梨醇及果糖(腹泻者)；⑦不耐受的食物(因不同个体而异）。增加膳食纤维化主要用于便秘为主的 IBS 患者,增加纤维摄入量的方法应个体化。

(三)药物治疗

对症状明显者,可酌情选用以下每类药物中的 1～2 种控制症状。

1.解痉剂

(1)抗胆碱能药物,可酌情选用下列一种:①溴丙胺太林,每次 15 mg,每天 3 次。②阿托品,每次0.3 mg,每天 3 次,或每次 0.5 mg,肌内注射,必要时使用。③奥替溴铵,每次 40 mg,每天 3 次。

(2)选择性肠道平滑肌钙离子通道拮抗剂,可选用匹维溴铵每次 50 mg,每天 3 次。离子通道调节剂马来曲美布汀,均有较好安全性。

2.止泻药

可用于腹泻患者,可选用:①洛哌丁胺,每次 2 mg,每天 2～3 次。②复方地芬诺酯,每次1～2 片,每天 2～3 次。轻症腹泻患者可选吸附剂,如双八面体蒙脱石等,但需注意便秘、腹胀等不良反应。

3.导泻药

便秘使用作用温和的轻泻,容积形成药物如欧车前制剂,甲基纤维素,渗透性轻泻剂如聚乙烯乙二醇、乳果糖或山梨醇。

4.肠道动力感觉调节药

5-HT$_3$ 受体桔抗剂阿洛思琼可改善 IBS-D 患者的腹痛及减少大便次数,但可引起缺血性结肠炎等严重不良反应,临床使用应注意。

5.益生菌

益生菌是一类具有调整宿主肠道微生物生态平衡而发挥生理作用的微生态制剂,对改善 IBS 多种症状具有一定疗效,如可选用双歧三联活菌,每次 0.42 g,每天 2～4 次。

6.抗抑郁药物

对腹痛症状重而上述治疗无效,特别是伴有较明显精神症状者,可选用抗抑郁药如百忧解,有报道百忧解可显著改善难治性 IBS 患者的生活状况及临床症状,降低内脏的敏感性,每次20 mg,每天 1 次;或阿普唑仑,每次 0.4 mg,每天 3 次;黛力新,每次 2.5 mg,每天 1～2 次。

(四)心理行为治疗

症状严重而顽固,经一般治疗和药物治疗无效者应考虑予心理行为治疗。这些疗法包括心理治疗、认知疗法、催眠疗法、生物反馈等。

九、中西医优化选择

IBS 目前认为是功能性疾病,诊断的确立有赖于现代医学的检查如粪便常规、电子肠镜等以排除器质性疾病,这是现代医学优势所在。

目前对 IBS 的病因、病机仍未明确,中医辨证分型亦不统一,直接关系到临床疗效提高。今后应进行病因与发病机制同步性的研究,如 IBS 患者有神经、精神表现异常、肠道动力学和胃肠道激素等的变化,研究其内在联系、因果关系有助于诊断和治疗,同时用流行病学/DME 方法及现代实验手段阐明 IBS 中医证候的本质,进行中医辨证的规范化和客观化的研究。西药对症治疗对缓解患者症状虽有一定疗效,但容易反复,对于 IBS 这类功能性疾病,中医药治疗有其独到之处。

发挥中医辨证论治的优势,以中医药多靶点多层次的整体整合来调节功能紊乱。从 IBS 的临床症状看,主要表现为气机失调,中医临证本着审证求因,治病求本的原则进行治疗,如疏肝理脾调整气机,可调节中枢神经和消化吸收功能及肠道运动以改善自觉症状;益气、健脾、补肾可调整患者体质状况,使机体达到平衡。

利用现代研究成果,采用辨病与辨证相结合,在临床应用中,结合现代药理学研究,选加可以影响胃肠动力的中药能取得较好的效果。对胃肠动力不足所致的腹胀、便秘可在辨证基础上选用苍术、鸡内金、台乌药、桂枝等对胃动力及肠动力有促进作用的药物。对胃肠排空过快、胃肠动力亢进引起的肠鸣、腹泻、腹痛者可选用吴茱萸、藿香、草果、青皮、陈皮等对胃肠动力有抑制作用的药物。而不少方药如四君子汤、中药白术等在机体状态不同情况下或在用药量大小不等的情况下,对机体功能有双向调节作用,这正是中医在治疗功能性疾病的优势所在。

十、饮食调护

IBS 患者的饮食调理非常重要,根据其临床表现以便秘为主或以腹泻为主,而采用相应的饮食原则和食疗用方。

腹泻为主者,饮食宜清淡易消化之物,忌油腻、生冷之品。牛奶、核桃、芝麻或一些滋补药品极易滑肠,尽量少用,常用食疗方有怀山药 30 g(鲜者加倍),莲肉 15 g。先将莲肉浸冷水中1 小时,然后与怀山药共煮至稠食用。适用于脾虚泄泻者。

便秘为主者,宜多吃含纤维素丰富的食品,如各种新鲜蔬菜、水果、笋类等。

平时应多喝开水,适当服用一些有润肠通便作用的食物,如蜂蜜、芝麻、核桃、奶油等,在煮菜时可多放一些食油。还可以适当吃一些富含B族维生素的食物,如豆类、粗粮、番薯、马铃薯等,避免吃烈酒、浓茶、咖啡、韭菜、辣椒等刺激性食物,少吃荤腥厚味的食物。常用食疗方有核桃仁、芝麻、蜂蜜各50 g,先将核桃仁打碎与芝麻一起炒熟,然后调入蜂蜜,拌匀后食用,每次2匙,每天2次。适用于气血不足引起的便秘。

第五章

泌尿系统疾病

第一节 原发性肾病综合征

一、诊断

(一)肾病综合征的概念及分类

肾病综合征(nephrotic syndrome,NS)是指各种原因导致的大量蛋白尿(＞3.5 g/d)、低清蛋白血症(＜30 g/L)、水肿和/或高脂血症。其中大量蛋白尿和低清蛋白血症是诊断的必备条件,具备这两条再加水肿和/或高脂血症肾病综合征诊断即可成立。

肾病综合征可分为原发性、继发性和遗传性三大类(也有学者将遗传性归入继发性肾病综合征)。继发性肾病综合征很常见,在我国常由糖尿病肾病、狼疮性肾炎、乙肝病毒相关性肾炎、过敏性紫癜性肾炎、恶性肿瘤相关性肾小球病、肾淀粉样变性和汞等重金属中毒引起。遗传性肾病综合征并不多见,在婴幼儿主要见于先天性肾病综合征(芬兰型及非芬兰型),此外,少数 Alport 综合征患者也能呈现肾病综合征。

(二)原发性肾病综合征的诊断及鉴别诊断

原发性肾病综合征是原发性肾小球疾病最常见的临床表现。符合肾病综合征诊断标准,并能排除各种病因的继发性肾病综合征和遗传性疾病所致肾病综合征,方可诊断原发性肾病综合征。以下要点能帮助原发性与继发性肾病综合征鉴别。

1.临床表现

应参考患者的年龄、性别及临床表现特点,有针对性地排除继发性肾病综合征,例如,儿童应重点排除乙肝病毒相关性肾炎及过敏性紫癜肾炎所致肾病综合征;老年患者则应着重排除淀粉样变性肾病、糖尿病肾病及恶性肿瘤相关性肾小球病所致肾病综合征;女性,尤其青中年患者均需排除狼疮性肾炎;对于使用不合格美白或祛斑美容护肤品病理诊断为肾小球微小病变病(minimal change disease,MCD)或膜性肾病(membranous nephropathy,MN)的年轻女性肾病综合征患者,应注意排除汞中毒可能。认真进行系统性疾病的有关检查,而且必要时进行肾穿刺病理活检可资鉴别。

2.病理表现

原发性肾病综合征的主要病理类型为 MN(常见于中老年患者)、MCD(常见于儿童及部分老年患者)及局灶节段性肾小球硬化(focal segmental glomerular sclerosis,FSGS),另外,某些增生性肾小球肾炎如 IgA 肾病、系膜增生性肾炎、膜增生性肾炎、新月体肾炎等也能呈现肾病综合征表现。各种继发性肾小球疾病的病理表现,在多数情况下与这些原发性肾小球疾病病理表现不同,再结合临床表现进行分析,鉴别并不困难。

近年,利用免疫病理技术鉴别原发性(或称特发性)MN 与继发性 MN(在我国常见于狼疮性 MN、乙肝病毒相关性 MN、恶性肿瘤相关性 MN 及汞中毒相关性 MN 等)已有较大进展。现在认为,原发性 MN 是自身免疫性疾病,其中抗足细胞表面的磷脂酶 A2 受体(phospholipase A2 rreceptor,PLA2R)抗体是重要的自身抗体之一,它主要以 IgG_4 形式存在,但是外源性抗原及非肾自身抗原诱发机体免疫反应导致的继发性 MN 却并非如此。基于上述认识,现在已用抗 IgG 亚类(包括 IgG_1、IgG_2、IgG_3 和 IgG_4)抗体及抗 PLA2R 抗体对肾组织进行免疫荧光或免疫组化检查,来帮助鉴别原、继发性 MN。

国内外研究显示,原发性 MN 患者肾小球毛细血管壁上沉积的 IgG 亚类主要是 IgG_4,并常伴 PLA2R 沉积;而狼疮性 MN 及乙肝病毒相关性 MN、肾小球毛细血管壁上沉积的 IgG 主要是 IgG_1、IgG_2 或 IgG_3,且不伴 PLA2R 沉积;恶性肿瘤相关性 MN 及汞中毒相关性 MN 毛细血管壁上沉积的 IgG 亚类也非 IgG_4 为主,有无 PLA2R 沉积,目前尚无研究报道。不过,并非所有检测结果都绝对如此,文献报道原发性 MN 患者肾小球毛细血管壁上以 IgG_4 亚类沉积为主者占81%～100%,有 PLA2R 沉积者占 69%～96%,所以仍有部分原发性 MN 患者可呈阴性结果,另外阳性结果也与继发性 MN 存在一定交叉。为此 IgG 亚类及 PLA2R 的免疫病理检查结果仍然需要再进行综合分析,才能最后判断它在鉴别原、继发 MN 上的意义。

3.实验室检查

近年来,研究还发现一些原发性肾小球疾病病理类型的血清标志物,它们在一定程度上对鉴别原发性与继发性肾病综合征也有帮助。

(1)血清 PLA2R 抗体:美国 Beck 等研究显示 70% 的原发性 MN 患者血清中含有抗 PLA2R 抗体,而狼疮性肾炎、乙肝病毒相关性肾炎等继发性 MN 患者血清无此抗体,显示此抗体对于原发性 MN 具有较高的特异性。此后欧洲及中国的研究显示,原发性 MN 患者血清 PLA2R 抗体滴度还与病情活动度相关,病情缓解后抗体滴度降低或消失,复发时滴度再升高。不过,在原发性 MN 患者中,此血清抗体的阳性率为 57%～82%,所以阴性结果仍不能除外原发性 MN。

(2)可溶性尿激酶受体(soluble urokinase receptor,suPAR):Wei 等检测了 78 例原发性 FSGS、25 例 MCD、16 例 MN、7 例先兆子痫和 22 例正常人血清中 suPAR 的浓度,结果发现原发性 FSGS 患者血清 suPAR 浓度明显高于正常对照和其他肾小球疾病的患者,提示 suPAR 可能是原发性 FSGS 的血清学标志物。Huang 等的研究基本支持 Wei 的看法,同时发现随着 FSGS 病情缓解,血清 suPAR 水平也明显降低,但是他们的研究结果并不认为此检查能鉴别原发性及继发性 FSGS。为此,今后还需要更多的研究来进一步验证。就目前已发表的资料看,约 2/3 原发性 FSGS 患者血清 suPAR 抗体阳性,但是其检测结果与其他肾小球疾病仍有一定重叠,这些在分析试验结果时应该注意。

二、治疗原则、进展与展望

(一)治疗原则

原发性肾病综合征的治疗原则主要有以下内容。①主要治疗:原发性肾病综合征的主要治疗药物是糖皮质激素和/或免疫抑制剂,但是具体应用时一定要有区别地制订个体化治疗方案。原发性肾病综合征的不同病理类型在药物治疗反应、肾损害进展速度及肾病综合征缓解后的复发上都存在很大差别,所以,首先应根据病理类型及病变程度来有区别地实施治疗;另外,还需要参考患者年龄、体重、有无糖皮质激素及免疫抑制剂使用禁忌证、是否有生育需求、个人意愿采取不同的用药。有区别地个体化地制订糖皮质激素和/或免疫抑制剂的治疗方案,是现代原发性肾病综合征治疗的重要原则。②对症治疗:水肿(重时伴腹水及胸腔积液)是肾病综合征患者的常见症状,利尿治疗是主要的对症治疗手段。利尿要适度,以每天体重下降 0.5～1.0 kg 为妥。如果利尿过猛可导致电解质紊乱、血栓栓塞及肾前性急性肾损害(acute kidney injury,AKI)。③防治并发症:加强对感染、血栓栓塞、蛋白质缺乏、脂代谢紊乱及 AKI 等并发症的预防与治疗。④保护肾功能:要努力防治疾病本身及治疗措施不当导致的肾功能恶化。

(二)具体治疗药物及措施

1.免疫抑制治疗

(1)糖皮质激素:对免疫反应多个环节都有抑制作用。能抑制巨噬细胞对抗原的吞噬和处理;抑制淋巴细胞 DNA 合成和有丝分裂,破坏淋巴细胞,使外周淋巴细胞数量减少;抑制辅助性 T 细胞和 B 细胞,使抗体生成减少;抑制细胞因子如 IL-2 等生成,减轻效应期的免疫性炎症反应等。糖皮质激素于 20 世纪50 年代初开始应用于原发性肾病综合征治疗,至今仍是最常用的免疫抑制治疗药物。

我国在原发性肾病综合征治疗中糖皮质激素的使用原则如下。①起始足量:常用药物为泼尼松(或泼尼松龙)每天 1 mg/kg(最高剂量 60 mg/d),早晨顿服,口服 8～12 周,必要时可延长至 16 周(主要适用于 FSGS 患者);②缓慢减药:足量治疗后每 2～3 周减原用量的 10% 左右,当减至20 mg/d左右肾病综合征易反复,应更缓慢减量;③长期维持:最后以最小有效剂量(10 mg/d 左右)再维持半年或更长时间,以后再缓慢减量至停药。这种缓慢减药和维持治疗方法可以巩固疗效、减少肾病综合征复发,更值得注意的是这种缓慢减药方法是预防肾上腺皮质功能不全或危象的较为有效方法。糖皮质激素是治疗原发性肾病综合征的"王牌",但是不良反应也很多包括感染、消化道出血及溃疡穿孔、高血压、水钠潴留、升高血糖、降低血钾、股骨头坏死、骨质疏松、精神兴奋、库欣综合征及肾上腺皮质功能不全等,使用时应密切监测。

(2)环磷酰胺:是烷化剂类免疫抑制剂。此药破坏 DNA 的结构和功能,抑制细胞分裂和增殖,对 T 细胞和 B 细胞均有细胞毒性作用,由于 B 细胞生长周期长,故对 B 细胞影响大。环磷酰胺是临床上治疗原发性肾病综合征最常用的细胞毒类药物,可以口服使用,也可以静脉注射使用,由于口服与静脉治疗疗效相似,因此治疗原发性肾病综合征最常使用的方法是口服。具体用法为,每天2 mg/kg(常用 100 mg/d),分 2～3 次服用,总量 6～12 g。用药时需注意适当多饮水及避免睡前服药,并应对药物的各种不良反应进行监测及处理。常见的药物不良反应有骨髓抑制、出血性膀胱炎、肝损伤、胃肠道反应、脱发与性腺抑制(可能造成不育)。

(3)环孢素 A:是由真菌代谢产物提取得到的 11 个氨基酸组成环状多肽,可以人工合成。能选择性抑制 T 辅助细胞及 T 细胞毒效应细胞,选择性抑制 T 辅助性细胞合成 IL-2,从而发挥免疫抑制作用。不影响骨髓的正常造血功能,对 B 细胞、粒细胞及巨噬细胞影响小。此药已作为 MN 的一线用药,以及难治性 MCD 和 FSGS 的二线用药。常用量为每天 3～5 mg/kg,分两次空腹口服,服药期间需监测药物谷浓度并维持在 100～200 ng/mL。近年来,有研究显示用小剂量环孢素 A(每天 1～2 mg/kg)治疗同样有效。该药起效较快,在服药 1 个月后可见到病情缓解趋势,3～6 个月后可以缓慢减量,总疗程为 1～2 年,对于某些难治性并对环孢素 A 依赖的病例,可采用小剂量每天 1.0～1.5 mg/kg 维持相当长时间(数年)。若治疗 6 个月仍未见效果,再继续应用患者获得缓解机会不大,建议停用。当环孢素 A 与激素联合应用时,激素起始剂量常减半如泼尼松或泼尼松龙每天 0.5 mg/kg。环孢素 A 的常见不良反应包括急性及慢性肾损害、肝毒性、高血压、高尿酸血症、多毛及牙龈增生等,其中造成肾损害的原因较多(如肾前性因素所致 AKI、慢性肾间质纤维化所致慢性肾功能不全等),且有时此损害发生比较隐匿需值得关注。当血肌酐(SCr)较基础值增长超过 30%,不管是否已超过正常值,都应减少原药量的 25%～50% 或停药。

(4)他克莫司:又称 FK-506,与红霉素的结构相似,为大环内脂类药物。其对免疫系统作用与环孢素 A 相似,两者同为钙调神经磷酸酶抑制剂,但其免疫抑制作用强,属高效新型免疫抑制剂。主要抑制 IL-2、IL-3 和干扰素 γ 等淋巴因子的活化和 IL-2 受体的表达,对 B 细胞和巨噬细胞影响较小。主要不良反应是糖尿病、肾损害、肝损害、高钾血症、腹泻和手颤。腹泻可以致使本药血药浓度升高,又可以是其一种不良反应,需要引起临床医师关注。该药物费用昂贵,是治疗原发性肾病综合征的二线用药。常用量为每天 0.05～0.10 mg/kg,分两次空腹服用。服药物期间需监测药物谷浓度并维持在 5～10 ng/mL,治疗疗程与环孢素 A 相似。

(5)吗替麦考酚酯:商品名骁悉。在体内代谢为吗替麦考酚酸,后者为次黄嘌呤单核苷酸脱氢酶抑制剂,抑制鸟嘌呤核苷酸的从头合成途径,选择性抑制 T、B 淋巴细胞,通过抑制免疫反应而发挥治疗作用。诱导期常用量为 1.5～2.0 g/d,分 2 次空腹服用,共用 3～6 个月,维持期常用量为 0.5～1.0 g/d,维持 6～12 个月。该药对部分难治性肾病综合征有效,但缺乏随机对照试验(RCT)的研究证据。该药物价格昂贵,由于缺乏 RCT 证据,现不作为原发性肾病综合征的一线药物,仅适用于一线药物无效的难治性病例。主要不良反应是胃肠道反应(腹胀、腹泻)、感染、骨髓抑制(白细胞计数减少、贫血)及肝损害。特别值得注意的是,在免疫功能低下患者应用吗替麦考酚酯,可出现卡氏肺孢子虫肺炎、腺病毒或巨细胞病毒等严重感染,甚至威胁生命。

(6)来氟米特:商品名爱诺华,是一种有效的治疗类风湿关节炎的免疫抑制剂,在国内其适应证还扩大到治疗系统性红斑狼疮。此药通过抑制二氢乳清酸脱氢酶活性,阻断嘧啶核苷酸的生物合成,从而达到抑制淋巴细胞增殖的目的。国外尚无使用来氟米特治疗原发性肾病综合征的报道,国内小样本针对 IgA 肾病合并肾病综合征的临床观察显示,激素联合来氟米特的疗效与激素联合吗替麦考酚酯的疗效相似,但是,后者本身在 IgA 肾病治疗中的作用就不肯定,因此,这个研究结果不值得推荐。新近一项使用来氟米特治疗 16 例难治性成人 MCD的研究显示,来氟米特对这部分患者有效,并可以减少激素剂量。由于缺乏RCT 研究证据,指南并不推荐用来氟米特治疗原发性肾病综合征。治疗类风湿关节炎等病的剂量为 $10\sim20$ mg/d,共用6个月,以后缓慢减量,总疗程为 $1.0\sim1.5$ 年。主要不良反应为肝损害、感染和变态反应,国外尚有肺间质纤维化的报道。

2.利尿消肿治疗

如果患者存在有效循环血容量不足,则应在适当扩容治疗后再予利尿剂治疗;如果没有有效循环血容量不足,则可直接应用利尿剂。

(1)利尿剂治疗:轻度水肿者可用噻嗪类利尿剂联合保钾利尿剂口服治疗,中、重度水肿伴或不伴体腔积液者,应选用襻利尿剂静脉给药治疗(此时肠道黏膜水肿,会影响口服药吸收)。襻利尿剂宜先从静脉输液小壶滴入一个负荷量(如呋塞米 $20\sim40$ mg,使髓襻的药物浓度迅速达到利尿阈值),然后再持续泵注维持量(如呋塞米 $5\sim10$ mg/h,以维持髓襻的药物浓度始终在利尿阈值上),如此才能获得最佳利尿效果。每天呋塞米的使用总量不超过 200 mg。"弹丸"式给药间期髓襻药物浓度常达不到利尿阈值,此时会出现"利尿后钠潴留"(髓襻对钠重吸收增强,出现"反跳"),致使襻利尿剂的疗效变差。另外,现在还提倡襻利尿剂与作用于远端肾小管及集合管的口服利尿药(前者如氢氯噻嗪,后者如螺内酯及阿米洛利)联合治疗,因为应用襻利尿剂后,远端肾单位对钠的重吸收会代偿增强,使襻利尿剂利尿效果减弱,并用远端肾单位利尿剂即能克服这一缺点。

(2)扩容治疗:对于合并有效血容量不足的患者,可静脉输注胶体液提高血浆胶体渗透压扩容,从而改善肾脏血流灌注,提高利尿剂疗效。临床常静脉输注血浆代用品右旋糖酐来进行扩容治疗,应用时需注意:①用含糖而不用含钠的制剂,以免氯化钠影响利尿疗效;②应用相对分子质量为 20 000~40 000 的制剂(即右旋糖酐-40),以获得扩容及渗透性利尿双重疗效;③用药不宜过频,剂量不宜过大。一般而言,可以一周输注 2 次,每次输注 250 mL,短期应用,而且如无利尿效果就应及时停药。盲目过大量、过频繁地用药可能造成肾损害(病理显示近端肾小管严重空泡变性呈"肠管样",化验血清肌酐增高,原来激素治疗敏感者变成激素抵抗,出现利尿剂抵抗);④当尿量<400 mL/d 时禁用,此时药物易滞留并堵塞肾小管,诱发急性肾衰竭。

由于人血制剂(血浆及清蛋白)来之不易,而且难以完全避免变态反应及血源性感染,因此在一般情况下不提倡用人血制剂来扩容利尿。只有当患者尿量<400 mL/d,又必须进行扩容治疗时,才选用血浆或清蛋白。

(3)利尿治疗疗效不好的常见原因:①有效血容量不足的患者,没有事先静脉输注胶体液扩容,肾脏处于缺血状态,对襻利尿剂反应差;而另一方面滥用胶体液包括血浆制品及血浆代用品导致严重肾小管损伤(即前述的肾小管呈"肠管样"严重空泡变性)时,肾小管对襻利尿剂可完全失去反应,常需数月时间,待肾小管上皮细胞再生并功能恢复正常后,才能重新获得利尿效果。②呋塞米的血浆蛋白(主要为清蛋白)结合率高达 91%～97%。低清蛋白血症可使其血中游离态浓度升高,肝脏对其降解加速;另外,结合态的呋塞米又能随清蛋白从尿排出体外。因此,低清蛋白血症可使呋塞米的有效血浓度降低及作用时间缩短,故而利尿效果下降。③襻利尿剂没有按前述要求规范用药,尤其值得注意的是中重度肾病综合征患者仍旧口服给药,肠黏膜水肿致使药物吸收差;间断静脉"弹丸"式给药,造成给药间期"利尿后钠潴留";不配合服用作用于远端肾单位的利尿药,削弱了襻利尿剂疗效。④肾病综合征患者必须严格限盐(摄取食盐 2～3 g/d),而医师及患者忽视限盐的现象在临床十分普遍,不严格限盐上述药物的利尿效果会显著减弱。临床上,对于少数利尿效果极差的难治性重度水肿患者,可采用血液净化技术进行超滤脱水治疗。

3.血管紧张素Ⅱ拮抗剂治疗

大量蛋白尿是肾病综合征的最核心问题,由它引发肾病综合征的其他临床表现(低蛋白血症、高脂血症、水肿和体腔积液)和各种并发症。此外,持续性大量蛋白尿本身可导致肾小球高滤过,增加肾小管蛋白重吸收,加速肾小球硬化,加重肾小管损伤及肾间质纤维化,影响疾病预后。因此减少尿蛋白在肾病综合征治疗中十分重要。

近年来,常用血管紧张素转化酶抑制剂(ACEI)或血管紧张素 AT1 受体阻断剂(ARB)作为肾病综合征患者减少尿蛋白的辅助治疗。研究证实,ACEI 或ARB 除具有降压作用外,还有确切的减少尿蛋白排泄(可减少 30%)和延缓肾损害进展的肾脏保护作用。其独立于降压的肾脏保护作用机制包括：①对肾小球血流动力学的调节作用。此类药物既扩张入球小动脉，又扩张出球小动脉，但是后一作用强于前一作用，故能使肾小球内高压、高灌注和高滤过降低，从而减少尿蛋白排泄，保护肾脏。②非血流动力学的肾脏保护效应。此类药能改善肾小球滤过膜选择通透性，改善足细胞功能，减少细胞外基质蓄积，故能减少尿蛋白排泄，延缓肾小球硬化及肾间质纤维化。因此，具有高血压或无高血压的原发性肾病综合征患者均宜用 ACEI 或 ARB 治疗，前者能获得降血压及降压依赖性肾脏保护作用，而后者可以获得非降压依赖性肾脏保护效应。

应用 ACEI 或 ARB 应注意如下事项：①肾病综合征患者在循环容量不足（包括利尿、脱水造成的血容量不足，及肾病综合征本身导致的有效血容量不足）情况下，应避免应用或慎用这类药物，以免诱发 AKI。②肾功能不全和/或尿量较少的患者服用这类药物，尤其与保钾利尿剂（螺内酯等）联合使用时，要监测血钾浓度，谨防高钾血症发生。③对激素及免疫抑制剂治疗敏感的患者，如 MCD 患者，蛋白尿能很快消失，无必要也不建议服用这类药物。④不推荐 ACEI 和 ARB 联合使用。

三、不同病理类型的治疗方案

(一)MN

应争取将肾病综合征治疗缓解或者部分缓解，无法达到时，则以减轻症状、减少尿蛋白排泄、延缓肾损害进展及防治并发症作为治疗重点。MN 患者尤应注意防治血栓栓塞并发症。

本病不提倡单独使用激素治疗；推荐使用足量激素（如泼尼松或泼尼松龙始量每天 1 mg/kg）联合细胞毒类药物（环磷酰胺）治疗，或较小剂量激素（如泼尼松或泼尼松龙始量每天 0.5 mg/kg）联合环孢素 A 或他克莫司治疗；激素相对禁忌或不能耐受者，也可以单独使用环孢素 A 或他克莫司治疗。对于使用激素联合环磷酰胺治疗无效的病例可以换用激素联合环孢素 A 或他克莫司治疗，反之亦然；对于治疗缓解后复发病例，可以重新使用原方案治疗。

2012 年 KDIGO 制定的《肾小球肾炎临床实践指南》，推荐 MN 所致肾病综合征患者应用激素及免疫抑制剂治疗的适应证如下：①尿蛋白持续超过 4 g/d，或是较基线上升超过 50%，经抗高血压和抗蛋白尿治疗 6 个月未见下降（1B 级证据）；②出现严重的、致残的、或威胁生命的肾病综合征相关症状（1C 级证据）；③诊断 MN 后的 6～12 个月内 SCr 上升≥30%，能除外其他原因引起的肾功能

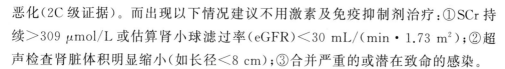

恶化(2C级证据)。而出现以下情况建议不用激素及免疫抑制剂治疗：①SCr持续>309 μmol/L或估算肾小球滤过率(eGFR)<30 mL/(min·1.73 m²)；②超声检查肾脏体积明显缩小(如长径<8 cm)；③合并严重的或潜在致命的感染。

(二)微小病变肾病

应力争将肾病综合征治疗缓解。本病所致肾病综合征对激素治疗十分敏感，治疗后肾病综合征常能完全缓解，但是缓解后肾病综合征较易复发，而且多次复发即可能转型为FSGS，这必须注意。

初治病例推荐单独使用激素治疗；对于多次复发或激素依赖的病例，可选用激素与环磷酰胺联合治疗；担心环磷酰胺影响生育者或者经激素联合环磷酰胺治疗后无效或仍然复发者，可选用较小剂量激素(如泼尼松或泼尼松龙始量每天0.5 mg/kg)与环孢素A或他克莫司联合治疗，或单独使用环孢素A或他克莫司治疗；对于环磷酰胺、环孢素A或他克莫司等都无效或不能耐受的病例，可改用吗替麦考酚酯治疗。对于激素抵抗型患者需重复肾活检，以排除FSGS。

(三)局灶节段性肾小球硬化

应争取将肾病综合征治疗缓解或部分缓解，但是无法获得上述疗效时，则应改变目标将减轻症状、减少尿蛋白排泄、延缓肾损害进展及防治并发症作为治疗重点。既往认为本病治疗效果差，但是，近年来的系列研究显示约有50%患者应用激素治疗仍然有效，但显效较慢。其中，顶端型FSGS的疗效与MCD相似。

目前，推荐使用足量激素治疗，如果肾病综合征未缓解，可持续足量服用4个月，完全缓解后逐渐减量至维持剂量，再服用0.5~1.0年；对于激素抵抗或激素依赖病例可以选用较小剂量激素(如泼尼松或泼尼松龙始量每天0.5 mg/kg)与环孢素A或他克莫司联合治疗，有效病例环孢素A可在减量至每天1.0~1.5 mg/kg后，维持服用1~2年。激素相对禁忌或不能耐受者，也可以单独使用环孢素A或他克莫司治疗。不过对SCr升高及有较明显肾间质的患者，使用环孢素A或他克莫司要谨慎。应用细胞毒药物(如环磷酰胺)、吗替麦考酚酯治疗本病目前缺乏循证医学证据。

(四)系膜增生性肾炎

非IgA肾病的系膜增生性肾炎在西方国家较少见，而我国病例远较西方国家多。本病所致肾病综合征的治疗方案，要据肾小球的系膜病变程度，尤其是系膜基质增多程度来决定。轻度系膜增生性肾炎所致肾病综合征的治疗目标及方案与MCD相同，且疗效及转归与MCD也十分相似；而重度系膜增生性肾炎所致肾病综合征可参考原发性FSGS的治疗方案治疗。

(五)膜增生性肾炎

原发性膜增生性肾炎较少见,疗效很差。目前并无循证医学证据基础上的有效治疗方案可被推荐,临床上可以试用激素加环磷酰胺治疗,无效者还可试用较小量糖皮质激素加吗替麦考酚酯治疗。如果治疗无效,则应停用上述治疗。

(六)IgA 肾病

约 1/4 IgA 肾病患者可出现大量蛋白尿(>3.5 g/d),而他们中仅约 1/2 患者呈现肾病综合征。现在认为,部分呈现肾病综合征的 IgA 肾病实际为 IgA 肾病与 MCD 的重叠(免疫荧光表现符合 IgA 肾病,而光镜及电镜表现支持 MCD),这部分患者可参照 MCD 的治疗方案进行治疗,而且疗效及转归也与 MCD 十分相似;而另一部分患者是 IgA 肾病本身导致肾病综合征(免疫荧光表现符合 IgA 肾病,光镜及电镜表现为增生性肾小球肾炎或 FSGS),这部分患者似可参照相应的增生性肾小球肾炎及 FSGS 的治疗方案进行治疗。

应当指出的是,上述多数治疗建议是来自西方国家的临床研究总结,值得从中借鉴,但是是否完全符合中国情况,还必须通过我们自己的实践来进一步验证及总结,不应该教条地盲目应用。同时还应指出,上述治疗方案是依据疾病普遍性面对群体制订的,而在临床实践中患者情况多种多样,必须具体问题具体分析,个体化地实施治疗。

四、难治性肾病综合征的治疗

(一)难治性肾病综合征的概念

目前,尚无难治性肾病综合征一致公认的定义。一般认为,难治性肾病综合征包括激素抵抗性、激素依赖性及频繁复发性的原发性肾病综合征。激素抵抗性肾病综合征系指用激素规范化治疗 8 周(FSGS 病例需 16 周)仍无效者;激素依赖性肾病综合征系指激素治疗缓解病例,在激素撤减过程中或停药后 14 天内肾病综合征复发者;频繁复发性肾病综合征系指经治疗缓解后半年内复发≥2 次,或 1 年内复发≥3 次者。难治性肾病综合征的患者由于病程较长,病情往往比较复杂,临床治疗上十分棘手。

(二)难治性肾病综合征的常见原因

遇见难治性肾病综合征时,应仔细寻找原因。可能存在如下原因。

1.诊断错误

误将一些继发性肾病(如淀粉样变性肾病等)和特殊的原发性肾病(如脂蛋白肾病、纤维样肾小球病等)当成了普通原发性肾小球疾病应用激素治疗,当然

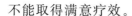

不能取得满意疗效。

2.激素治疗不规范

（1）重症肾病综合征患者仍然口服激素治疗，由于肠黏膜水肿药物吸收差，激素血浓度低影响疗效。

（2）未遵守"足量、慢减、长期维持"的用药原则，例如始量不足、"阶梯式"加量、或减药及停药过早过快，都会降低激素疗效。

（3）忽视药物间相互作用，例如卡马西平和利福平等药能使泼尼松龙的体内排泄速度增快，血药浓度降低过快，影响激素治疗效果。

3.静脉输注胶体液不当

前文已叙，过频输注血浆制品或血浆代用品导致肾小管严重损伤（肾小管呈"肠管样"严重空泡变性）时，患者不但对利尿剂完全失去反应，而且原本激素敏感的病例（如 MCD）也可能变成激素抵抗。

4.肾脏病理的影响

激素抵抗性肾病综合征常见于膜增生性肾炎及部分 FSGS 和 MN；频繁复发性肾病综合征常见于 MCD 及轻度系膜增生性肾炎（包括 IgA 肾病及非 IgA 肾病），而它们多次复发后也容易变成激素依赖性肾病综合征，甚至转换成 FSGS 变为激素抵抗。

5.并发症的影响

肾病综合征患者存在感染、肾静脉血栓、蛋白营养不良等并发症时，激素疗效均会降低。年轻患者服激素后常起痤疮，痤疮上的"脓头"就能显著影响激素疗效，需要注意。

6.遗传因素

近 10 余年研究发现，5%～20%的激素抵抗性肾病综合征患者的肾小球足细胞存在某些基因突变，它们包括导致 nephrin 异常的 *NPHS*1 基因突变、导致 podocin 异常的 *NPHS*2 基因突变、导致 CD2 相关蛋白异常的 *CD2AP* 基因突变、导致细胞骨架蛋白 α-辅肌动蛋白 4 异常的 *ACTIN*4 基因突变，以及导致 WT-1 蛋白异常的 *WT*-1 基因突变等。

（三）难治性肾病综合征的治疗对策

难治性肾病综合征的病因比较复杂，有的病因如基因突变难以克服，但多数病因仍有可能改变，从而改善肾病综合征难治状态。对难治性肾病综合征的治疗重点在于明确肾病诊断，寻找可逆因素，合理规范用药。现将相应的治疗措施分述如下。

1.明确肾病诊断

临床上常见的误诊原因为：①未做肾穿刺病理检查；②进行了肾穿刺活检，但是肾组织未做电镜检查（如纤维样肾小球病等将漏诊）及必要的特殊组化染色（如刚果红染色诊断淀粉样变病）和免疫组化染色检查（如载脂蛋白 ApoE 抗体染色诊断脂蛋白肾病）；③病理医师与临床医师沟通不够，没有常规进行临床-病理讨论。所以，凡遇难治性肾病综合征，都应仔细核查有无病理诊断不当或错误的可能，必要时应重复肾活检，进行全面的病理检查及临床-病理讨论，以最终明确疾病诊断。

2.寻找及纠正可逆因素

某些导致肾病综合征难治的因素是可逆的，积极寻找及纠正这些可逆因素，就可能改变"难治"状态。

（1）规范化应用激素和免疫抑制剂：对于激素使用不当的 MCD 患者，在调整激素用量和/或改变给药途径后，就能使部分激素"抵抗"患者变为激素有效。MN 应避免单用激素治疗，从开始就应激素联合环磷酰胺或环孢素 A 治疗；多次复发的 MCD 也应激素联合环磷酰胺或环孢素 A 治疗。总之，治疗规范化极重要。

（2）合理输注胶体液：应正确应用血浆代用品或血浆制剂扩容，避免滥用导致严重肾小管损伤，而一旦发生就应及时停用胶体液，等待受损肾小管恢复（常需数月），只有肾小管恢复正常后激素才能重新起效。

（3）纠正肾病综合征并发症：前文已述，感染、肾静脉血栓、蛋白营养不良等并发症都可能影响激素疗效，应尽力纠正。

3.治疗无效病例的处置

尽管已采取上述各种措施，仍然有部分难治性肾病综合征患者病情不能缓解，尤其是肾脏病理类型差（如膜增生性肾炎和部分 MN 及 FSGS）和存在某些基因突变者。这些患者应该停止激素及免疫抑制剂治疗，而采取 ACEI 或 ARB 治疗及中药治疗，以期减少尿蛋白排泄及延缓肾损害进展。大量蛋白尿本身就是肾病进展的危险因素，因此，对这些患者而言，能适量减少尿蛋白就是成功，就可能对延缓肾损害进展有利。而盲目地继续应用激素及免疫抑制剂，不但不能获得疗效，反而可能诱发严重感染等并发症，危及生命。

五、对现有治疗的评价及展望

综上所述，实施有区别的个体化治疗是治疗原发性肾病综合征的重要原则及灵魂所在。首先应根据肾病综合征患者的病理类型及病变程度,其次要考虑患者年龄、体重、有无用药禁忌证、有无生育需求及个人用药意愿,来有区别地个体化地制订治疗方案。现在国内肾穿刺病理检查已逐渐推广,这就为实施有区别的个体化的治疗,提高治疗效果奠定了良好基础。

激素及免疫抑制剂用于原发性肾病综合征治疗已经 60 余年,积累了丰富经验。新的药物及制剂不断涌现,尤其是环磷酰胺、环孢素 A、他克莫司、吗替麦可酚酯等免疫抑制剂的先后问世,也为有区别地进行个体化治疗提供了更多有效手段。

尽管原发性肾病综合征的治疗取得了很大进展,但是,治疗药物至今仍主要局限于激素及某些免疫抑制剂。用这样的治疗措施,不少病理类型和病变程度较重的患者仍不能获得良好的治疗效果,一些治疗有效的患者也不能克服停药后的疾病复发,而且激素及免疫抑制剂都有着各种不良反应,有些不良反应甚至可以致残或导致死亡。所以开发新的治疗措施及药物,提高治疗疗效,减少治疗不良反应仍是亟待进行的工作,且任重而道远。

继续深入研究阐明不同类型肾小球疾病的发病机制,进而针对机制的不同环节寻求相应干预措施,是开发新药的重要途径。例如,近年已发现肾小球足细胞上的 PLA2R 能参与特发性 MN 发病,而 suPAR 作为血清中的一种通透因子也能参与 FSGS 致病,如果今后针对它们能够发掘出有效的干预方法及治疗药物,即可能显著提高这些疾病的治疗疗效。最近已有使用利妥昔单抗(抗 CD20 分子的单克隆抗体)治疗特发性 MN 成功的报道,经过利妥昔单抗治疗后,患者血清抗 PLA2R 抗体消失,MN 获得缓解,而且不良反应少。

治疗措施和药物的疗效及安全性需要高质量的临床 RCT 试验进行验证。但是在治疗原发性肾病综合征上我国的 RCT 试验很少,所以我国肾病学界应该联手改变这一状态,以自己国家的多中心 RCT 试验资料,来指导医疗实践。

六、常见并发症

原发性肾病综合征的常见并发症包括感染、血栓和栓塞、急性肾损伤、高脂血症及蛋白质代谢紊乱等。所有这些并发症的发生都与肾病综合征的核心病变——大量蛋白尿和低清蛋白血症具有内在联系。由于这些并发症常使患者的病情复杂化,影响治疗效果,甚至危及生命,因此,对它们的诊断及防治也是原发性肾病综合征治疗中非常重要的一部分。

(一)感染

感染是原发性肾病综合征的常见并发症,也是导致患者死亡的重要原因之一。随着医学的进展,现在感染导致患者死亡已显著减少,但在临床实践中它仍是我们需要警惕和面对的重要问题。特别是对应用激素及免疫抑制剂治疗的患者,感染常会影响治疗效果和整体预后,处理不好仍会危及生命。

原发性肾病综合征患者感染的发生主要与以下因素有关:①大量蛋白尿导致免疫球蛋白及部分补体成分从尿液丢失,如出现非选择性蛋白尿时大量 IgG 及补体 B 因子丢失,导致患者免疫功能受损。②使用激素和/或免疫抑制剂治疗导致患者免疫功能低下。③长期大量蛋白尿导致机体营养不良,抵抗力降低。④严重皮下水肿乃至破溃,细菌容易侵入引起局部软组织感染;大量腹水容易发生自发性腹膜炎。它们严重时都能诱发败血症。

常见的感染为呼吸道感染、皮肤感染、肠道感染、尿路感染和自发性腹膜炎,病原微生物有细菌(包括结核分枝杆菌)、真菌、病毒、支原体和卡氏肺孢子虫等。

有关预测原发性肾病综合征患者发生感染的临床研究还很缺乏。一项儿科临床观察显示,若患儿血清蛋白<15 g/L,其发生感染的相对危险度(relative risk,RR)是高于此值患儿的9.8倍,因此尽快使肾病综合征缓解是预防感染发生的关键。一项日本的临床研究表明,成人肾病综合征患者感染发生率为 19%,其危险因素是血清 IgG<6 g/L(RR$=6.7$),SCr>176.8 μmol/L(RR$=5.3$)。对于血清 IgG<6 g/L 的患者,每 4 周静脉输注丙种球蛋白 $10\sim15$ g,可以明显地预防感染发生。

需要注意,正在用激素及免疫抑制剂治疗的患者,其发生感染时临床表现可能不典型,患者可无明显发热,若出现白细胞计数升高及轻度核左移也容易被误认为是激素引起,因此对这些患者更应提高警惕,应定期主动排查感染,包括一些少见部位的感染如肛周脓肿。

感染的预防措施:①注意口腔护理,可以使用抑制细菌及真菌的漱口液定时含漱,这对使用强化免疫抑制治疗(如甲泼尼龙冲击治疗)的患者尤为重要。对于严重皮下水肿致皮褶破溃渗液的患者,需要加强皮肤护理,防治细菌侵入。②使用激素及免疫抑制剂时,要严格规范适应证、药量及疗程,并注意监测外周血淋巴细胞及 CD4$^+$ 淋巴细胞总数的变化,当淋巴细胞计数$<600/\mu$L 和/或 CD4$^+$ 淋巴细胞计数$<200/\mu$L 时,可以给予复方磺胺甲硝唑(即复方新诺明)预防卡氏肺孢子虫感染,具体用法为每周两次,每次两片(每片含磺胺甲硝唑 400 mg 和甲氧苄啶 80 mg)。③对于血清 IgG<6 g/L 或反复发生感染的患者,可以静脉输注丙种球蛋白来增强体液免疫;对于淋巴细胞计数$<600/\mu$L 和/或 CD4$^+$ 淋巴细胞计数$<200/\mu$L 的患者,可以肌内注射或静脉输注胸腺素来改善

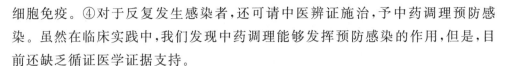

细胞免疫。④对于反复发生感染者,还可请中医辨证施治,予中药调理预防感染。虽然在临床实践中,我们发现中药调理能够发挥预防感染的作用,但是,目前还缺乏循证医学证据支持。

需要指出的是,若使用激素及免疫抑制剂患者发生了严重感染,可以将这些药物尽快减量或者暂时停用,因为它们对控制感染不利,而且合并感染时它们治疗肾病综合征的疗效也不佳。但是,某些重症感染如肺孢子菌肺炎却不宜停用激素,因为激素能减轻间质性肺炎,改善缺氧状态,降低病死率。

(二)血栓和栓塞

肾病综合征合并血栓、栓塞的发生率为 $10\%\sim42\%$,常见肾静脉血栓(RVT)、其他部位深静脉血栓和肺栓塞。动脉血栓较为少见。血栓和栓塞的发生率与肾病综合征的严重程度、肾小球疾病的种类有关,但检测手段的敏感性也影响本病的发现。

1.发病机制

肾病综合征易并发血栓、栓塞主要与血小板活化、凝血及纤溶异常、血液黏稠度增高相关。临床观察发现:①肾病综合征患者血小板功能常亢进,甚至数量增加,患者血清血栓素(TXA2)及血管假性血友病因子(vWF)增加,可促使血小板聚集、黏附功能增强并被激活。②低清蛋白血症刺激肝脏合成蛋白,导致血中大分子的凝血因子Ⅰ、Ⅱ、Ⅴ、Ⅶ、Ⅷ、Ⅹ浓度升高;而内源性抗凝物质(凝血酶Ⅲ及蛋白C、S)因相对分子质量小随尿丢失至血浓度降低。③纤溶酶原相对分子质量较小随尿排出,血清浓度降低,而纤溶酶原激活物抑制物 PAI-1 及纤溶酶抑制物 α_2-巨球蛋白血浓度升高。上述变化导致血栓易于形成而不易被溶解。④肾病综合征患者有效血容量不足血液浓缩及出现高脂血症等,致使血液黏稠度增高,也是导致血栓发生的危险因素。此外,不适当地大量利尿,以及使用激素治疗也能增加血栓形成的风险。

肾小球疾病的病理类型也与血栓、栓塞并发症有关:MN 的发生率最高,为 $29\%\sim60\%$,明显高于 MCD 和 FSGS(分别为 24.1% 和 18.8%),MN 合并血栓的风险是 IgA 肾病的 10.8 倍,并易发生有临床症状的急性静脉主干血栓如肾静脉、肺血管主干血栓,原因至今未明。

研究认为,能预测肾病综合征患者血栓、栓塞并发症风险的指标为:①血清蛋白 <20 g/L,新近发现 MN 患者血清蛋白 <28 g/L 血栓栓塞风险即明显升高;②病理类型为 MN;③有效血容量明显不足。

2.临床表现与影像学检查

血栓、栓塞并发症的临床表现可能非常不明显,以肾静脉血栓为例,多数分支小血栓并没有临床症状。因此,要对肾病综合征患者进行认真细致地观察,必要时及时做影像学检查,以减少漏诊。患者双侧肢体水肿不对称,提示水肿较重的一侧肢体有深静脉血栓可能;腰痛、明显血尿、B超发现一侧或双侧肾肿大,以及不明原因的 AKI,提示肾静脉血栓;胸闷、气短、咯血和胸痛提示肺栓塞。

在肾静脉血栓诊断方面,多普勒超声有助于发现肾静脉主干血栓,具有方便、经济和无损伤的优点,但是敏感性低,而且检查准确性较大程度地依赖操作者技术水平。CT 及磁共振肾静脉成像有较好的诊断价值,而选择性肾静脉造影仍是诊断的"金标准"。在肺栓塞诊断上,核素肺通气/灌注扫描是较为敏感、特异性的无创性诊断手段。CT 及磁共振肺血管成像及超声心动图也可为诊断提供帮助,后者可发现肺动脉高压力、右心室和/或右心房扩大等征象。肺动脉造影是诊断肺栓塞的"金标准",发现栓塞后还可以局部溶栓。上述血管成像检查均需要使用对比剂(包括用于 X 线检查的碘对比剂及用于磁共振检查的钆对比剂),故应谨防对比剂肾损害,尤其是对已有肾损害的患者。

3.预防与治疗

原发性肾病综合征并发血栓、栓塞的防治至今没有严格的 RCT 临床研究报道,目前的防治方案主要来自小样本的临床观察。

(1)血栓、栓塞并发症的预防:比较公认的观点是,肾病综合征患者均应服用抗血小板药物,而当血清蛋白<20 g/L 时即开始抗凝治疗。对于 MN 患者抗凝指征应适当放宽一些。Lionaki 等研究显示,MN 患者血清蛋白≤28 g/L 深静脉血栓形成的风险是>28 g/L 者的 2.5 倍,血清蛋白每降低 10 g/L,深静脉血栓的风险增加 2 倍,因此,目前有学者建议 MN 患者血清蛋白<28 g/L 即应予预防性抗凝治疗。抗凝药物常采用肝素或低分子肝素皮下注射或口服华法林。口服华法林时应将凝血酶原时间的国际标准化比率(INR)控制在 1.5～2.0,华法林与多种药物能起相互反应,影响(增强或减弱)抗凝效果,用药时需要注意。

(2)血栓、栓塞并发症的治疗:血栓及栓塞并发症一旦发生即应尽快采用如下治疗。

溶栓治疗:引起急性肾衰竭的急性肾静脉主干大血栓,或导致收缩压下降至<12.0 kPa(90 mmHg)的急性肺栓塞,均应考虑进行溶栓治疗。既往常用尿激酶进行溶栓,最适剂量并未确定,可考虑用 6 万～20 万 U 稀释后缓慢静脉滴注,每天 1 次,10～14 天为 1 个疗程;现在也可采用重组人组织型纤溶酶原激活剂治

疗,它能选择性地与血栓表面的纤维蛋白结合,纤溶效力强,用量 50 mg 或 100 mg,开始时在 1~2 分钟内静脉推注 1/10 剂量,剩余的 9/10 剂量稀释后缓慢静脉滴注,2 小时滴完。使用重组人组织型纤溶酶原激活剂要监测血清纤维蛋白原浓度,避免过低引起出血。国内多中心研究结果显示,50 mg 和/或 100 mg 两种剂量的疗效相似,而前者出血风险明显降低。

抗凝治疗:一般而言,原发性肾病综合征患者出现血栓、栓塞并发症后要持续抗凝治疗半年,若肾病综合征不缓解且血清蛋白仍<20 g/L 时,还应延长抗凝时间,否则血栓、栓塞并发症容易复发。用口服华法林进行治疗时,由于华法林起效慢,故需在开始服用的头 3~5 天,与肝素或低分子肝素皮下注射重叠,直至 INR>2.0 后才停用肝素或低分子肝素。在整个服用华法林期间都一定要监测 INR,控制 INR 在 2.0~2.5 范围。若使用重组人组织型纤溶酶原激活进行溶栓治疗,则需等血清纤维蛋白原浓度回复正常后,才开始抗凝治疗。

(三)急性肾损伤

由原发性肾病综合征引起的 AKI 主要有如下 2 种:①有效血容量不足导致的肾前性 AKI,常只出现轻、中度氮质血症。②机制尚不清楚的特发性 AKI,常呈现急性肾衰竭(ARF)。至于肾小球疾病本身(如新月体性肾小球肾炎)引起的 AKI、治疗药物诱发的 AKI(如药物过敏所致急性间质性肾炎或肾毒性药物所致急性肾小管坏死),以及肾病综合征并发症(如急性肾静脉主干血栓)所致 AKI,均不在此讨论。

1.急性肾前性氮质血症

严重的低清蛋白血症导致血浆胶体渗透压下降,水分渗漏至皮下及体腔,致使有效循环容量不足,肾灌注减少,而诱发急性肾前性氮质血症。临床上出现血红蛋白增高、体位性心率及血压变化(体位迅速变动如从卧到坐或从坐到站时,患者心率加快、血压下降,重时出现直立性低血压,乃至虚脱)、化验血尿素氮(BUN)与 SCr 升高,但是 BUN 升高幅度更大(两者均以 mg/dL 作单位时,BUN 与 SCr 之比值>20:1,这是由于肾脏灌注不足时,原尿少在肾小管中流速慢,其中尿素氮被较多地重吸收入血导致)。急性肾前性氮质血症者应该用胶体液扩容,然后利尿,扩容利尿后肾功能即能很快恢复正常。盲目增加襻利尿剂剂量,不但不能获得利尿效果,反而可能造成肾素-血管紧张素系统及交感神经系统兴奋,进一步损害肾功能。而且,这类患者不能用 ACEI 或 ARB 类药物,它们也会加重肾前性氮质血症。

2.特发性 ARF

特发性 ARF 最常见于复发性 MCD,也可有时见于其他病理类型,机制不清,某些病例可能与大量尿蛋白形成管型堵塞肾小管和/或肾间质水肿压迫肾小管相关。患者的临床特点是年龄较大(有文献报道平均 58 岁),尿蛋白量大(常>10 g/d),血清蛋白低(常<20 g/L),常在肾病综合征复发时出现 AKI(经常为少尿性急性肾衰竭)。特发性 ARF 要用除外法进行诊断,即必须一一排除各种病因所致 ARF 后才能诊断。对特发性 ARF 的治疗措施包括:①积极治疗基础肾脏病。由于绝大多数患者的基础肾脏病是 MCD,故应选用甲泼尼龙冲击治疗(每次 0.5~1.0 g稀释后静脉滴注,每天或隔天 1 次,3 次为 1 个疗程),以使 MCD 尽快缓解,患者尿液增多冲刷掉肾小管中管型,使肾功能恢复。②进行血液净化治疗。血液净化不但能清除尿毒素、纠正水电解质酸碱平衡紊乱,维持生命赢得治疗时间;而且还能通过超滤脱水,使患者达到干体重,减轻肾间质水肿,促肾功能恢复。③口服或输注碳酸氢钠。可碱化尿液,防止肾小管中蛋白凝固成管型,并可纠正肾衰竭时的代谢性酸中毒。大多数患者经上述有效治疗后肾功能可完全恢复正常,但往往需要较长恢复时间(4~8 周)。必须注意,此 AKI 并非有效血容量不足引起,盲目输注胶体液不但不能使 AKI 改善,反而可能引起急性肺水肿。

(四)脂肪代谢紊乱

高脂血症是肾病综合征的表现之一。统计表明约有 80% 的患者存在高胆固醇血症、高低密度脂蛋白血症及不同程度的高三酰甘油血症。高脂血症不仅可以进一步损伤肾脏,而且还可使心脑血管并发症增加,因此,合理有效地控制血脂,也是原发性肾病综合征治疗的重要组成部分。

肾病综合征合并高脂血症的机制尚未完全阐明,已有的研究资料提示:高胆固醇血症发生的主要原因是肾病综合征时肝脏脂蛋白合成增加(大量蛋白尿致使肝脏合成蛋白增加,合成入血的脂蛋白因相对分子质量大不能从肾滤过排除,导致血浓度增高),而高三酰甘油血症发生的主要原因是体内降解减少(肾病综合征时脂蛋白脂酶从尿中丢失,使其在活性下降,导致三酰甘油的降解减少)。

对于激素治疗反应良好的肾病综合征病理类型(如 MCD),不要急于应用降脂药,肾病综合征缓解后数月内血脂往往即能自行恢复正常,这样可使患者避免发生不必要的药物不良反应及增加医疗花费。若应用激素及免疫抑制剂治疗,肾病综合征不能在短期内缓解甚至无效时(如某些 MN 患者),则应予降脂药物治疗。以高胆固醇血症为主要表现者,应选用羟甲基戊二酰辅酶 A(HMG-CoA)还原酶抑制剂,即他汀类药物,每晚睡前服用,服药期间要注意肝及肌肉损害（严重者可出现横纹肌溶解）不良反应。以高三酰甘油血症为主要表现者，应选用纤维酸衍生物类药，即贝特类药物，用药期间注意监测肝功能。另外，所有高脂血症患者均应限制脂肪类食物摄入，高三酰甘油血症患者还应避免糖类摄入过多。

（五）甲状腺功能减退

相当一部分原发性肾病综合征患者血清甲状腺素水平低下，这是由于与甲状腺素结合的甲状腺结合球蛋白（相对分子质量 60 000）从尿液中大量丢失而导致。观察表明，约 50% 的患者血中的总 T_3 及总 T_4 下降，但是游离 T_3（FT_3）、游离 T_4（FT_4）及促甲状腺素（TSH）正常。患者处于轻度的低代谢状态，这可能有利于肾病综合征患者的良性调整，避免过度能量消耗，因此不需要干预。

不过个别患者可出现甲状腺功能减退症的表现，以致使本来激素敏感的病理类型使用激素治疗不能获得预期效果。这时需要仔细监测患者的甲状腺功能，若 FT_3、FT_4 下降，特别是 TSH 升高时，在认真排除其他病因导致的甲状腺功能减退症后，可给予小剂量甲状腺素治疗（左甲状腺素 $25\sim50$ μg/d），常能改善患者的一般状况及对激素的敏感性。虽然这种治疗方法尚缺乏 RCT 证据，但在临床实践中具有一定效果。这一经验治疗方法还有待于今后进一步的临床试验验证。

第二节　急性肾小球肾炎

急性肾小球肾炎简称急性肾炎，是一种常见的原发性肾小球疾病。本病大多呈急性起病，临床表现为血尿、蛋白尿、高血压、水肿、少尿及氮质血症。因其表现为一组临床综合征，为此又称为"急性肾炎综合征"。急性肾小球肾炎常见于多种致病微生物感染之后发病，尤其是链球菌感染，但也有部分患者由其他微生物感染所致，如葡萄球菌、肺炎链球菌、伤寒沙门菌、梅毒、病毒、原虫及真菌等引起。通常临床所指急性肾小球肾炎即指链球菌感染后肾小球肾炎，本节也以此为重点阐述。

一、发病机制与临床表现

（一）发病因素机制

本病发病与抗原、抗体介导的免疫损伤密切相关。当机体被链球菌感染后，其菌体内某些有关抗原与相应的特异抗体于循环中形成抗原-抗体复合物,随血流抵达肾脏,沉积于肾小球而致病。但也可能是链球菌抗原中某些带有阳电荷的成分通过与肾小球基底膜(GBM)上带有阴电荷的硫酸类肝素残基作用,先植于 GBM,然后通过原位复合物方式而致病。当补体被激活后,炎症细胞浸润,导致肾小球免疫病理损伤而致疾病。肾小球毛细血管的免疫性炎症使毛细血管腔变窄,甚至闭塞,并损害肾小球滤过膜。可出现血尿、蛋白尿及管型尿等,并使肾小球滤过率下降。因而对水钠各种溶质(包括含氮代谢产物,无机盐)的排泄减少,而发生水钠潴留,继而引起细胞外液容量增加。因此,临床上有水肿,尿少,全身循环充血状态和呼吸困难、肝大、静脉压增高等表现。本病引发的高血压目前认为是由于血容量增加所致,同时,也可能与肾素-血管紧张素-醛固酮系统活力增强有关。

本病急性期表现为弥漫性毛细血管内增生性肾小球肾炎、肾小球增大,并含有细胞成分,内皮细胞肿胀,系膜细胞浸润。电镜下可见上皮下沉淀物呈驼峰状。免疫荧光检查可见弥漫的呈颗粒状的毛细血管襻或系膜区的 IgG、C3 和备解素的免疫沉着,偶有少量 IgM 和 C_4。

(二)临床表现

急性肾小球肾炎可发生于各年龄组,但以儿童及青少年多见。本证起病较急,病情轻重不一,多数病例病前有链球菌感染史。感染灶以上呼吸道及皮肤为主,如扁桃体炎、咽炎、气管炎、鼻窦炎等。在上述前驱感染后,有 1~3 周无症状的间歇期而发病。间歇期后,即急性起病,首发症状多为水肿和血尿,是典型性急性肾炎综合征。重症者可发生急性肾衰竭。

1.全身症状

发病时症状轻重不一,患者常有头痛、食欲减退、恶心呕吐、腰困、疲乏无力,部分患者先驱感染没有控制,可有发热、咽喉疼痛、咳嗽、体温一般在 38 ℃上下,发热以儿童多见。

2.水肿、少尿

水肿、少尿常为本病的首发症状,占患者的 80%~90%,在发生水肿之前,患者都有少尿。轻者仅晨起眼睑水肿,或伴有双下肢轻度可凹性水肿,面色较苍白。重者可延及全身,体重增加。水肿出现的部位主要取决于两个因素,即重力作用和局部组织张力。儿童皮肤及皮下组织较紧密,则水肿的凹陷性不十分明显。另外,水肿的程度还与钠盐的食入量有密切关系。钠盐入量多则水肿加重,严重者可有胸腔积液、腹水。

3.血尿

几乎全部患者均有肾小球源性血尿,是本病常见的初起症状。尿是浑浊棕红色,洗肉水样色。一般数天内消失,也可持续1～2周转为镜下血尿。经治疗后一般镜下血尿多在6个月内完全消失。也可因劳累、紧张、感染后反复出现镜下血尿,也有持续1～2年才完全消失。

4.蛋白尿

多数患者有不同程度的蛋白尿,以清蛋白为主。极少数患者表现为肾病综合征。蛋白尿持续存在提示病情迁延或有转为慢性肾炎的可能。

5.高血压

大部分患者可出现一过性轻、中度高血压。收缩压、舒张压均增高,往往与血尿、水肿同时存在。一般持续2～3周,多随水肿消退而降至正常。产生原因主要与水钠潴留、血容量扩张有关。经利尿消肿后血压随之下降,少数患者可出现重度高血压,并可并发高血压脑病,心力衰竭或视网膜病变,出现充血性心力衰竭,肺水肿等。

6.肾功能异常

少数患者可出现少尿(<400 mL/24 h),肾功能一过性受损,表现为轻度氮质血症。于1～2周后尿量增加,肾功能于利尿后数天内可逐渐恢复,仅有极少数患者可表现为急性肾衰竭。

二、诊断与鉴别诊断

(一)诊断

1.前驱感染史

一般起病前有呼吸道或皮肤感染,也可能有其他部位感染。

2.尿常规及沉渣检查

(1)血尿:为急性肾炎重要表现,肉眼血尿或镜下血尿,尿中红细胞多为严重变形红细胞。此系红细胞通过病变毛细血管壁和流经肾小管过程中,因渗透压改变而变形。此外,还可见红细胞管型,表示肾小球有出血渗出性炎症,是急性肾炎重要特点。

(2)管型尿:尿沉渣中常见有肾小管上皮细胞、白细胞,偶有白细胞管型及大量透明和颗粒管型,一般无蜡样管型及宽大管型,如果出现此类管型,提示原肾炎急性加重,或全身系统性疾病,如红斑狼疮或血管炎。

(3)尿蛋白:通常为＋～＋＋,24小时蛋白总量<3.0 g,尿蛋白多属非选

择性。

(4)少尿与水肿:本病急性发作期 24 小时尿量一般在 1 000 mL 以下,并伴有面部及下肢轻度水肿。

3.血常规检查

白细胞计数可正常或增加,此与原感染性是否仍继续存在有关。急性期血沉常增快,一般在 30～60 mm/h,常见轻度贫血,此与血容量增大、血液稀释有关,于利尿消肿后即可恢复,但也有少数患者有微血管溶血性贫血。

4.肾功能及血生化检查

急性期肾小球滤过率(GFR)呈不同程度下降,但肾血浆流量常可正常。因此滤过分数常下降。与肾小球功能受累相比,肾小管功能相对良好,肾浓缩功能仍多保持正常。临床常见一过性氮质血症,血中尿素氮、肌酐轻度增高,尿钠和尿钙排出减少,不限进水的患者可有轻度稀释性低钠血症。此外,还可出现高血钾和代谢性酸中毒症。

5.有关链球菌感染的细胞学和血清学检查

链球菌感染后,机体对菌体成分及其产物相应的抗体,如抗链球菌溶血素 O 抗体(ASO),其阳性率可达 50%～80%,常借助检测此抗体以证实前期的链球菌感染。通常在链球菌感染后 2～3 周出现,3～5 周滴度达高峰,半年内可恢复正常,75% 患者 1 年内转阴。在判断所测结果时应注意,ASO 滴度升高仅表示近期内曾有链球菌感染,与急性肾炎发病之可能性及病情严重性不直接相关。经有效抗生素治疗者其阳性率降 7 低,皮肤感染灶患者阳性率也低。另外,部分患者起病早期循环免疫复合物及血清冷球蛋白可呈阳性,但应注意病毒所致急性肾炎者可能前驱期短,一般为 3～5 天,以血尿为主要表现,C_3 不降低,ASO 不增高,预后好。

血浆补体测定除个别病例外,肾炎病程早期,血总补体及 C_3 均明显下降,6～8 周后可恢复正常,此规律性变化为急性肾炎的典型表现。血清补体下降程度与急性肾炎病情轻重无明显相关,但低补体血症持续 8 周以上者,应考虑有其他类型肾炎之可能,如膜增生性肾炎,冷球蛋白血症,或狼疮性肾炎等。

6.血浆蛋白和脂质测定

本证患者有少数血清蛋白常轻度降低,此系水钠潴留的血容量增加和血液稀释造成,并不是由尿蛋白丢失而致,经利尿消肿后可恢复正常。有少数患者,伴有 α_2、β 脂蛋白增高。

7.其他检查

如少尿一周以上，或进行性尿量减少伴肾功能恶化者，病程超过两个月而无好转趋势者、急性肾炎综合征伴肾病综合征者，应考虑进行肾活检以明确诊断，指导治疗。

8.非典型病例的临床诊断

最轻的亚临床病例可全无水肿、高血压和肉眼血尿，仅于链球菌感染后或急性肾炎紧密相接触者，行尿常规检查而发现镜下血尿，甚或尿检也正常，仅血中 C3 呈典型的规律性改变，即急性期明显降低，而 6～8 周恢复正常。此类患者如行肾活检可呈典型的毛细血管内增生及特征性驼峰病变。

(二)鉴别诊断

1.发热性尿蛋白

急性感染发热患者，可出现蛋白尿、管型及镜下血尿，极易与不典型或轻度急性肾炎患者相混淆，但前者无潜伏期，无水肿和高血压，热退后尿常规迅速恢复正常。

2.急进性肾炎

起病初与急性肾炎很难鉴别，本病在数天或数周内出现进行性肾功能不全，少尿无尿，可帮助鉴别，必要时需采用肾穿刺病理检查，如表现为新月体肾炎可资鉴别诊断。

3.慢性肾炎急性发作

大多数慢性肾炎往往隐匿起病，急性发作常继发感然后，前驱期往往较短，1～2 天即出现水肿，少尿，氮质血症等，严重者伴有贫血、高血压，肾功能持续损害，常常可伴有夜尿增多，尿比重常低。

4.IgA 肾病

主要以反复发作性血尿为主要表现，ASO、C3 往往正常，肾活检可以明确诊断。

5.膜性肾炎

常以急性肾炎样起病，但常常蛋白尿明显，血清补体持续下降＞8 周，本病恢复不及急性肾炎明显，必要时于肾穿活检明确诊断。

6.急性肾盂肾炎或尿路感染

尿常规检查，常有白细胞和脓细胞、红细胞，患者并有明显的尿路刺激症状和畏寒发热，补体正常，中段尿培养可确诊。

7.继发性肾炎

如过敏性紫癜性肾炎,狼疮性肾炎,乙型肝炎病毒相关性肾炎等。本类肾炎原发病症状明显,不难诊断。

8.并发症

(1)循环充血状态:因水钠潴留,血容量扩大,循环负荷过重,乃至表现循环充血性心力衰竭甚至肺水肿,此与病情轻重和治疗情况相关,临床表现为气急,不能平卧,胸闷,咳嗽,肺底湿性啰音,肝大压痛,心率快,奔马律等左右心衰竭症状。系因血容量扩大所致,而与真正心肌泵衰竭不同,且强心剂效果不佳,而利尿剂的应用常助其缓解。

(2)高血压脑病:是指血压急剧增高时(尤其是舒张压)伴发的中枢神经系统症状而言,一般儿童较成年人多见。一般认为:此证是在高血压的基础上,脑部小血管痉挛,导致脑缺氧、脑水肿而致。但也有人认为当血压急剧升高时,脑血管原具备的自动舒缩功能失调或失控,脑血管高度充血脑水肿而致。此外,急性肾炎时,水钠潴留也在发病中起一定作用。此并发症多发生在急性肾炎起病后1~2周内。起病较急,临床表现为剧烈头痛,频繁恶心呕吐,继之视力障碍,眼花,复视,暂时性黑蒙,并有嗜睡或烦躁。如不及时治疗则发生惊厥、昏迷,少数暂时偏瘫失语,严重时发生脑疝。神经系统多无局限性体征,浅反射及腱反射可减弱或消失,眼底检查常见视网膜小动脉痉挛,有时可见视盘水肿,脑脊液清亮,压力和蛋白正常或略高。当高血压伴视力障碍、惊厥、昏迷之一项,即可诊断。

(3)急性肾衰竭:急性肾炎患者中,有相当一部分病例有程度不一的氮质血症,但真正进展为急性肾衰竭者仅为极少数。由于防治及时,前两类并发症已大为减少,但合并急性肾衰竭尚无有效防止措施,已成为急性肾炎死亡的主要原因。临床表现为少尿或无尿,血尿素氮、肌酐升高,高血钾,代谢性酸中毒等尿毒症改变。在此情况下应及时血液透析,肾替代疗法(按急性肾衰竭治疗)。如经治疗少尿或无尿3~5天或1周者,此后尿量逐渐增加,症状消失,肾功能可逐渐恢复。

(三)诊断标准

(1)起病较急,病情轻重不一,青少年儿童发病多见。

(2)前驱有上呼吸道及皮肤等感染史,多在感染后1~4周发病。

(3)多见血尿(肉眼或镜下血尿),蛋白尿,管型(颗粒管型和细胞管型)。

(4)水肿,轻者晨起双眼睑水肿,重者可有双下肢及全身水肿。

(5)时有短暂氮质血症,轻中度高血压,B超显示双肾形态大小正常。

三、治疗

本病的治疗以休息及对症治疗为主,纠正水钠潴留,纠正血循环容量负荷重,抗高血压,防治急性期并发症,保护肾功能,如急性肾衰竭可行透析治疗。因本病属自限性疾病,一般不适宜应用糖皮质激素及细胞毒类药物。

(一)一般治疗

急性期应卧床休息 2~3 周,待肉眼血尿消失,水肿消退及血压恢复正常,然后逐渐增加室内活动量,3~6 个月内应避免较重的体力活动。如活动后尿改变加重者应再次卧床休息。急性期低钠饮食,每天摄入食盐 3 g 以下,保证充足热量。肾功能正常者不需限制蛋白质入量,适当补充优质蛋白质饮食,对有氮质血症者,应限制蛋白质入量,以减轻肾脏负担。水肿重尿少者,除限盐外还应限制水的入量。

(二)感染灶的治疗

对有咽部、牙周、鼻窦、气管、皮肤感染灶者应给予青霉素 1~2 周治疗。对青霉素过敏者可用大环内酯类抗生素。对于反复发作的慢性扁桃体炎,病证迁延 6 个月以上者,尿中仍有异常且考虑与扁桃体病灶有关时,待病情稳定后(尿蛋白少于+),尿沉渣计数少于 10 个/HP 者,可考虑做扁桃体切除术,术前、术后需用 2~3 周青霉素。

(三)抗凝治疗

根据发病机制,且有肾小球内凝血的主要病理改变,主要为纤维素沉积及血小板聚集,因此,在临床治疗时并用抗凝降纤疗法,有助于肾炎的缓解和恢复,具体方法如下。

1.肝素

按成人每天总量 5 000~10 000 U 加入 5% 葡萄糖注射液 250 mL 静脉滴注,每天 1 次,10~14 天为 1 个疗程,间隔 3~5 天,再行下 1 个疗程,共用 2~3 个疗程。

2.丹红注射液

成人用量 20~40 mL,加入 5% 葡萄糖注射液中,用法疗程同肝素,小儿酌减。或选择其他活血化瘀中成药注射剂,如血塞通、舒血通、川芎、丹参注射剂等。

3.尿激酶

成人 5 万~10 万 U/d,加入 5% 葡萄糖 250 mL 中,用法疗程如丹红注射液,小儿酌减。注意肝素与尿激酶不要同时应用。

4.双嘧达莫

成人 50～100 mg,每天 3 次口服,可连服 8～12 周,小儿酌情服用。

(四)利尿消肿

急性肾炎的主要病理生理变化为钠潴留,细胞外液量增加导致临床上水肿、高血压,循环负荷过重及致心肾功能不全等并发症。应用利尿药不仅能达到消肿利尿作用,且有助于防治并发症。

1.轻度水肿

颜面部及双下肢轻度水肿(无胸腔积液、腹水者),常用噻嗪类利尿药。如氢氯噻嗪,成人25～50 mg,1～2 次/天,口服,此类利尿药作用于远端肾小管。当 GFR 为 25 mL/min 时,常不能产生利尿效果,此时可用襻利尿剂。

2.中度水肿

伴有肾功能损害及少量胸腔积液或腹水者,先用噻嗪类利尿药,氢氯噻嗪 25～50 mg,1～2 次/天。但当 GFR 为 25 mL/min 时,可加用襻利尿剂,如呋塞米每次 20～40 mg,1～3 次/天,如口服效差,可肌内注射或静脉给药,30 分钟起效,但作用短暂,仅 4～6 小时,可重复应用。此两种药在肾小球滤过功能严重受损,肌酐清除率5～10 mL/min 时,仍有利尿作用,应注意大剂量时可致听力及肾脏严重损害。急性肾炎一般不用汞利尿剂、保钾利尿剂及渗透性利尿剂。

3.重度水肿

当每天尿量<400 mL 时,并有大量胸腔积液、腹水,伴肾功能不全,甚至急性肾衰竭、高血压、心力衰竭并发症时,立即应用大剂量强利尿剂,如呋塞米60～120 mg,缓慢静脉推注,但剂量不能>1 000 mg/d。因剂量过大,并不能增强利尿效果,反而使不良反应明显增加,导致不可逆性耳聋。应用后如利尿效果仍不理想,则应考虑血液净化疗法,如血液透析、腹膜透析等,而不应冒风险应用过大剂量的利尿药。此外,还可应用血管解痉药,如多巴胺以达利尿目的。

注意:其他利尿药不宜应用,如汞利尿药对肾实质有损害,渗透性利尿药如甘露醇可增加血容量,加重心脑血管负荷而发生意外。还有诱发急性肾衰竭的潜在危险。保钾利尿剂可致血钾升高,尿少时不宜使用。对高尿酸血症患者,应慎用利尿药。

(五)降压治疗

血压不超过 18.7/12.0 kPa(140/90 mmHg)者可暂缓治疗,严密观察。若经休息、限水盐、利尿治疗,血压仍高者,应给予降压药,可根据高血压的程度,起病

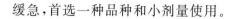

缓急,首选一种品种和小剂量使用。

1.钙离子通道阻滞剂

如硝苯地平、尼群地平类。此类药品可通过阻断钙离子进入细胞内而干扰血管平滑肌的兴奋-收缩偶联,降低外阻血管阻力而使血压下降,并能较好地维持心、脑、肾血流量。口服或舌下含服均吸收良好,每次 10 mg,2～3 次/天,用药后 20 分钟血压下降,1～2 小时作用达高峰,持续 4～6 小时。控释片、缓释片按说明服用,与 β 受体阻滞剂合用可提高疗效,并可减轻硝苯地平引起的心率加快。

2.血管紧张素转化酶抑制剂

通过抑制血管紧张素转换酶的活性,而抑制血管紧张素扩张小动脉,适用于肾素-血管紧张素-醛固酮介导的高血压,也可应用于合并心力衰竭的患者,常用药物如卡托普利口服 25 mg,15 分钟起效,服用盐酸贝那普利 5～10 mg,每天 1 次服用,对肾素依赖性高血压效果更好。

3.α₁受体阻滞剂

如哌唑嗪,具有血管扩张作用,能减轻心脏前后负荷,宜从小剂量开始逐渐加量,不良反应有直立性低血压、眩晕或乏力等。

4.硝普钠

硝普钠用于严重高血压者,用量为 1～3 μg/(kg·min),速度持续静脉滴注,数秒内即起作用。其常溶于 200～500 mL 的 5% 葡萄糖注射液中静脉滴注,先从小剂量开始,依血压调整滴数。此药物的优点是作用快,疗效高,且毒性小,既作用于小动脉阻力血管,又作用于静脉的血容量血管,能降低外周阻力,而不引起静脉回流增加,故尤适应于心力衰竭患者。

(六)严重并发症的治疗

1.急性循环充血性状态和急性充血性心力衰竭的治疗

当急性肾炎出现胸闷,心悸,肺底啰音,心界扩大等症状时,心排血量并不降低,射血指数并不减少,与心力衰竭的病理生理基础不同,而是水钠潴留,血容量增加所致淤血状态。此时首先要绝对卧床休息,严格限制钠、水入量,同时应用强利尿药。硝普钠或酚妥拉明药物多能使症状缓解,发生心力衰竭时,可适当应用地高辛或毛花苷 K。危重患者可采用轮流束缚上下肢或静脉放血,每次150～300 mL,以减轻心脏负荷和肺淤血。当保守治疗无效时,可采用血透脱水治疗。

2.高血压脑病治疗

出现高血压脑病时,应首选硝普钠,剂量为 5 mg 加入 10%葡萄糖注射液 100 mL 中静脉滴注,4 滴/分开始。用药时应监测血压,每 5～10 分钟测血压 1 次。根据血压变化情况调节滴数,最大 15 滴/分,为 1～2 $\mu g/(kg \cdot min)$,每天总剂量＜100 $\mu g/kg$。用药后如患者高血压脑病缓解,神志好转,停止抽搐,则应改用其他降压药维持血压。因高血压脑病可致生命危险,故应快速降压,争分夺秒。硝普钠起效快,半衰期短,1～2 分钟可显效,停药 1～10 分钟作用可消失,无药物依赖性。但应注意硝普钠可产生硫氰酸盐代谢产物,故静脉用药浓度应低,滴速应慢,应用时间要短(＜48 小时),并应严密监测血压,如降压过度,可使有效循环血容量过低,而致肾血流量降低,灌注不足引起肾功能损害。应用硝普钠抢救急性肾炎高血压危象,疗效可靠安全,而且不良反应小。

当高血压伴有脑水肿时,宜采用强利尿药及脱水药以降低颅脑压力。降颅压和脱水治疗可应用 20%甘露醇,每次 5 mL/kg,静脉注射或静脉快速滴注,视病情 4～8 小时 1 次。呋塞米每次 1 mg/kg 静脉滴注,每 6～8 小时 1 次。地塞米松 0.3～0.5 mg/kg(或 5～10 mg/次,每 6～8 小时 1 次)。如有惊厥注意对症止痉。持续抽搐者,成人可用地西泮每次 0.3 mg/kg,总量不超过 10～15 mg 静脉给药,并可辅助吸氧等。

3.透析治疗

本病有以下两种情况时可采用透析治疗:①少尿性急性肾衰竭,特别是有高血钾存在时;②严重水钠潴留引起急性左心衰竭者,应及时给予透析治疗,以帮助患者度过急性期。由于本病具有自愈倾向,肾功能多可逐渐恢复,一般不需要长期维持透析。

临床应注意在治疗本病时,不宜应用糖皮质激素及非甾体抗炎药和山莨菪碱类药物治疗。本病大多预后良好,部分病例可在数月内自愈。老年患者有持续性高血压,大量蛋白尿,或肾功能损害者预后较差,肾组织增生病变重,伴有较多新月体形成者预后较差。

第三节　慢性肾小球肾炎

慢性肾小球肾炎简称慢性肾炎(CGN),是指尿蛋白、血尿、高血压、水肿为基本临床特点的一组肾小球疾病。起病方式各有不同,病理类型及病程不一,临床表现多样化。大部分患者病情隐匿迁延,病变缓慢进展,可有不同程度的肾功能损害,最终将发展为慢性肾衰竭。部分患者病变可呈急性加重和进展。由于本组疾病的病理类型及病期不同,主要临床表现各不相同,疾病表现呈多样化,治疗较困难,预后也相对较差。

一、病因、病机与临床表现

(一)病因、病机

1.发病原因

慢性肾炎是一组多病因的慢性肾小球病变为主的肾小球疾病,大多数患者的病因不十分明确。但经临床免疫病理和实验室的资料说明,慢性肾炎的发病原因与免疫机制关系密切,与链球菌感染无明确关系,15%~20%是从急性肾小球肾炎转变而来,大部分慢性肾炎患者无急性肾炎病史,可能是由于各种细菌、病毒、原虫、感染等因素通过诱导自身抗原耐受的丧失,炎症介质因子及非免疫机制等引起本病,而并非直接的免疫反应病因。感染因素,以及其后的刺激导致免疫复合物在肾小球内沉积,提示体液免疫反应是慢性肾小球肾炎损伤的主要原因。然而,在肾小球内及肾小球外引起针对靶抗原的、有细胞参与的、免疫反应;单核巨噬细胞在诱发疾病中具有重要作用。

2.病理机制

(1)免疫机制的反应:主要发生在肾小球内,有较多的组织损伤介质被激活,有生长因子及补体产生趋化因子,引起白细胞募集。C_{5b-9}对肾小球细胞的攻击,纤维素沉积,甚至形成新月体。炎症介质的刺激使肾炎进入慢性期,随着许多氧化物及蛋白酶的产生,发生细胞增殖,表型转化,细胞外基质积聚,引起肾小球硬化和永久性肾功能损害。

(2)非免疫机制的参与:主要参与肾小球肾炎的慢性进展,如有效过滤面积减少,残余肾小球滤过率升高,肾缺血,各种因子细胞释放,以及肾小管中蛋白质成分增高造成的毒性作用,均可加重肾小球硬化和慢性肾间质纤维化。

(3)慢性肾炎的病理特点:是由两侧肾脏弥漫性肾小球病变和多种病理类型引起的,因长期的反复发作,呈慢性肾炎过程,肾小球毛细血管逐渐破坏,纤维组织增生,肾小球纤维化,淋巴细胞浸润,玻璃样变,随之可导致肾小管肾间质继发性病变。后期肾皮质变薄,肾脏体积缩小,形成终末期固缩肾。在肾硬化的肾小球间有时可见肥大的肾小球。病理类型可见几种:系膜增生性肾炎,膜性肾病,系膜毛细血管性肾炎,局灶性节段性肾小球硬化,增生硬化型肾小球肾炎。

(二)临床表现

慢性肾炎可发生于任何年龄和性别,多数起病缓慢隐匿,临床以蛋白尿,血尿,高血压,水肿为基本特征,常有不同程度的肾功能损害。由于各种因素影响,病情时轻时重,反复发作,逐渐地发展为慢性肾衰竭。

发病初、早期,患者可表现乏力,劳倦,腰部隐痛,刺痛,或困重,食欲减退,水肿可有可无,有水肿也不严重,部分患者可无明显的临床症状。尿检验蛋白尿持续存在,通常在非肾病综合征范围,并有不同程度的肾小球源性血尿及管型,多呈镜下血尿,肉眼血尿少见。血压可正常或轻度升高。肾功能正常或轻度损伤,肌酐清除率下降,或轻度氮质血症表现,可持续数年或数十年。肾功能逐渐恶化并出现相应的临床表现,如贫血,血压升高,酸中毒等,最终进展为尿毒症。

有部分慢性肾炎患者,可以高血压为突出或首先发现,特别是舒张压持续性中等以上的程度上升,可有眼底出血,渗血,甚则视盘水肿。如果未有控制使血压持续稳定,肾功能恶化较快。未经治疗,多数患者肾功能呈慢性渐进性损害,预后较差。当患者因感染,过度疲劳,精神压力过大,或使用肾毒性药物等因素,常可使病情呈急性发作或急骤恶化,经及时治疗或驱除病因后病情可有一定程度的缓解,但也可能因此而进入不可逆的肾衰竭。肾功能损害程度和发展快慢主要与病理类型相关,同时也与合理治疗和认真的调护等因素关系密切。

二、分类与辅助检查

(一)分类

慢性肾炎临床表现多样,个体差异较大,中青年发病率高,易误诊。蛋白尿(一般在 $1\sim3$ g/24 h),血尿,管型尿,水肿及高血压;病史 1 年以上者,无论有无肾损害,均应考虑此病。在除外继发性肾小球肾炎及遗传性肾小球肾病后,临床上可诊断为慢性肾炎。根据临床表现,分为以下 5 型。

1.普通型

该类型较为常见,病程迁延,病情相对稳定,多表现为轻度至中度水肿,高血压和肾功能损害。尿蛋白定性＋～＋＋＋,镜下呈肾小球源性血尿和管型尿等。病理改变以 IgA 肾病、非 IgA 系膜增生性肾炎即局灶系膜增生性较常见,也可见于局灶性节段性肾小球硬化早期和膜增生性肾炎等。

2.肾病性大量蛋白尿型

除具有普通型的表现外,部分患者可表现肾病性大量蛋白尿,病理分型以微

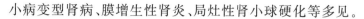

小病变型肾病、膜增生性肾炎、局灶性肾小球硬化等多见。

3.高血压型

除上述表现外,以持续性中度血压增高为主,特别是舒张压持续增高,常伴有眼底视网膜动脉细窄、迂曲和动静脉交叉压迫现象,少数可有絮状物或出血,病理常以局灶节段性肾小球硬化和弥漫性增生为多见,或晚期多有肾小球硬化表现。

4.混合型

临床上既有肾病型表现,同时又有高血压型表现,多伴有不同程度肾功能减退征象,病理改变可为局灶性节段性肾小球硬化和晚期弥漫性增生性肾小球肾炎等。

5.急性发作型

在病情相对稳定或持续进展过程中,由于各种微生物感染,过度疲劳或精神打击等因素较短的潜伏期(一般 2～7 天)后,而出现类似急性肾炎的临床表现,经治疗和休息等调治后,可恢复原先水平,或病情恶化逐渐发展至尿毒症,或者是反复发作多次后,肾功能急剧减退而出现尿毒症一系列临床表现。病理改变为弥漫性增生,肾小球硬化基础上出现新月体和/或明显间质性肾炎。

(二)辅助检查

1.尿液检查

尿异常是慢性肾炎的基本特点和标志,蛋白尿是诊断慢性肾炎的主要依据。尿蛋白一般在 1～3 g/24 h,尿沉渣可见颗粒管型和透明管型,多数可有肾小球源性镜下血尿,少数患者可有间发性肉眼血尿。

2.肾功能检查

多数慢性肾炎患者可有不同程度的 GFR 下降,早期表现为肌酐清除率下降,其后血肌酐、尿素氮升高,可伴不同程度的肾小管功能减退,如近端肾小管尿浓缩功能减退和/或近端小管重吸收功能下降。

3.影像学检查

B 超检查早期可显肾实质回声粗乱,晚期可有肾体积缩小等改变。

4.病理检查

肾活检有助于明确诊断,如无特殊禁忌证和有条件的医院,应强调所有慢性肾炎患者进行肾活检,肾活检有助于与继发性肾小球疾病的鉴别诊断。另外,可以明确肾小球病变的组织学类型和病理损害程度及活动性,从而指导合理的治疗,延缓慢性肾损害的进展。

三、鉴别诊断与诊断标准

(一)鉴别诊断

1.继发性肾小球疾病

如狼疮性肾炎,过敏性紫癜性肾炎,乙型肝炎相关性肾损害,以上可依据相应的系统表现及特异性实验室检查可资鉴别。

2.遗传性肾病

Alport 综合征常起病于青少年儿童,多在 10 岁之前起病,患者有眼(圆锥形或球形晶状体),耳(神经性耳聋),肾形态异常,并有阳性家族史(多为性连锁显性遗传、常染色体显性遗传及常染色体隐性遗传)。

3.其他原发性肾小球疾病

(1)隐匿性肾小球肾炎:主要表现为无症状性血尿和/或蛋白尿,无水肿,高血压和肾功能减退。

(2)感染后急性肾炎:有前驱感染,并以急性发作起病的慢性肾炎需与此病鉴别,二者的潜伏期不同,血清 C3 的动态变化有助于鉴别。另外,疾病的转归不同,慢性肾炎无自愈倾向,呈慢性进展,可资鉴别。

4.原发性高血压肾损害

先有较长期的高血压,然后出现肾损害,临床上近端肾小管功能损伤较肾小球功能损伤早,尿改变轻微,仅少量蛋白尿,常有高血压的其他靶器官并发症。

(二)诊断标准

参照中华内科杂志编委会肾脏病专业组 1992 年安徽太平会议拟定的标准。

(1)起病缓慢,病情迁延,临床表现可轻可重,或时轻时重,随着病情发展,可有肾功能减退,贫血,电解质紊乱等情况出现。

(2)可有水肿、高血压、蛋白尿、血尿及管型尿等表现中的一种或数种,临床表现多种多样,有时伴有肾病综合征或重度高血压。

(3)病程中可有急性发作,常因呼吸道及其他感染诱发,发作时有时类似急性肾炎之表现,有些病例可自动缓解,有些病例则出现病情加重。

四、治疗

慢性肾小球肾炎早期应该针对病理类型给予治疗,抑制免疫介导炎症,抑制细胞增生,减轻肾脏硬化;并应以防止或延缓肾功能进行性损害及恶化;改善临床症状及防治合并症为主要目的。强调综合整体调治,可采取下列综合措施。

（一）一般治疗

1.动静结合,以静和休息为主

避免劳累及精神压力过大。因上列因素可加重肾功能负荷及加重高血压、水肿和尿检异常,这在治疗恢复过程中非常重要。

2.饮食调节

（1）蛋白质的摄入:慢性肾炎患者应根据肾功能减退程度决定蛋白质的入量。轻度肾功能减退者,蛋白食入量应 0.6 g/(kg·d),以优质蛋白为主,适当辅以 α-酮酸或必需氨基酸,可适当增加碳水化合物的摄入,以满足机体能量需要,防止负氮平衡。如患者肾功能正常,可适当放宽蛋白入量,一般不易超过 1.0 g/(kg·d),以免加重肾小球高滤过等所致的肾小球硬化。慢性肾炎、肾功能损害患者,如长期限制蛋白质入量,势必导致必需氨基酸的缺乏。因此,补充 α-酮酸是必要的。α-酮酸含有多种必需氨基酸,摄入后经过转氨基作用形成相应的氨基酸,可使机体既获取必需氨基酸,又减少了不必要的氨基,还提供了一定量的钙。对肾性高磷酸盐血症和继发性甲状旁腺功能亢进起到良好的作用。

（2）盐的摄入:有高血压和水肿的慢性肾炎,盐的摄入一般控制在 3 g/d 以下。

（3）脂肪的摄入:高脂血症是促进肾脏病变加重的独立的危险因素,尤其是慢性肾炎大量蛋白尿的患者脂质代谢紊乱而出现的高脂血症。应限制脂肪摄入,限制含有大量饱和酸和脂肪酸的动物脂肪更为重要。

（二）药物治疗

1.积极控制高血压

高血压是加速肾小球硬化,促进肾功能恶化的重要危险因素,为此积极控制高血压是十分重要的环节。控制高血压可防止肾功能减退,或使已经受损的肾功能有所改善,并可防止心血管的合并症,改善近期预后。

（1）治疗原则。①力争达到目标值,如尿蛋白＜1 g/d 的患者,血压控制在 17.3/10.7 kPa(130/80 mmHg)左右;如尿蛋白≥1.0 g/d 的患者,血压应控制在 16.7/10.0 kPa(125/75 mmHg)以下水平。②降压速度不能过低过快,使血压平稳下降。③先以一种药物小剂量开始,必要时联合用药,直至血压控制满意。④优选具有肾保护作用、能减缓肾功能恶化的降压药物。

（2）降压药物的选择:首选血管紧张素转换酶抑制剂（ACEI）、血管紧张素Ⅱ受体拮抗剂（ARB）;其次是长效钙离子通道阻滞剂（CCB）、β受体阻滞剂、血管扩张剂、利尿剂等。由于 ACEI 与 ARB 除具有降压作用外,还有减少尿蛋白和延缓肾功能恶化,保护肾的功能效应,应优先选用。

在肾功能不全患者应用 ACEI 或 ARB 时,应注意防止高血钾和血肌酐升高发生。但血肌酐>264 μmol/L 时,务必在严密检测下谨慎应用,尤其注意监测肾功能和血钾。

2.严密控制蛋白尿

蛋白尿是慢性肾损害进程中独立危险因素,是肾功能渐进性恶化不利条件,控制蛋白尿可延缓疾病的进展。

(1)尿蛋白导致肾损害的机制:①导致肾小管上皮细胞重吸收蛋白过多而致细胞溶酶体破裂,释放溶酶体酶和补体引起组织损伤。②肾小管上皮细胞摄取过多的清蛋白和脂肪酸,导致脂质合成和释放,引起细胞浸润,并释放组织因子造成组织损伤。③肾小管本身产生的 Tamm-Horsfall 蛋白与滤液中蛋白相互作用阻塞肾小管。④尿中补体成分增加,特别是 C_{5b-9} 膜攻击复合物激活近曲小管上皮的补体替代途径。⑤肾小管蛋白质产氨增多,以及活化的氨基化 C_3 的相应产生。⑥尿中转铁蛋白释放铁离子,产生游离-OH 损伤肾小管。

以上因素导致小管分泌内皮素引起间质缺氧,产生致纤维因子。

(2)控制蛋白尿药物的选择:ACEI 与 ARB 具有降低尿蛋白的作用,这种减少尿蛋白的作用并不依赖其降压的作用。因此,对于非肾病综合征范围内的蛋白尿可使用 ACEI 和/或 ARB 控制蛋白尿治疗。因用这类药物减少蛋白尿与剂量相关,所以其用药剂量,常需要高于降压所需剂量,但应预防低血压的发生。如依那普利 20~30 mg/d 和/或氯沙坦 100~150 mg/d,才可发挥较好的降低蛋白尿和肾脏保护作用。

3.糖皮质激素和细胞毒类药物的应用

由于慢性肾炎是因多种因素引起的综合征表现,其病因、病理类型、病情变化和临床表现、肾功能损害程度等差异很大,故是否应用糖皮质激素、细胞毒类药物,应根据临床表现和病理类型不同,综合分析,予以确立是否应用。

(1)有大量蛋白尿伴或不伴肾功能轻度损害者,可考虑应用糖皮质激素,一般应用泼尼松1 mg/(kg·d),治疗过程中严密观察血压和肾功能,一旦有肾功能损害应酌情撤减。

(2)肾功能进行性减退者,不宜继续使用常规的口服糖皮质激素治疗。

(3)根据病理检查结果应用:如为活动性病变为主,细胞增生,炎症细胞浸润等,伴有大量蛋白尿则应用糖皮质激素及细胞毒类积极治疗。泼尼松1 mg(/kg·d),环磷酰胺 2 mg(/kg·d)。若病理检查结果为慢性病变为主

（肾小管萎缩，间质纤维化），则不考虑糖皮质激素等免疫抑制剂治疗。如果病理检查结果表现为活动性病变和慢性病变并存，肾功能已有轻度损害（Scr<256 μmol/L），伴有大量蛋白尿，这类患者也可考虑糖皮质激素与细胞毒类药物的治疗（剂量同上），并可加用雷公藤总苷60 mg/d，分3次服用。需密切观察肾功能的变化。

4.抗凝和血小板解聚药物治疗

抗凝药和血小板解聚药有一定的稳定肾功能和减轻肾脏病理损伤，延缓肾病的进展作用。即使无高凝状态和各种病理类型表现者，也可常规较长时间的配合激素及细胞毒类，或单独应用此类药物。常用药物如下。

（1）低分子肝素：该药的抗凝活性在于与抗凝血酶Ⅲ的结合后肝素链上的五聚糖抑制剂凝血酶和凝血因子Ⅹa，结果抗栓效果优于抗凝作用，生物利用度高，出血倾向少，半衰期比普通肝素长2～4倍，常用剂量为5 000 U/d，腹壁皮下注射或静脉滴注，一般7～10天为1个疗程。根据临床表现和检验凝血系列，无出血倾向者，可连续应用2～3个疗程。

（2）双嘧达莫：此为血小板解聚药，用量200～300 mg/d，分3次口服，每月为1个疗程，可连续服用3～6个月。

（3）阿司匹林：50～150 mg/d，每天1次，无出血倾向者可连续服用6个月以上。

（4）盐酸噻氯匹定250～500 mg/d。西洛他唑50～200 mg/d。

（5）华法林：4～20 mg/d，分2次服用，根据凝血酶原时间以1 mg为阶梯调整剂量。药物使用期间应定期检验凝血酶原时间（至少4周1次），防止出血，应严密观察。

以上的抗凝、溶栓、解聚血小板、扩张血管的中药、西药制剂，在应用时可选择1～4种，应注意有出血倾向者，或有过敏等不良反应者忌用或慎用，并要随时观察凝血酶时间。

5.降脂药物治疗

肾病并发脂质代谢紊乱，可加重肾功能的损害，并引起细胞凋亡，导致组织损伤。因此，当肾病并发脂质异常时，特别是低密度脂蛋白异常，应引起重视进而调节。他汀类药物不仅可以降血脂，更重要的是可以与肾脏纤维化有关分子的活性可逆性抑制系膜细胞，平滑肌细胞和小管上皮细胞对胰岛素样生长因子（PDGF）的增生反应。抑制单核细胞化学趋化蛋白和黏附因子的产生，减轻肾组织的损伤和纤维化。

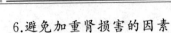

6.避免加重肾损害的因素

在慢性肾炎的治疗恢复过程中,应积极预防感染、低血容量、腹水、水和电解质和酸碱平衡紊乱。避免过度劳累、妊娠和应用肾毒性药物,解除心理压力,如有血尿酸升高应积极治疗等。

第六章

内分泌系统疾病

第一节　甲状腺功能减退症

甲状腺功能减退症简称甲减,是组织的甲状腺激素作用不足或缺如的一种病理状态,即甲状腺激素合成、分泌或生物效应不足所致的一组内分泌疾病。甲减的发病率有地区及种族的差异。碘缺乏地区的发病率明显较碘供给充分地区高。女性甲减较男性多见,且随年龄增加,其患病率上升。新生儿甲减发生率约为 1/4 000,青春期甲减发病率降低,其患病率随着年龄上升,在年龄＞65 岁的人群中,显性甲减的患病率为 2％～5％。甲减为较常见的内分泌疾病,且常首先求治于非专科医师。

一、病因

99％以上的甲减为原发性甲减,仅不足 1％的病例为 TSH 缺乏引起。原发性甲减绝大多数系由自身免疫性(桥本)甲状腺炎、甲状腺放射性碘治疗或甲状腺手术导致。

二、分类

临床上,按甲减起病时年龄分类可分下列 3 型。

(1)功能减退始于胎儿期或出生不久的新生儿者,称呆小病(又称克汀病)。

(2)功能减退始于发育前儿童期者,称幼年甲减,严重时称幼年黏液性水肿。

(3)功能减退始于成人期者,称甲减,严重者称黏液性水肿。

三、发病机制

(一)呆小病(克汀病)

呆小病有地方性及散发性两种。

1.地方性呆小病

地方性呆小病多见于地方性甲状腺肿流行区,因母体缺碘,供应胎儿的碘不足,以致甲状腺发育不全和激素合成不足。此型甲减对迅速生长中胎儿的神经系统特别是大脑发育危害极大,造成不可逆性的神经系统损害。

2.散发性呆小病

散发性呆小病见于各地,病因不明。母亲既无缺碘又无甲状腺肿等异常,推测其原因有以下几方面。

(1)甲状腺发育不全或缺如:①患儿甲状腺本身生长发育缺陷;②母体在妊娠期患某种自身免疫性甲状腺病,血清中存在抗甲状腺抗体,经血行通过胎盘而入胎儿破坏胎儿部分或全部甲状腺;③母体妊娠期服用抗甲状腺药物或其他致甲状腺肿物质,阻碍了胎儿甲状腺发育和激素合成。

(2)甲状腺激素合成障碍:常有家族史,激素合成障碍主要有 5 型。①甲状腺摄碘功能障碍:可能由于参与碘进入细胞的"碘泵"发生障碍影响碘的浓集。②碘的有机化过程障碍,又可包括过氧化物酶缺陷,此型甲状腺摄碘力强,但碘化物不能被氧化为活性碘,致不能碘化酪氨酸和碘化酶缺陷。③碘化的酪氨酸不能形成单碘及双碘酪氨酸。碘化酪氨酸耦联缺陷:甲状腺已生成的单碘及双碘酪氨酸发生耦联障碍,以致甲状腺素(T_4)及三碘甲状腺原氨酸(T_3)合成减少。④碘化酪氨酸脱碘缺陷:由于脱碘酶缺乏,游离的单碘及双碘酪氨酸不能脱碘而大量存在于血中不能再被腺体利用,并从尿中大量排出,间接引起碘的丢失过多。甲状腺球蛋白合成与分解异常:酪氨酸残基的碘化及由碘化酪氨酸残基形成 T_3、T_4 的过程,都是在完整的甲状腺球蛋白分子中进行。⑤甲状腺球蛋白异常,可致 T_3、T_4 合成减少。并可产生不溶于丁醇的球蛋白,影响 T_3、T_4 的生物效能。甲状腺球蛋白的分解异常可使周围血液中无活性的碘蛋白含量增高。

未经治疗的呆小病造成儿童期和青春期的生长迟滞、智力受损和代谢异常,显然,早期诊断和治疗是极为重要的。

(二)幼年甲减

病因与成人患者相同。

(三)成年甲减

病因可分为甲状腺激素缺乏、促甲状腺激素缺乏和末梢组织对甲状腺激素不应症三大类。

1.甲状腺本身病变导致甲状腺激素缺乏

甲状腺本身病变导致甲状腺激素缺乏称为原发性甲减。其中部分病例病因不明，又称特发性，较多发生甲状腺萎缩，约为甲减发病率的5%。大部分病例有以下比较明确的原因：①甲状腺的手术切除，或放射性碘或放射线治疗后。②甲状腺炎：与自身免疫有关的慢性淋巴细胞性甲状腺炎后期为多，亚急性甲状腺炎引起者罕见。③伴甲状腺肿或结节的功能减退：慢性淋巴细胞性甲状腺炎多见，偶见于侵袭性纤维性(Reidel)甲状腺炎，可伴有缺碘所致的结节性地方性甲状腺肿和散在性甲状腺肿。④腺内广泛病变：多见于晚期甲状腺癌和转移性肿瘤，较少见于甲状腺结核、淀粉样变、甲状腺淋巴瘤等。⑤药物：抗甲状腺药物治疗过量；摄入碘化物(有机碘或无机碘)过多；使用阻碍碘化物进入甲状腺的药物如过氯酸钾、硫氰酸盐、间苯二酚、对氨基水杨酸钠(PAS)、保泰松、碘胺类药物、硝酸钴、碳酸锂等，甲亢患者经外科手术或^{131}I治疗后对碘化物的抑制甲状腺激素合成及释放作用常较敏感，故再服用含碘药物则易发生甲减。

2.促甲状腺激素不足

(1)由于腺垂体功能减退使促甲状腺激素(TSH)分泌不足所致，又称为垂体性(或继发性)甲减。

(2)由于下丘脑疾病使促甲状腺激素释放激素(TRH)分泌不足所致，又称为下丘脑性(或三发性)甲减。

3.末梢性(周围性)甲减

末梢性甲减是指末梢组织甲状腺激素不应症，即甲状腺激素抵抗。临床上常可见一些有明显的甲减的症状，但甲状腺功能检查结果则与之相矛盾。病因有二：①由于血中存在甲状腺激素结合抗体，从而导致甲状腺激素不能发挥正常的生物效应。②由于周围组织中的甲状腺激素受体数目减少、受体对甲状腺激素的敏感性减退导致周围组织对甲状腺激素的效应减少。

甲状腺激素抵抗的主要原因是外周组织对甲状腺激素的敏感性降低。正常情况下，T_3和T_4可抑制性地反馈作用于垂体，具有活性的T_3抵达外周组织与甲状腺激素受体结合产生生物效应。甲状腺激素抵抗时由于垂体对甲状腺激素的敏感性降低，其负反馈受抑，导致TSH升高，结果甲状腺激素分泌增加，作用于外周不敏感的组织出现甲减症状，而抵抗不明显的组织则出现甲亢表现。

四、病理

(一)呆小病

散发性者除激素合成障碍一类甲状腺呈增生肿大外,多数在甲状腺部位或舌根仅有少许滤泡组织,甚至完全缺如。地方性甲状腺肿呈萎缩或肿大,腺体内呈局限性上皮增生及退行性变。腺垂体常较大,部分病例示蝶鞍扩大,切片中TSH细胞肥大。此外,可有大脑发育不全,脑萎缩,骨成熟障碍等。

(二)黏液性水肿

原发性者甲状腺呈显著萎缩,腺泡大部分被纤维组织所替代,兼有淋巴细胞浸润,残余腺泡上皮细胞矮小,泡内胶质含量极少。放射线治疗后甲状腺的改变与原发性者相似。慢性甲状腺炎者腺体大多有淋巴细胞、浆细胞浸润且增大,后期可纤维化而萎缩,服硫脲类药物者腺体增生肥大,胶质减少而充血。继发于垂体功能减退者垂体有囊性变或纤维化,甲状腺腺体缩小,腺泡上皮扁平,腔内充满胶质。

甲状腺外组织的病理变化包括皮肤角化,真皮层有黏液性水肿,细胞间液中积聚多量透明质酸、黏多糖、硫酸软骨素和水分,引起非凹陷性水肿。内脏细胞间液中有相似情况,称内脏黏液性水肿。浆膜腔内有黏液性积液。全身肌肉不论骨骼肌、平滑肌或心肌都可有肌细胞肿大、苍白,肌浆纤维断裂且有空泡变性和退行性病灶,心脏常扩大,间质水泡伴心包积液。肾脏可有基底膜增厚从而出现蛋白尿。

五、临床表现

甲减可影响全身各系统,其临床表现并不取决于甲减的病因而是与甲状腺激素缺乏的程度有关。

(一)呆小病

病因繁多,于出生时常无特异表现,出生后数周内出现症状。共同的表现有皮肤苍白,增厚,多皱褶,多鳞屑。口唇厚,舌大且常外伸,口常张开多流涎,外貌丑陋,面色苍白或呈蜡黄,鼻短且上翘,鼻梁塌陷,前额多皱纹,身材矮小,四肢粗短,手常呈铲形,脐疝多见,心率缓慢,体温偏低,其生长发育均低于同年龄者,当成年后常身材矮小。各型呆小病可有的特殊表现如下。

1.先天性甲状腺发育不全

腺体发育异常的程度决定其症状出现的早晚及轻重。腺体完全缺如者,症状可出现于出生后1～3个月且较重,无甲状腺肿。如尚有残留或异位腺体时,多数在 6 个月～2 岁内出现典型症状,且可伴代偿性甲状腺肿大。

2.先天性甲状腺激素合成障碍

病情因各种酶缺乏的程度而异。一般在新生儿期症状不显,后逐渐出现代偿性甲状腺肿,且多为显著肿大。典型的甲状腺功能低下可出现较晚,可称为甲状腺肿性呆小病,可能为常染色体隐性遗传。在碘有机化障碍过程中除有甲状腺肿和甲状腺功能低下症状外,常伴有先天性神经性聋哑,称 Pendred 综合征。这两型多见于散发性呆小病者,其母体不缺碘且甲状腺功能正常,胎儿自身虽不能合成甲状腺激素但能从母体得到补偿。故不致造成神经系统严重损害,出生后 3 个月以上,母体赋予的甲状腺激素已耗竭殆尽,由于本身甲状腺发育不全或缺如或由于激素合成障碍,使体内甲状腺激素缺乏处于很低水平,出现显著的甲状腺功能低下症状,但智力影响却较轻。

3.先天性缺碘

先天性缺碘多见于地方性呆小病。因母体患地方性甲状腺肿,造成胎儿期缺碘,在胎儿及母体的甲状腺激素合成均不足的情况下,胎儿神经系统发育所必需的酶[如尿嘧啶核苷二磷酸(UDP)等]生成受阻或活性降低,造成胎儿神经系统严重且不可逆的损害和出生后永久性的智力缺陷和听力、语言障碍,但出生后患者的甲状腺在供碘好转的情况下,能加强甲状腺激素合成,故甲状腺功能低下症状不明显,这种类型又称为"神经型"呆小病。

4.母体怀孕期服用致甲状腺肿制剂或食物

母体怀孕期服用致甲状腺肿制剂或食物如卷心菜、大豆、对氨基水杨酸、硫脲类、间苯二酚、保泰松及碘等,这些食物中致甲状腺肿物质或药物能通过胎盘,影响甲状腺功能,出生后引起一过性甲状腺肿大,甚至伴有甲状腺功能低下,此型临床表现轻微,短暂,常不被发现,如妊娠期口服大量碘剂且历时较长,碘化物通过胎盘可导致新生儿甲状腺肿,巨大者可产生初生儿窒息死亡,故妊娠妇女不可用大剂量碘化物。哺乳期中碘亦可通过乳汁进入婴儿体内引起甲状腺肿伴甲减。

(二)幼年黏液性水肿

临床表现随起病年龄而异,幼儿发病者除体格发育迟缓和面容改变不如呆小病显著外,余均和呆小病相似。较大儿童及青春期发病者,大多似成人黏液性水肿,但伴有不同程度的生长阻滞,青春期延迟。

(三)成人甲减及黏液性水肿

临床表现取决于起病的缓急、激素缺乏的速度及程度,且与个体对甲状腺激素减少的反应差异性有一定关系,故严重的甲状腺激素缺乏有时临床症状也可轻微。轻型者症状较轻或不典型;重型者累及的系统广泛,称黏液性水肿。现今严重甲减患者较以往少见,该术语常用以描述甲减表现的皮肤和皮下组织黏液性水肿这一体征。临床型甲减的诊断标准应具备不同程度的临床表现及血清 T_3、T_4 的降低,尤其是血清 T_4 和 FT_4 的降低为临床型甲减的一项客观实验室指标。临床上无或仅有少许甲减症状,血清 FT_3 及 FT_4 正常而 TSH 水平升高,此种情况称为"亚临床甲减",需根据 TSH 测定和/或 TRH 试验确诊,可进展至临床型甲减,伴有甲状腺抗体阳性和/或甲状腺肿者进展机会较大。

成人甲减最早症状是出汗减少、怕冷、动作缓慢、精神萎靡、疲乏、嗜睡、智力减退、胃口欠佳、体重增加、大便秘结等。当典型症状出现时有下列表现。

1.低基础代谢率症状群

疲乏、行动迟缓、嗜睡、记忆力明显减退且注意力不集中,因外周血液循环差和能量产生降低以致异常怕冷、无汗及体温低于正常。

2.黏液性水肿面容

面部表情可描写为"淡漠""愚蠢""假面具样""呆板",甚至"白痴"。面颊及眼睑虚肿,垂体性黏液性水肿有时颜面胖圆,犹如满月。面色苍白,贫血或带黄色或陈旧性象牙色。有时可有颜面皮肤发绀。由于交感神经张力下降对 Müller 肌的作用减弱,故眼睑常下垂形或眼裂狭窄。部分患者有轻度突眼,可能和眼眶内球后组织有黏液性水肿有关,但对视力无威胁。鼻、唇增厚,舌大而发声不清,言语缓慢,音调低嗄,头发干燥、稀疏、脆弱,睫毛和眉毛脱落(尤以眉梢为甚),男性胡须生长缓慢。

3.皮肤

苍白或因轻度贫血及甲状腺激素缺乏使皮下胡萝卜素变为维生素 A 及维生素 A 生成视黄醛的功能减弱,以致高胡萝卜素血症,加以贫血肤色苍白,因而常使皮肤呈现特殊的蜡黄色,且粗糙少光泽,干而厚、冷、多鳞屑和角化,尤以手、臂、大腿为明显,且可有角化过度的皮肤表现。有非凹陷性黏液性水肿,有时下肢可出现凹陷性水肿。皮下脂肪因水分的积聚而增厚,致体重增加,指甲生长缓慢、厚脆,表面常有裂纹。腋毛和阴毛脱落。

4.精神神经系统

精神迟钝,嗜睡,理解力和记忆力减退。目力、听觉、触觉、嗅觉均迟钝,伴有耳鸣,头晕。有时可呈神经质或可发生妄想、幻觉、抑郁或偏狂。严重者可有精神失常,呈木僵、痴呆、昏睡状。偶有小脑性共济失调。还可有手足麻木,痛觉异

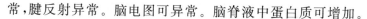

常,腱反射异常。脑电图可异常。脑脊液中蛋白质可增加。

5.肌肉和骨骼

肌肉松弛无力,主要累及肩、背部肌肉,也可有肌肉暂时性强直、痉挛、疼痛或出现齿轮样动作,腹背肌及腓肠肌可因痉挛而疼痛,关节也常疼痛,骨质密度可增高。少数病例可有肌肉肥大。发育期间骨龄常延迟。

6.心血管系统

心率降低,心音低弱,心排血量减低,由于组织耗氧量和心排血量的减低相平行,故心肌耗氧量减少,很少发生心绞痛和心力衰竭。一旦发生心力衰竭,因洋地黄在体内的半衰期延长,且由于心肌纤维延长伴有黏液性水肿故疗效常不佳且易中毒。心电图可见 ST-T 改变等表现。严重甲减者全心扩大,常伴有心包积液。久病者易并发动脉粥样硬化及冠心病,发生心绞痛和心律不齐。如没有合并器质性心脏病,甲减本身的心脏表现可以在甲状腺激素治疗后得到纠正。

7.消化系统

胃纳不振、厌食、腹胀、便秘、鼓肠,甚至发生巨结肠症及麻痹性肠梗阻。因有抗胃泌素抗体存在,患者可伴胃酸缺乏。

8.呼吸系统

由于肥胖、黏液性水肿、胸腔积液、贫血及循环系统功能差等综合因素可导致肺泡通气量不足及二氧化碳麻醉现象。阻塞性睡眠呼吸暂停常见,可以在甲状腺激素治疗后得到纠正。

9.内分泌系统

血皮质醇常正常、尿皮质醇可降低,ACTH 分泌正常或降低,ACTH 兴奋反应延迟,但无肾上腺皮质功能减退的临床表现。长期患本病且病情严重者,可能发生垂体和肾上腺功能降低,在应激或快速甲状腺激素替代治疗时加速产生。长期患原发性甲减者垂体常常增大,可同时出现催乳素增高及溢乳。交感神经的活性降低,可能与血浆环腺苷酸对肾上腺素反应降低有关,肾上腺素的分泌率及血浆浓度正常,而去甲肾上腺素的相应功能增加,β-肾上腺素能的受体在甲减时可能会减少。胰岛素降解率下降且患者对胰岛素敏感性增强。LH 分泌量及频率峰值均可下降,血浆睾酮和雌二醇水平下降。严重时可致性欲减退和无排卵。

10.泌尿系统及水、电解质代谢

肾血流量降低,肾小球基底膜增厚可出现少量蛋白尿,水利尿试验差,水利尿作用不能被可的松而能被甲状腺激素所纠正。由于肾脏排水功能受损,导致组织水潴留。Na^+ 交换增加,可出现低血钠,但 K^+ 的交换常属正常。血清 Mg^{2+} 可增高,但交换的 Mg^{2+} 和尿 Mg^{2+} 的排出率降低。血清钙、磷正常,尿钙排泄下降,粪钙排泄正常,粪、尿磷排泄正常。

11.血液系统

甲状腺激素缺乏使造血功能遭到抑制,红细胞生成素减少,胃酸缺乏使铁及维生素 B_{12} 吸收障碍,加之月经过多以致患者中 2/3 可有轻、中度正常色素或低色素小红细胞型贫血,少数有恶性贫血(大红细胞型)。血沉可增快。Ⅷ和Ⅸ因子的缺乏导致机体凝血机制减弱,故易有出血倾向。

12.昏迷

昏迷为黏液性水肿最严重的表现,多见于年老长期未获治疗者。大多在冬季寒冷时发病,受寒及感染是最常见的诱因,其他如创伤、手术、麻醉、使用镇静剂等均可促发。昏迷前常有嗜睡病史,昏迷时四肢松弛,反射消失,体温很低(可在 33 ℃ 以下),呼吸浅慢,心动过缓,心音微弱,血压降低,休克,并可伴发心、肾衰竭,常威胁生命。

六、辅助检查

(一)间接依据

1.基础代谢率降低

基础代谢率常在 45%～35%,有时可达 70%。

2.血脂

常伴高胆固醇血症和高 LDL 血症。三酰甘油也可增高。

3.心电图检查

心电图检查示低电压、窦性心动过缓、T 波低平或倒置,偶有 PR 间期延长及 QRS 波时限增加。

4.X 线检查

骨龄的检查有助于呆小病的早期诊断。X 线片上骨骼的特征有成骨中心出现和成长迟缓(骨龄延迟);骨骺与骨干的愈合延迟;成骨中心骨化不均匀呈斑点状(多发性骨化灶)。95% 呆小病患者蝶鞍的形态异常。7 岁以上患儿蝶鞍常呈圆形增大,经治疗后蝶鞍可缩小;7 岁以下患儿蝶鞍表现为成熟延迟,呈半圆形,后床突变尖,鞍结节扁平。心影于胸片上常弥漫性为双侧增大,超声波检查示心包积液,治后可完全恢复。

5.脑电图检查

某些呆小病者脑电图有弥漫性异常,频率偏低,节律不齐,有阵发性双侧

Q波,无α波,表现为脑中枢功能障碍。

(二)直接依据

1.血清 TSH 和 T_3、T_4

血清 TSH 和 T_3、T_4 是最有用的检测项目,测定 TSH 对甲减有极重要意义,较 T_4、T_3 为大。甲状腺性甲减,TSH 可升高;而垂体性或下丘脑性甲减常偏低,也可在正常范围或轻度升高,可伴有其他腺垂体激素分泌低下。除消耗性甲减及甲状腺激素抵抗外,不管何种类型甲减,血清总 T_4 和 FT_4 均低下。轻症患者血清 T_3 可在正常范围,重症患者可以降低。部分患者血清 T_3 正常而 T_4 降低,这可能是甲状腺在 TSH 刺激下或碘不足情况下合成生物活性较强的 T_3 相对增多,或周围组织中的 T_4 较多地转化为 T_3 的缘故。因此 T_4 降低而 T_3 正常可视为较早期诊断甲减的指标之一。亚临床型甲减患者血清 T_3、T_4 可均正常。此外,在患严重疾病且甲状腺功能正常的患者及老年正常人中,血清 T_3 可降低故 T_4 浓度在诊断上比 T_3 浓度更为重要。由于总 T_3、T_4 可受 TBG 的影响,故可测定 FT_3、FT_4 协助诊断。

2.甲状腺摄碘率

甲状腺摄碘率明显低于正常,常为低平曲线,而尿中 ^{131}I 排泄量增加。

3.反 T_3(rT_3)

在甲状腺性及中枢性甲减中降低,在周围性甲减中可能增高。

4.促甲状腺激素(TSH)兴奋试验

进行 TSH 兴奋试验以了解甲状腺对 TSH 刺激的反应。如用 TSH 后摄碘率不升高,提示病变原发于甲状腺,故对 TSH 刺激不发生反应。

5.促甲状腺激素释放激素试验(TRH 兴奋试验)

如 TSH 原来正常或偏低者,在 TRH 刺激后引起升高,并呈延迟反应,表明病变在下丘脑。如 TSH 为正常低值至降低,正常或略高而 TRH 刺激后血中 TSH 不升高或呈低(弱)反应,表明病变在垂体或为垂体 TSH 贮备功能降低。如 TSH 原属偏高,TSH 刺激后更明显,表示病变在甲状腺。

6.抗体测定

怀疑甲减由自身免疫性甲状腺炎所引起时,可测定甲状腺球蛋白抗体(TGA)、甲状腺微粒体抗体(MCA)和甲状腺过氧化酶抗体(TPOAb),其中,以TPOAb 的敏感性和特异性较高。

七、诊断

甲减的诊断包括确定功能减退、病变定位及查明病因 3 个步骤。

呆小病的早期诊断和治疗可避免或尽可能减轻永久性智力发育缺陷。婴儿期诊断本病较困难,应细微观察其生长、发育、面貌、皮肤、饮食、睡眠、大便等各方面情况,及时作有关实验室检查。尽可能行新生儿甲状腺功能筛查。黏液性水肿典型病例诊断不难,但早期轻症及不典型者常与贫血、肥胖、水肿、肾病综合征、月经紊乱等混淆,需作测定甲状腺功能以鉴别。一般来说,TSH 增高伴 FT_4 低于正常即可诊断原发性甲减,T_3 价值不大。下丘脑性和垂体性甲减则靠 FT_4 降低诊断。TRH 兴奋试验有助于定位病变在下丘脑还是垂体。中枢性甲减的患者常可合并垂体其他激素分泌缺乏,如促性腺激素及促肾上腺皮质激素缺乏。明确 ACTH 缺乏继发的肾上腺皮质功能低下症尤其重要,甲状腺激素替代治疗不可先于可的松替代治疗。

对于末梢性甲减的诊断有时不易,患者有临床甲减征象而血清 T_4 浓度增高为主要实验室特点,甲状腺摄 ^{131}I 率可增高,用 T_4、T_3 治疗疗效不显著,提示受体不敏感。部分患者可伴有特征性面容、聋哑、点彩样骨骺,不伴有甲状腺肿大。

八、治疗

(一)呆小病

及时诊断,治疗愈早,疗效愈好。初生期呆小病最初口服三碘甲状腺原氨酸 $5~\mu g$ 每 8 小时 1 次及左甲状腺素钠(LT_4)$25~\mu g/d$,3 天后,LT_4 增加至 $37.5~\mu g/d$,6 天后 T_3 改至 $2.5~\mu g$,每 8 小时 1 次。在治疗进程中 LT_4 逐渐增至每天 $50~\mu g$,而 T_3 逐渐减量至停用。或单用 LT_4 治疗,首量 $25~\mu g/d$ 以后每周增加 $25~\mu g/d$,$3\sim 4$ 周后至 $100~\mu g/d$,以后进增缓慢,使血清 T_4 保持 $9\sim 12~\mu g/dL$,如临床疗效不满意,可剂量略加大。年龄为 9 月至 2 岁的婴幼儿每天需要 $50\sim 150~\mu g~LT_4$,如果其骨骼生长和成熟没有加快,甲状腺激素应增加。TSH 值有助于了解治疗是否适当,从临床症状改善来了解甲减治疗的情况比测定血清 T_4 更为有效。治疗应持续终身。儿童甲减完全替代 LT_4 剂量可达 $4~\mu g/(kg \cdot d)$。

(二)幼年黏液性水肿

幼年黏液性水肿治疗与较大的呆小病患儿相同。

(三)成人黏液性水肿

成人黏液性水肿用甲状腺激素替代治疗效果显著,并需终身服用。使用的药物制剂有合成甲状腺激素及从动物甲状腺中获得的含甲状腺激素的粗制剂。

1.左甲状腺素钠(LT_4)

LT_4替代治疗的起始剂量及随访间期可因患者的年龄、体重、心脏情况,以及甲减的病程及程度而不同。一般应从小剂量开始,常用的起始剂量为LT_4每天1～2次,每次口服25 μg,之后逐步增加,每次剂量调整后一般应在6～8周后检查甲状腺功能以评价剂量是否适当,原发性甲减患者在TSH降至正常范围后6个月复查一次,之后随访间期可延长至每年一次。一般LT_4每天维持量为100～150 μg,成人甲减完全替代LT_4的剂量为1.6～1.8 $\mu g/(kg \cdot d)$。甲状腺激素替补尽可能应用LT_4,LT_4在外周脱碘持续产生T_3,更接近生理状态。

2.干甲状腺片

从每天20～40 mg开始,根据症状缓解情况和甲状腺功能检查结果逐渐增加。因其起效较LT_4快,调整剂量的间隔时间可为数天。已用至240 mg而不见效者,应考虑诊断是否正确或为周围型甲减。干甲状腺片由于含量不甚稳定,故一般不首先推荐。

3.三碘甲状腺原氨酸(T_3)

T_3 20～25 μg相当于干甲状腺片60 mg。T_3每天剂量为60～100 μg。T_3的作用比LT_4和甲状腺片制剂快而强,但作用时间较短。不宜作为甲减的长期治疗,且易发生医源性甲亢,老年患者对T_3的有害作用较为敏感。

4.T_4和T_3的混合制剂

T_4和T_3按4∶1的比例配成合剂或片剂,其优点是有近似内生性甲状腺激素的作用。年龄较轻不伴有心脏疾病者,初次剂量可略偏大,剂量递增也可较快。

由于血清T_3、T_4浓度的正常范围较大,甲减患者病情轻重不一,对甲状腺激素的需求及敏感性也不一致,故治疗应个体化。甲状腺激素替补疗法的原则要强调"早""适量起始""正确维持""注意调整"等。

甲减应早期使用甲状腺激素治疗,包括绝大多数的亚临床期患者。甲状腺功能的纠正有助于改善血脂。对甲减伴有甲状腺肿大者还有助于抑制其肿大。甲状腺激素替补要力求做到"正确"维持剂量。轻度不足不利于症状完全消除和生化指标的改善;轻度过量可致心、肝、肾、骨骼等靶器官的功能改变。随着甲减病程的延长,甲状腺激素的替补量会有所变化,应及时评估,酌情调整剂量。

腺垂体功能减退且病情较重者,为防止发生肾上腺皮质功能不全,甲状腺激素的治疗应在皮质激素替代治疗后开始。

老年患者剂量应酌情减少。伴有冠心病或其他心脏病史,以及有精神症状者,甲状腺激素更应从小剂量开始,并应更缓慢递增。如导致心绞痛发作,心律不齐或精神症状,应及时减量。周围型甲减治疗较困难可试用较大剂量 T_3。

甲减导致心脏症状者除非有充血性心力衰竭一般不必使用洋地黄,在应用甲状腺制剂后心脏体征及心电图改变等均可逐渐消失。

黏液性水肿患者对胰岛素、镇静剂、麻醉剂甚敏感,可诱发昏迷,故使用宜慎。

对于治疗效果不佳的患者,以及18岁以下、妊娠、伴其他内分泌疾病、伴心血管疾病、伴甲状腺肿大或结节等情况的患者建议转至内分泌专科治疗。

(四)黏液性水肿昏迷的治疗

(1)甲状腺制剂:由于甲状腺片及 T_4 作用太慢,故必须选用快速作用的三碘甲状腺原氨酸(T_3)。开始阶段,最好用静脉注射制剂(D,L-三碘甲状腺原氨酸),首次 $40\sim120\ \mu g$,以 T_3 每6小时静脉注射 $5\sim15\ \mu g$,直至患者清醒改为口服。如无此剂型,可将三碘甲状腺原氨酸片剂研细加水鼻饲,每4～6小时1次,每次 $20\sim30\ \mu g$。无快作用制剂时可采用 T_4,首次剂量 $200\sim500\ \mu g$ 静脉注射,以后静脉注射 $25\ \mu g$,每6小时1次或每天口服 $100\ \mu g$。也有人主张首次剂量 $T_4\ 200\ \mu g$ 及 $T_3\ 50\ \mu g$ 静脉注射,以后每天静脉注射 $T_4\ 100\ \mu g$ 及 $T_3\ 25\ \mu g$。也可采用干甲状腺片,每4～6小时1次,每次 $40\sim60\ mg$,初生儿剂量可稍大,以后视病情好转递减,有心脏病者,起始宜用较小量,为一般用量的 $1/5\sim1/4$。

(2)给氧保持气道通畅:必要时可气管切开或插管,保证充分的气体交换。

(3)保暖:用增加被褥及提高室温等办法保暖,室内气温调节要逐渐递增,以免耗氧骤增对患者不利。

(4)肾上腺皮质激素:每4～6小时给氢化可的松 $50\sim100\ mg$,清醒后递减或撤去。

(5)积极控制感染。

(6)升压药:经上述处理血压不升者,可用少量升压药,但升压药和甲状腺激素合用易发生心律失常。

(7)补给葡萄糖液及 B 族维生素,但补液量不能过多,以免诱发心力衰竭。

经以上治疗,24小时左右病情有好转,则1周后可逐渐恢复。如24小时后不能逆转,多数不能挽救。

(五)特殊情况处理

1.老年患者

老年甲减患者可无特异性的症状和体征,且症状极轻微或不典型,包括声音

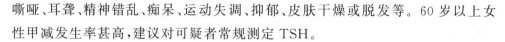

嘶哑、耳聋、精神错乱、痴呆、运动失调、抑郁、皮肤干燥或脱发等。60岁以上女性甲减发生率甚高,建议对可疑者常规测定 TSH。

2.妊娠

多数甲减患者在妊娠期需增加 LT$_4$ 剂量。孕期应密切监测以确保 TSH 浓度适当,并根据 TSH 浓度调整 LT$_4$ 用量。分娩后 LT$_4$ 即应恢复妊娠前水平,并应对其血清 TSH 浓度进行随访。

3.亚临床甲减

对于 TSH>10 μIU/mL 的患者宜使用小剂量 LT$_4$ 使 TSH 控制在 0.3～3.0 μIU/mL,TSH 升高但不超过 10 μIU/mL 患者的替代治疗尚存在不同意见,但一般认为对甲状腺自身抗体阳性和/或甲状腺肿大者也应当治疗。若不应用 LT$_4$,则应定期随访。

九、预防

预防极其重要。地方性甲状腺肿流行区,孕妇应供应足够碘化物。妊娠合并 Graves 病用硫脲类药物治疗者,应尽量避免剂量过大。妊娠合并甲亢禁用放射性[131]I 治疗,诊断用的示踪剂避免口服,但可作体外试验。目前在国内地方性甲状腺肿流行区,由于大力开展了碘化食盐及碘油等防治工作,呆小病已非常少见。

第二节　原发性醛固酮增多症

一、概述

原发性醛固酮增多症(简称原醛症)是指肾上腺皮质发生病变(大多为腺瘤,少数为增生)使醛固酮分泌增多,导致水钠潴留,血容量扩张,从而抑制了肾素-血管紧张素系统,以高血压、低血钾、肌无力、夜尿多为主要临床表现的一种综合征。

原醛症的主要病理生理变化为醛固酮分泌增多,肾素活性被抑制,引起高血压、低血钾、肌无力、周期性瘫痪,血钠浓度升高,细胞外液增多,尿钾排出相对地过多,二氧化碳结合力升高,尿 pH 为中性或碱性。原醛症患者之所以醛固酮分泌增多,肾上腺皮质腺瘤是一个主要原因,而且占原醛症病因的大多数,其次是增生,再其次是癌。Conn 为 95 例原醛症患者做手术探查,发现 82 例(86%)为腺瘤和 13 例(14%)为双侧肾上腺皮质增生。

二、诊断要点

(一)临床表现

1.高血压

高血压为最早出现的症状,一般不呈恶性演变,但随病情进展血压渐高,大多数在22.7/13.3 kPa(170/100 mmHg)左右,高时可达 28.0/17.3 kPa(210/130 mmHg)。

2.神经肌肉功能障碍

(1)肌无力及周期性瘫痪较为常见,一般说来,血钾越低,肌肉受累越重,常见诱因为劳累,或服用氯噻嗪、呋塞米等促进排钾的利尿药。瘫痪多累及下肢,严重时累及四肢,也可发生呼吸、吞咽困难。瘫痪时间短者数小时,长者数天或更久;补钾后瘫痪即暂时缓解,但常复发。

(2)肢端麻木、手足抽搐。在低钾严重时,由于神经肌肉应激性降低,手足抽搐可较轻或不出现,而在补钾后,手足抽搐往往明显。

3.肾脏表现

(1)因大量失钾,肾小管上皮细胞空泡变性,浓缩功能减退,伴多尿,尤其是夜尿多,继发口渴、多饮。

(2)常易并发尿路感染。

4.心脏表现

(1)心电图呈低血钾图形:R-T 间期延长,T 波增宽、降低或倒置,U 波明显,T、U 波相连或成驼峰状。

(2)心律失常:较常见者为期前收缩或阵发性室上性心动过速,严重时可发生心颤。

(二)实验室检查

1.血、尿生化检查

(1)低血钾:大多数患者血钾低于正常,一般在 $2\sim3$ mmol/L,严重者更低。低血钾往往呈持续性,也可为波动性,少数患者血钾正常。

(2)高血钠:血钠一般在正常高限或略高于正常。

(3)碱血症:血 pH 和 CO_2 结合力为正常高限或略高于正常。

（4）尿钾高：在低血钾条件下（低于 3.5 mmol/L），每天尿钾仍在 25 mmol 以上。

（5）尿钠排出量较摄入量为少或接近平衡。

2.尿液检查

（1）尿 pH 为中性或偏碱性。

（2）尿常规检查可有少量蛋白质。

（3）尿比重较为固定而减低，往往在 1.010～1.018，少数患者呈低渗尿。

3.醛固酮测定

（1）尿醛固酮排出量：正常人在普食条件下，均值为 21.4 mmol/24 h，范围 9.4～35.2 nmol/L（放免法），本症中高于正常。

（2）血浆醛固酮：正常人在普食条件下（含 Na 160 mmol/d，K 60 mmol/d）平衡 7 天后，上午 8 时卧位血浆醛固酮为（413.3±180.3）pmol/L，患者明显升高。

醛固酮分泌的多少与低血钾程度有关，血钾甚低时，醛固酮增高常不明显，此因低血钾对醛固酮的分泌有抑制作用。另一特征是血浆肾素-血管紧张素活性降低，而且在用利尿剂和直立体位兴奋后也不能显著升高。若为继发性醛固酮增多症，则以肾素-血管紧张素活性高于正常为特征。

4.肾素、血管紧张素Ⅱ测定

患者血肾素、血管紧张素Ⅱ基础值降低，有时在可测范围下。正常参考值前者为（0.55±0.09）pg/（mL·h），后者为（26.0±1.9）pg/mL。经肌内注射呋塞米（0.7 mg/kg 体重）并在取立位 2 小时后，正常人血肾素、血管紧张素Ⅱ较基础值增加数倍，兴奋参考值分别为（3.48±0.52）pg/（mL·h）及（45.0±6.2）pg/mL。原醛症患者兴奋值较基础值只有轻微增加或无反应。醛固酮瘤中肾素、血管紧张素受抑制程度较特发性原醛症更显著。

5.24 小时尿 17-酮类固醇及 17-羟皮质类固醇

24 小时尿 17-酮类固醇及 17-羟皮质类固醇一般正常。

6.螺内酯试验

螺内酯可拮抗醛固酮对肾小管的作用，每天 320～400 mg（微粒型），分 3～4 次口服，历时 1～2 周，可使本症患者的电解质紊乱得到纠正，血压往往有不同程度的下降。如低血钾和高血压是由肾脏疾病所引起者，则螺内酯往往不起作用。此试验有助于证实高血压、低血钾是由于醛固酮过多所致，但不能据之鉴别为原发性或继发性。

7.低钠、高钠试验

(1)对疑有肾脏病的患者,可做低钠试验(每天钠摄入限制在 20 mmol),本症患者在数天内尿钠下降到接近摄入量,同时低血钾、高血压减轻,而肾脏患者因不能有效地潴钠,可出现失钠、脱水。低血钾、高血压则不易纠正。

(2)对病情轻、血钾降低不明显的疑似本症患者,可做高钠试验,每天摄入钠 240 mmol/L。如为轻型原发性醛固酮增多症,则低血钾变得更明显。对血钾已明显降低的本症患者,不宜行此试验。

三、诊断标准

(一)临床症状

(1)高血压。

(2)低钾血症。

(3)四肢麻痹、手足抽搐、多饮多尿。

(二)检查所见

(1)血浆肾素活性(PRA)受抑制及下述任何一项刺激试验无反应:①呋塞米 40～60 mg 静脉注射,立位 30～120 分钟。②减盐食(10 mmol/d)4 天,再保持立位 4 小时。

(2)血浆醛固酮浓度(PAC)或尿醛固酮排泄量增多。

(3)尿 17-羟皮质类固醇及 17-酮类固醇排泄量正常。

(4)肾上腺肿瘤定位诊断:①腹膜后充气造影;②肾上腺静脉造影;③肾上腺扫描(^{131}I-胆固醇、CT);④肾上腺或肾静脉血中醛固酮含量测定。

四、鉴别诊断

对于有高血压、低血钾的患者,除本症外,还要考虑以下一些疾病。

(1)原发性高血压患者因其他原因如服用氯噻嗪、呋塞米或慢性腹泻等而导致低血钾者。

(2)肾缺血而引起的高血压,如急进性原发性高血压、肾动脉狭窄性高血压,患这些疾病的一部分患者可因继发性醛固酮增多而合并低血钾,但患者的血压一般较本症患者更高,进展更快,可伴有明显的视网膜损害。此外,此组高血压患者往往有急进性肾衰竭的临床表现,伴氮质血症、酸中毒等。肾动脉狭窄患者中部分可听到肾区血管杂音,放射性肾图、静脉肾盂造影、分测肾功能显示一侧肾功能减退。这类患者血浆肾素活性高,对鉴别诊断甚重要。

(3)失盐性肾病(失钾性肾病):通常由于慢性肾盂肾炎所致,往往有高血压、低血钾,患者肾功能损害较明显,尿钠排出量较高,常伴有脱水。血钠不高反而偏低,无碱中毒,往往呈酸中毒。低钠试验显示肾不能保留钠。

(4)分泌肾素的肾小球旁细胞的肿瘤(肾素瘤):分泌大量肾素,可引起高血压、低血钾。但患者的年龄较轻,而高血压严重,血浆肾素活性甚高,血管造影可显示肿瘤。

(5)肾上腺其他疾病:皮质醇增多症,尤以腺癌和异位 ACTH 综合征所致者,可伴明显低血钾,临床症状可助鉴别诊断。

(6)先天性 11β-羟类固醇脱氢酶(11βHSD)缺陷为近年确认的一种新病种。临床表现近似原发性醛固酮增多症,包括严重高血压、明显的低血钾性碱中毒,多见于儿童和青年人。可发生抗维生素 D 的佝偻病,此由于盐皮质激素所致高尿钙。此病用螺内酯治疗有效,用地塞米松治疗也可奏效。发病机制为先天性 11β-羟类固醇脱氢酶缺陷。患者 17-羟及游离皮质醇排量远较正常为低,但血浆皮质醇正常。此外,尿中可的松代谢物/皮质醇代谢物比值降低。

五、诊断提示

(1)因早期症状常表现为单一血压升高而易误诊,此病所致高血压占所有高血压症的0.4%～2.0%,多为轻-中度高血压。它可早于低血钾症状 2～4 年出现。作出原发性高血压诊断应慎重,凡是＜40 岁的高血压患者或用一般降压药物治疗效果不佳,或伴有肌无力时应警惕本病的可能性。应常规检查血钾、24 小时尿钾排泄量、肾上腺 B 超检查。

(2)低钾所致发作性肌无力、肌麻痹易与周期性瘫痪混淆,对于低血钾者,应仔细寻找低钾原因,在确立周期性瘫痪诊断时应慎重。尤其是在补钾过程中出现抗拒现象者应警惕此病。

(3)原醛症的定位诊断 CT 准确性更高;B 超强调采用多个切面探查,CT 扫描时则强调薄层增强扫描(3～5 mm),范围应包括整个肾上腺。

六、治疗

原发性醛固酮增多症的治疗分手术治疗及药物治疗两方面。

(一)手术治疗

如系醛固酮瘤,单侧腺瘤者术后可使 65% 患者完全治愈,其余患者也可获好转。如系双侧肾上腺皮质增生患者,螺内酯治疗效果不佳,则肾上腺全切除或次全切除也不能使血压下降。临床上诊断为特醛症的,经肾上腺手术后其醛固酮分泌过多可能得到纠正,低肾素活性仍存在,血压可能有所下降,但达不到正常水平。有时高血压仍持续不降。因此不少人主张,这一类型的醛固酮增多症不适合肾上腺外科手术。

(二)药物治疗

对肾上腺皮质增生所致的原醛症,近年来趋向于用药物治疗。

(1)螺内酯可能是治疗醛固酮分泌增多症患者最有效的药,它作为竞争抑制剂,竞争与醛固酮有关的细胞溶质受体,因此,在靶组织上有对抗盐皮质激素的作用。螺内酯也是一种抗雄激素和孕激素的药物,这可以解释它的许多不良反应,性欲减退、乳房痛和男子女性型乳房可发生在 50% 或更多的男性。而月经过多和乳房痛可发生于服药妇女。这样,不良反应将有碍于螺内酯的长期使用,特别是年轻的男女,螺内酯的剂量范围从每天 50 mg 一次到每天 100 mg 两次。

(2)药物如咪吡嗪或氨苯蝶啶也可以对抗醛固酮对肾小管的作用,这些制剂是通过抑制钠的重吸收和钾的排泄,通过对肾小管细胞的直接作用,而不是竞争醛固酮的受体。这可以解释为什么氨苯蝶啶和咪吡嗪比螺内酯的抗高血压作用要小。

(3)钙离子通道阻滞剂,如硝基吡啶也是醛固酮增多症患者有效的药物,它除了抗高血压作用外,还可减少醛固酮的生成。

(4)氨鲁米特也可抑制醛固酮的合成,治疗原醛症有一定疗效。

第三节　继发性醛固酮增多症

继发性醛固酮增多症(简称继醛症)是由于肾上腺外的原因引起肾素-血管紧张素系统兴奋,肾素分泌增加,导致醛固酮继发性的分泌增多,并引起相应的临床症状,如高血压、低血钾和水肿等。

一、病因

(1)有效循环血量下降所致肾素活性增多的继醛症:①各种失盐性肾病:如多种肾小球肾炎、肾小管酸中毒等;②肾病综合征;③肾动脉狭窄性高血压和恶性高血压;④肝硬化合并腹水及其他肝脏疾病;⑤充血性心力衰竭;⑥特发性水肿。

(2)肾素原发性分泌增多所致继醛症:①肾小球旁细胞增生(Bartter 综合

征)、Gitelman 综合征;②肾素瘤(球旁细胞瘤);③血管周围细胞瘤;④肾母细胞瘤。

二、病理生理特点

(一)肾病综合征、失盐性肾脏疾病

由于缺钠和低蛋白血症,有效循环血量减少,球旁细胞压力下降,使肾素-血管紧张素系统激活,导致肾上腺皮质球状带分泌醛固酮增加。

(二)肾动脉狭窄

肾动脉狭窄时,入球小动脉压力下降,刺激球旁细胞分泌肾素。

(三)醛固酮

85%在肝脏代谢分解,当患有肝硬化时,对醛固酮的清除能力下降,血浆醛固酮半衰期延长,有30分钟延长至 60~90 分钟。同时由于腹水的存在,刺激球旁细胞肾素分泌增多,两者均可导致患者醛固酮水平明显增高。

(四)特发性水肿

特发性水肿是由于不明原因的水盐代谢紊乱所致,水肿所产生的有效循环血量下降刺激肾素分泌增多,导致醛固酮水平增高。

(五)心力衰竭

心力衰竭可以使醛固酮的清除能力下降,且有效循环血量不足,均可兴奋肾素-血管紧张素系统,使醛固酮的分泌增加。

(六)Batter 综合征(BS)

BS 系常染色体显性遗传疾病,是 Batter 于 1969 年首次报道的一组综合征,主要表现为高血浆肾素活性,高血浆醛固酮水平,低血钾,低血压或正常血压,水肿,碱中毒等。病理显示患者的肾小球旁细胞明显增多,主要是肾近曲小管或髓襻升支对氯离子的吸收发生障碍,并伴有镁、钙的吸收障碍,使钠、钾离子重吸收被抑制,引起体液和钾离子丢失,导致肾素分泌增加和继发性醛固酮增多;前列腺素产生过盛;血管壁对血管紧张素Ⅱ反应缺陷;肾源性失钠、失钾;血管活性激素失调。目前临床上将 BS 分为 3 型,具体如下。

1.经典型

幼年或儿童期发病,有多尿、烦渴、乏力、遗尿(夜尿增多),有呕吐、脱水,肌无力,肌肉痉挛,手足搐搦,生长发育障碍。不治疗者可出现身材矮小。尿钙正常或增高,肾脏无钙质沉着。

2.新生儿型

新生儿型指多发病于新生儿,也可在出生前被诊断。胎儿羊水过多,胎儿生

长受限,大多婴儿为早产。出生后几周可有发热、脱水,严重时可危及生命。部分患儿伴有面部畸形,生长发育障碍,肌无力,癫痫,低血压、多饮、多尿。儿童早期被诊断前通常有严重的电解质紊乱和相应的症状。常因高尿钙,早期即有肾脏钙质沉着。

3.变异型

变异型即 Gitelman 综合征(GS)。发病年龄较晚,多在青春期后或成年起病,症状轻。有肌无力,肌肉麻木,心悸,手足搐搦。生长发育不受影响。部分患者无症状,可有多饮、多尿症状,但不明显。部分患者有软骨钙质沉积,表现为受累关节肿胀疼痛,是 BS 的一个亚型,但目前也有人认为 GS 是一个独立的疾病。

(七)Gitelman 综合征(GS)

1966 年,Gitelman 等报道了 3 例不同于 BS 的生化特点的一种疾病,除了有低血钾性代谢性碱中毒等外,还伴有低血镁、低尿钙、高尿镁。血总钙和游离钙正常。尿钙肌酐比(尿钙/尿肌酐)≤0.12,而 BS 患者尿钙肌酐比>0.12。GS 患者 100%有低血镁,尿镁增多,绝大多数 PGE_2 为正常。

(八)肾素瘤

肿瘤起源于肾小球旁细胞,也称血管周细胞瘤。肿瘤分泌大量肾素,可引起高血压和低血钾。本病的特点:①患者年龄轻,但高血压严重;②有醛固酮增多症的表现,有低血钾;③肾素活性明显增加,尤其是肿瘤一侧肾静脉血中;④血管造影可显示肿瘤。

(九)药源性醛固酮增多症

甘草内含有甘草次酸,具有潴钠排钾作用。服用大量甘草者,可并发高血压,低血钾,血浆肾素低,醛固酮的分泌受抑制。

三、临床表现

继醛症由多种疾病引起,各有其本身疾病的临床表现,下述为本症相关的表现。

(一)水肿

原有疾病无水肿,出现继醛症时一般不引起水肿,因为有钠代谢"脱逸"现象。原有疾病有水肿(如肝硬化),发生继醛症可使水肿和钠潴留加重,因为这些患者钠代谢不出现"脱逸"现象。

(二)高血压

因各种原因引起肾缺血,导致肾素-血管紧张素-醛固酮增加,高血压发生。

分泌肾素的肿瘤患者,血压高为主要的临床表现。而肾小球旁细胞增生的患者,血压不高为其特征。其他继醛症患者血压变化不恒定。

(三)低血钾

继醛症的患者往往都有低血钾。

四、实验室检查与特殊检查

(1)血清钾为 $1.0 \sim 3.0$ mmol/L,血浆肾素活性多数明显增高,在 $27.4 \sim 45.0$ ng/(dL·h)[正常值 $1.02 \sim 1.75$ ng/(dL·h)];血浆醛固酮明显增高。

(2)24 小时尿醛固酮增高。

(3)肾上腺动脉造影,目的是了解有否肿瘤压迫情况。

(4)B超探查对肾上腺增生或肿瘤有价值。

(5)肾上腺 CT 扫描,磁共振检查是目前较先进的方法,以了解肿瘤的部位及大小。

(6)肾穿刺,了解细胞形态,能确定诊断。

五、治疗

(一)手术治疗

手术切除肾素分泌瘤后,可使血浆高肾素活性、高醛固酮症、高血压和低血钾性碱中毒所致的临床症状恢复正常。

(二)药物治疗

1.维持电解质的稳定

低钾的患者补充钾盐是简单易行的方法,口服或静脉输注或肛内注入。手足搐搦或肌肉痉挛者可给予补钙、补镁。

2.抗醛固酮药物

螺内酯剂量根据病情调整,一般每天用量 $60 \sim 200$ mg。螺内酯可以拮抗醛固酮作用,在远曲小管和集合管竞争抑制醛固酮受体,增加水和 Na^+、Cl^- 的排泄,从而减少 K^+、H^+ 的排出。

3.血管紧张素转换酶抑制药

ACEI 应用较广,它可有效抑制肾素-血管紧张素-醛固酮系统,阻断 AT I 向 AT II 转化,有效抑制血管收缩,减少醛固酮分泌,帮助预防 K^+ 丢失。同时还可降低蛋白尿,降高血压等作用。

4.非类固醇抗炎药

吲哚美辛应用较广,它可抑制 PG 的排泄,并有效抑制 PG 刺激的肾素增高,保持血压对血管紧张素的反应性。另外,还有改善患儿生长发育的作用。GS 患者因 PGE_2 为正常,故吲哚美辛 GS 无效。

六、预后

BS 和 GS 两者均不可治愈,多数患者预后较好,可正常生活,但需长期服药。

第四节 肥 胖 症

肥胖症是指身体脂肪的过度堆积,以及体重的超重。在健康的个体中,女性身体脂肪约为体重量 25%,男性约为 18%。体质指数(BMI)即体重(kg)/身高 $(m)^2$,与身体脂肪高度相关,因此目前国际上常常使用 BMI 来作为评估肥胖症水平的指标,一般认为 BMI 为 20～25 kg/m^2 代表健康体重,轻度超重的定义是 BMI 为 25～30 kg/m^2,或者体重在正常体重的上限与高于正常体重上限(根据标准身高－体重表)的 20% 之间;而 BMI 高于 30 kg/m^2,或者体重高于正常体重上限的 20%,被定义为肥胖症。BMI 高于 30 kg/m^2 意味着患病风险极大地增高。肥胖症与神经性厌食和神经性贪食相比较不属于精神类疾病,但是属于医学类疾病。

在美国大约 35% 的女性和 31% 的男性显著超重(BMI≥27 kg/m^2);如果以 BMI 超过 25 kg/m^2 来定义肥胖症,可能现在肥胖的美国人多于不肥胖的;如果以 BMI 超过 30 kg/m^2 来定义肥胖症,则有 11% 的女性和 8% 的男性有肥胖症。目前在美国,肥胖症的患病率至少是 20 世纪早期的 3 倍。

社会经济地位与肥胖症密切相关,在美国,社会经济地位低的女性肥胖症的患病率是社会经济地位高的女性的 6 倍。无论男性还是女性,体重在 25～44 岁增加是最明显的。怀孕可能导致女性体重大大地增加,如果一个女性接连怀孕,她们的体重平均会比上一次怀孕约有 2.5 kg 的增长。在 50 岁以后,男性的体重趋于稳定,在 60～74 岁,甚至会出现轻微下降;女性则相反,体重的持续增长会持续到 60 岁,在 60 岁以后才会开始下降。

一、病因

肥胖症是一个复杂的多因素疾病,涉及生物、社会、心理等多方面因素。在今天,大多数研究者认为肥胖者是能量平衡障碍,即能量摄入与消耗的障碍;肥

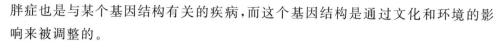

胖症也是与某个基因结构有关的疾病,而这个基因结构是通过文化和环境的影响来被调整的。

(一)生物学因素

1.遗传因素

遗传因素在肥胖症中起着重要作用。双生子研究和寄养子研究均显示遗传因素对患肥胖症有重要影响。大约80％的肥胖患者都有肥胖症家族史;80％的肥胖父母的下一代都是肥胖子女,父母其中之一是肥胖者,他们中40％的下一代有肥胖,而父母都很苗条的,只有10％的下一代是肥胖者。这些均提示了遗传的作用。虽然有研究发现肥胖基因能调节体重和身体脂肪的储存,但迄今为止,还未发现肥胖症特异的遗传标志物。

2.神经生物学

中枢神经系统,特别是外侧下丘脑存在"摄食中枢"或者"饥饿中枢",可以根据能量需求的改变来调节食物摄取的量,并以此来维持体内脂肪的基线储存量。动物试验发现,用电刺激动物的外侧下丘脑,已经吃饱了的动物又重新开始吃食物;损毁了大白鼠两侧的外侧下丘脑,结果发现动物拒绝吃东西。

饱足感与饥饿感对食物摄取起着调控作用,参与肥胖症的发病。饱足感是一种当饥饿被满足后的感觉。人会在就餐结束时停止进食是因为他们已经补充了那些耗尽的营养,来自已经被吸收的食物的新陈代谢的信号通过血液被携带到大脑,大脑信号激活了可能位于下丘脑的受体细胞,从而产生了饱足感。5-羟色胺、多巴胺和去甲肾上腺素的功能紊乱通过下丘脑参与调节进食行为,其他涉及的激素因子可能包括促肾上腺皮质激素释放因子(CRF)、神经肽Y、促性腺激素释放激素和促甲状腺激素。当重要营养物质耗尽,新陈代谢信号强度下降,便产生饥饿感。嗅觉系统对饱足感可能起着重要作用,实验显示通过使用一个充满特殊气味的吸入器使鼻子里的嗅球受到食物气味的强烈刺激,从而产生出对食物的饱足感。

有一种脂肪细胞产生的激素称为瘦素,是脂肪的自动调节器。当血液瘦素浓度低时,更多的脂肪被消耗,而当瘦素浓度高时,脂肪消耗较少。

(二)心理-社会因素

尽管心理、社会因素是肥胖症发展的重要因素,但是这些因素如何导致肥胖症至今尚不清楚。饮食调节机制易受环境影响,文化、家庭和个体心理活动因素都影响着肥胖症的发展。

肥胖症与文化有着密切的关系,随着全球化的进展和经济飞速发展导致生活节奏加快、人们压力增大、活动锻炼时间明显减少，而快餐文化的迅速发展及餐馆餐饮消费的增多，使得当今社会肥胖症日益增多。躯体活动明显减少是作为公共卫生问题的肥胖症日趋增多的一个主要因素，原因是躯体活动不足限制了能量的消耗、而摄食却不一定会相应减少。

特殊的家族史、生活事件、人格结构或是潜意识冲突都可能导致肥胖症。有很多肥胖的患者因为在他们的成长环境里可以看到很多的过量进食例子，所以他们学会了用过量摄食作为应对情绪紊乱及各种心理问题的一种方式。

(三)其他因素

有很多临床疾病会导致肥胖症。肾上腺皮质功能亢进与特征性的脂肪分配有关(水牛型肥胖症)；黏液水肿与体重增加有关，尽管并非恒定；其他神经内分泌障碍，包括脑性肥胖症(Frohlich 综合征)，是以肥胖症、性与骨骼的异常为特征。

不少精神药物会导致体重增加。在非典型抗精神药物中，奥氮平、氯氮平、利培酮和喹硫平常见的不良反应即为体重增加；在心境稳定剂中，锂盐、丙戊酸盐和卡马西平也会引起体重增加；长期使用选择性 5-羟色胺再摄取抑制剂也能导致体重增加。

二、临床特征

(一)心理和行为障碍

肥胖症的心理和行为障碍分成两类：进食行为紊乱和情绪紊乱。肥胖症患者的进食模式存在很大的差异，最常见的是，肥胖者经常抱怨他们不能限制自己进食，并且很难获得饱足感。一些肥胖者甚至不能区分饥饿和其他烦躁不安的状态，并且当他们心情不好时就会吃东西。

肥胖症患者不会出现明显的或者过度的病理心理学。通过对那些已经做过胃旁路术的严重肥胖患者的研究，发现对他们最多见的精神科诊断是重性抑郁障碍。但是，在肥胖症患者中重性抑郁障碍的患病率并不高于普通人群。自我贬低自己的体像尤其是见于那些从童年期就开始肥胖的人，这可能是由于对肥胖人群长期的社会偏见所致。有些研究反应肥胖者因病感觉羞耻和社会偏见在教育和就业问题上遭遇到不公正待遇。很多肥胖者在试图节食的过程中会出现焦虑和抑郁。

(二)生理障碍

肥胖会对生理功能产生很大的影响，产生一系列的医学并发症。

当体重增加时血液循环会负担过重,严重肥胖者可能会发生充血性心力衰竭;高血压和肥胖症高度关联;肥胖症患者的低密度脂蛋白水平升高,而高密度脂蛋白水平下降,低水平高密度脂蛋白可能是增加肥胖症心血管疾病风险的机制之一。如果一个人是上半身体脂肪增加、而非下半身,很可能与糖尿病的发生相关联。严重肥胖症患者肺功能受损非常严重,包括肺换气不足、高碳酸血症、缺氧症和嗜睡(即肥胖肺心综合征),且肥胖肺心综合征的病死率很高。肥胖症可能会恶化骨关节炎及因皮肤伸张、擦烂和棘皮症而引起皮肤病问题。肥胖妇女存在产科风险,易患毒血症和高血压。

肥胖症还与一些癌症有关联。肥胖男性患前列腺癌和结肠直肠癌的比率更高,肥胖女性患胆囊癌、乳腺癌、宫颈癌、子宫癌和卵巢癌的比率更高。研究发现肥胖症通过影响雌激素分泌而导致子宫内膜癌和乳房癌的产生和恶化。

三、诊断与鉴别诊断

(一)诊断

肥胖症的诊断主要根据 BMI 或体重:BMI 高于 30 kg/m^2,或者体重高于正常体重上限的 20%,被诊断为肥胖症。

(二)鉴别诊断

1.其他综合征

(1)夜间进食综合征的患者会在晚餐后过度进食,他们是被充满压力的生活环境而促发的,一旦得了往往就会每天反复发生,直到压力缓解。

(2)暴食综合征(贪食症)被定义为在短时间里突然强迫性地摄取大量食物,通常随后伴有严重的不安和自责。暴食也可以表现为是一种应激反应。与夜间进食综合征比起来,暴食综合征的暴食发作并不是定时的,而且常常与特定的促发环境紧密相连。

(3)肥胖肺心综合征(匹克威克综合征)是当一个人的体重超过理想体重的100%,并伴有呼吸和心血管疾病时才被认为患有肥胖肺心综合征。

2.躯体变形障碍(畸形恐惧症)

一些肥胖者感觉他们的身体畸形、令人厌恶,并且感觉他人对他们带有敌意和厌恶。这种感觉是与他们的自我意识,以及社会功能受损紧密相连。情绪健康的肥胖者没有体像障碍,只有少数神经质的肥胖者才有体像障碍。该躯体变形障碍主要局限于从儿童期就已经肥胖的人,而在这些儿童期就肥胖的人中间,也仅有少于一半的人患躯体变形障碍。

四、病程和预后

肥胖症的病程是进展性的。减轻体重的预后很差,那些体重明显减轻的患者,90%最终体重再增加;儿童期就开始肥胖的患者预后特别差;青少年发病的肥胖症患者,往往更严重,更难治,与情绪紊乱的联系也比成人肥胖症更紧密。肥胖症的预后取决于肥胖产生的医学并发症。

肥胖症对患者健康有着不良影响,与心血管疾病、高血压[血压高于21.3/12.7 kPa（160/95 mmHg）]、高胆固醇血症（血胆固醇高于6.5 mmol/L）、由遗传决定的糖尿病特别是2型糖尿病（成年起病或非胰岛素依赖型糖尿病）等一系列疾病有关。根据美国健康协会的资料,肥胖的男性无论抽不抽烟,都会由于结肠、直肠和前列腺癌症而比正常体重的男性有更高的病死率。肥胖的女性会由于胆囊、胆管、乳腺、子宫（包括子宫颈和子宫内膜）和卵巢的癌症而比正常女性有更高的病死率。研究指出一个超重的人其体重越重,死亡的概率就越大。对那些极端肥胖的人,即体重为理想体重的2倍,减轻体重可能是挽救他们生命的方法,这些患者可能会出现心肺衰竭,特别是在睡觉的时候（睡眠呼吸暂停综合征）。

五、治疗

存在广泛的精神病理学如焦虑障碍、抑郁障碍的肥胖者,在节食过程中有过情绪紊乱病史的,以及正处于中年危机的肥胖者,应该尝试减肥,并最好在专业人员严格的督导下进行。

（一）节食

减肥的基础很简单——通过摄入低于消耗减少热量摄入。减少热量摄入的最简单方式就是建立一个低热量的饮食方式,包含那些易获得食物的均衡节食计划可获得最佳长期效果。对大多数人来说,最满意的节食计划通常的食物数量参照标准的节食书上可获得的食物营养价值表,这样节食可以最大机会地长期保持体重的持续减少。

禁食计划一般用于短期减肥,但经常会引发一些疾病,包括直立性低血压、钠利尿和氮平衡的破坏。酮体生成节食是高蛋白、高脂肪的节食方式,用于促进减肥,但这种节食会增高胆固醇浓度并且会导致酮症,产生恶心、高血压和嗜睡等反应。无论各种节食方式多么有效,他们大多数都很乏味,所以当一个节食者停止节食并回到以前的饮食习惯,会刺激他们加倍地过度进食。

一般而言,减肥的最好方式就是有一个含有4 602～5 021 kJ的均衡饮食方

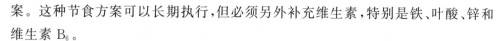

案。这种节食方案可以长期执行,但必须另外补充维生素,特别是铁、叶酸、锌和维生素 B₆。

(二)锻炼

增加躯体活动常常被推荐为一种减肥养生法。因为多数形式的躯体活动所消耗的热量直接与体重成一定比例,所以做同样多的运动肥胖的人比正常体重的人消耗更多的热量。而且,以前不活动的人增加躯体活动事实上可能还会减少食物摄入。锻炼也有助于维持体重的减低。

(三)药物疗法

各种用于治疗肥胖症的药物中,有些药物效果较好,如安非他明、右旋安非他明、苄非他明、苯二甲吗啡、苯丁胺、马吲哚等。药物治疗有效是因为它会抑制食欲,但是在使用几周后可能会产生对该作用的耐受。

奥利斯特是一个选择性胃和胰腺脂肪酶抑制剂减肥药,这种抑制剂用于减少饮食中脂肪(这种脂肪会通过粪便排泄出来)的吸收。它通过外围机制起作用,所以一般不影响中枢神经系统(即心跳加快、口干、失眠等),而大多数减肥药都会影响中枢神经系统。奥斯利特主要的不良反应是肠胃道不良反应。该药可以长期使用。

西布曲明是一种 β-苯乙胺,它抑制 5-羟色胺和去甲肾上腺素的再摄取(在一定范围内还抑制多巴胺),用于减肥,长期使用可以维持体重减轻。

(四)外科手术

那些可引发食物吸收不良或者减少胃容量的外科手术方法已经用于显著肥胖者。胃旁路术是一个通过横切或者固定胃大弯或胃小弯而使胃变小的手术。胃成形术使胃的入口变小从而使食物通过变慢。尽管会出现呕吐、电解质紊乱和梗阻,但是手术的结果还是成功的。抽脂术(脂肪切除术)一般是为了美容,而对长期的减肥并没有用。

(五)心理治疗

精神动力性心理治疗以内省为取向,可能对一些患者有效,但没有证据表明揭示过度进食的无意识原因可以改变肥胖者以过度进食来应对压力的症状。在成功的心理治疗和成功的减肥后的几年里,多数患者在遇到压力时还会继续过度进食,而且,许多肥胖者似乎特别容易过度依赖一个治疗师,在心理治疗结束过程中可能会发生紊乱的退行。

行为矫正已经是最成功的心理治疗法,并被认为是治疗肥胖症的选择。患者通过指导会认识到与吃有关的外界线索,并且在特定环境中保持每天的进食量,比如在看电影、看电视或处于焦虑、抑郁等某种情绪状态之下时。患者也会通过教导发展出新的进食模式,比如慢吃,细嚼慢咽,吃饭时不看书,两餐间不吃东西或不坐下就不吃东西。操作性条件治疗通过奖励比如表扬或新衣服来强化减肥,也已经使减肥获得成功。

团体治疗有助于保持减肥动机,有助于提高对已经减肥成功的成员的认同,并且可以提供有关营养方面的教育。

(六)综合治疗

一个管理肥胖症患者的真正全面的方法是以设备(如新陈代谢测量室)和人(如营养学家和锻炼生理学家)为核心;但是这些都很难获得。设计高质量的项目时,要有容易获得的资源(如治疗手册),以及合理运用锻炼、心理治疗和药物治疗相结合的综合方法。决定使用哪种心理治疗或体重管理方法是一项重要环节,并且与患者一起来决定哪些资源的结合可以控制体重将是最合适的方式。

参考文献

[1] 刘梅珍,刘国雄,何晓风.中西医临床诊治与护理[M].昆明:云南科技出版社,2020.

[2] 兰彩虹.常见内科疾病中西医诊治与进展[M].赤峰:内蒙古科学技术出版社,2019.

[3] 刘镇,刘惠灵,霍敏俐.中西医结合急危重症医学[M].昆明:云南科学技术出版社,2020.

[4] 曲崇正,刘亚玲.新编中西医临床诊疗[M].长春:吉林科学技术出版社,2019.

[5] 于思明.中西医结合内科学[M].西安:西安交通大学出版社,2020.

[6] 张念.内科常见病中西医结合治疗实践[M].长春:吉林科学技术出版社,2019.

[7] 吴海良.现代中西医结合呼吸内科学[M].北京:金盾出版社,2020.

[8] 牛世煜.新编临床中西医诊治学[M].北京:中国纺织出版社,2020.

[9] 焦鹏.中西医结合疾病诊疗与康复[M].北京:科学技术文献出版社,2019.

[10] 吕志达.现代中西医结合心血管内科诊疗[M].北京:科学技术文献出版社,2020.

[11] 许金.临床内科诊疗研究[M].长春:吉林科学技术出版社,2019.

[12] 刘晓芳.临床中西医常见病研究[M].北京:中国纺织出版社,2020.

[13] 董其皓.常见病症中西医诊疗实践[M].北京:科学技术文献出版社,2020.

[14] 裴云芳,张田仓,盛有根.中西医临床诊治[M].长春:吉林科学技术出版社,2019.

[15] 樊蓉.实用临床中西医诊断与治疗[M].北京:中国纺织出版社,2020.

[16] 魏丽华.临床疾病中西医结合诊断与治疗[M].长春:吉林科学技术出版

社,2020.

[17] 张腾.中西医结合医学导读[M].北京:人民卫生出版社,2019.

[18] 何清湖.中西医结合思与行[M].北京:人民卫生出版社,2021.

[19] 付艳红,冷宏伟,莫嵘.中西医结合内科学[M].长春:吉林科学技术出版社,2019.

[20] 宋军帅.实用中西医内科学[M].长春:吉林科学技术出版社,2019.

[21] 赵锡堂.中西医结合感悟与临床心得[M].北京:人民卫生出版社,2021.

[22] 孙铮.中西医结合创新科研实验方法[M].北京:中国纺织出版社,2020.

[23] 康文艳.临床疾病的中西医诊断与治疗[M].长春:吉林科学技术出版社,2019.

[24] 王玉,蔡鸿彦.实用中西医结合肺病学[M].北京:中医古籍出版社,2020.

[25] 战丽彬,洪铭范,邓奕辉,等.中西医结合临床医学导论[M].北京:人民卫生出版社,2019.

[26] 韩云,谢东平,杨小波.内科重症感染性疾病中西医结合诊治[M].北京:人民卫生出版社,2020.

[27] 刘南.中西医结合内科急症学[M].广州:广东高等教育出版社,2019.

[28] 陈晓庆.临床内科诊治技术[M].长春:吉林科学技术出版社,2020.

[29] 石磊,李晨,杨江成.现代中西医结合[M].昆明:云南科技出版社,2019.

[30] 王庆秀.内科临床诊疗及护理技术[M].天津:天津科学技术出版社,2020.

[31] 李欣吉,郭小庆,宋洁,等.实用内科疾病诊疗常规[M].青岛:中国海洋大学出版社,2020.

[32] 王刚.中西医结合肿瘤治疗学[M].上海:上海交通大学出版社,2019.

[33] 齐阿寅.抗生素治疗急性肺脓肿的效果[J].中国医药指南,2020,18(29):107-108.

[34] 刘见荣,可飞,谭佳妮,等.论肺癌中西医结合治疗概况[J].辽宁中医药大学学报,2019,21(6):79-83.

[35] 闻新丽,江晨.基于运气理论治疗慢性胃炎[J].陕西中医药大学学报,2020,43(3):36-39.

[36] 左馨,阎德文.以病例为导向的成人低血糖症临床表型分析思路与指南解读[J].药品评价,2019,16(1):3-7,27.

[37] 马进鹏,贾占文.甲基强的松龙联合还原型谷胱甘肽治疗急性肾小球肾炎患儿的临床效果[J].河南医学研究,2020,29(13):2409-2410.